神田橋條治 医学部講義

黒木俊秀・かしまえりこ編

創元社

はじめての神田橋講義

九州大学大学院教授　黒木俊秀

一

その朝、講堂に入ってゆくと、一風変わった風采の男性がひとり前のほうで学生たちが集まるのを待っていた。変わったといっても、Tシャツにジーパンの上に白衣を羽織り、中央の演台（大机）の端にちょこんと腰掛け、サンダル履きの素足をぶらぶらと揺らしていたに過ぎないのだが、まあ、医学部の職員にはちょっと見かけないラフな格好だった。しかも、今朝の臨床講義「精神医学」の講師となれば、あまり行儀が良いとはいえない。

やっぱり精神科のドクターは変わってるね。——この男性と似たような姿格好の若い医師が、精神科教室には少なくないことを評した同級生の言葉が思い出された（実は、その若い精神科医たちは、皆、男性のフリークだったのだけれども）。

学生が揃うのを見計らったところで、男性は演台の上からひらりと降りると、黒板の前に立ち、話を始めた。

「今日は神経症の話をします。といっても、神経症についての精神医学の知識はあまりにも曖昧なんだなあ。ひとつの学説にもとづいて神経症を説明するのは簡単なんだけど、それを離れて説明するのは、とっても難しいんです」

男性は、いたずらっぽく微笑むと、眼光鋭く学生を見渡した。

これが、私がはじめて聴いた神田橋條治先生の講義である。当時、私は医学部五年生であった。それにしても、この日、先生がお話しになったことを、やがて三〇年以上にわたって、まさか自分自身がずうっと考えてゆくことになろうとは、そのときは想像もしなかった。

二

まず、神田橋先生は、教科書的な「神経症」の定義を黒板に書かれた。

すなわち、神経症とは、「**非器質性**で**心因性**の心身の**機能障害**」である。

「ところが、そもそもこの定義自体が困った問題を多く含んでいるの」と言って、次のように説明された。

①「**機能障害**」とは何だろうか。

一般には、「うまく働いていない」という意味だが、それをいったいどんな物差しで測ったらいいのだろう。神経症の場合、健康・正常な状態との境が簡単には決められない。健康・正常な状態は、実は価値観によって左右される。例えば、ワーカホリック（仕事中毒）と言うが、これを「ナマケ」の機能障害と考えると、健康・正常と言えるだろうか。人間は、皆、神経症であるとも言える。神経症の症状は誰にでも一過性にみられるものだから。結局、人間のある不快な精神状態を「神経症」という概念で医学のなかに無理矢理包み込んだと言えないだろうか。

②「**心因性**」とは何だろうか。

心因とは、ある決まった行動（症状）を引き起こす個体内部にある特性と説明されるが、実際には行動は個体の持つ特性と状況の組み合わせ、すなわち、相互作用の結果、生じてくる。それゆえ、心因の概念は曖味にならざるを得ない。その曖昧さが神経症を説明しにくくしている。

③「**非器質性**」とは何だろう。

神経症では、脳の問題はさておいて、もっぱら心理学の問題として取り扱う。心理学的な神経症の概念は、「状況因→心因（個体の特性）→行動（症状）」と捉え、「状況因→心因」を変化させる治療法、すなわち、精神療法が神経症に有効であるとされる。この「状況因→心因」の操作が有効であることが、非器質性の根拠になっている。しかるに、神経症にも薬が効く。三〇パーセントくらいは暗示もあるだろう。しかし、神経症にも確かに薬が効くという事実を神経症の心理学的概念や理論体系のなかに組み入れることができないでいる。

三

いきなり冒頭から、こんな調子で神田橋先生はぶっ飛んでいた。今、振り返ると、なんとまあ、格調高い「神経症概論」ではないだろうか。今日もなお未解決のままの心因と器質因をめぐる精神医学の基本問題を、かくも整然と、しかも、初学者にも分かる平易な言葉を用いて説かれたのである。

とはいえ、当時の私には、先生のおっしゃることの本当の意味を到底理解できるはずもなかった。どちらかといえば、面食らっていたと言える。「えっ、いきなり何を言い出すのだ、この先生は。最初から何にも分かっとらんと言いたいわけ？　じゃあ、精神科って何なの？」みたいな疑問がふつふつと湧いてきた。その一方で、話の展開を面白くも感じていた。もともとレトリックを弄する諧謔が好きだった。気がつくと夢中でノートをとっていた（ここに再現した講義風景は、このときのメモにもとづいている）。その後、幾度となく経験した、神田橋先生のお話を聴くと頭が忙しくなる、という状態に入っていたに違いない。

続いて神田橋先生は、「状況因→心因（個体の特性）→行動（症状）」の図式を用いて、各種神経症理論、すなわち、伝統的なドイツ精神医学（クルト・シュナイダー）、学習理論（行動理論）、および精神分析学の論点を説明された。森田療法についても触れられた。各学説の相違点は、図式のどこに重点を置くのかの違いである。けれども、脳の問題に迫る有効な薬物療法が開発されれば、これら複雑、混乱した神経症論も皆なくなってしまう可能性があると。

最後に、当時、発表されたばかりの米国精神医学会の精神障害診断分類体系ＤＳＭ－Ⅲ（一九八〇年）に言及された。これは、「神経症」という診断名を抹消したことで、大きな話題を呼んでいた。ここで、先生は、強迫神経症をモデルに、各神経症学説にもとづく治療論を述べた後に、しかし、抗うつ薬が効果のある強迫神経症が存在することを指摘された。そして、「結局、強迫神経症というのは、いくつかの精神状態を、見かけ上、一つに分類したものに過ぎない。現在のところ、見かけの症状によって分類するしかないのではないか。ここにＤＳＭ－Ⅲが便利な理由がある」と結んだ。

四

あれから三〇余年を経て、先頃、ＤＳＭの最新版（ＤＳＭ－５）が発表された。この間、神経症の類型の多くは不安障害と呼ばれる大カテゴリーに括られることになった。脳画像技術の進歩と相まって、その神経生物学的（器質的）病態の解明が進んだが、先にも述べたように、不安障害のすべてを脳科学の所見（例えば、扁桃体を中心とする脳内警報システムの過活動）で説明するには至っていない。ＤＳＭ－５において、強迫性障害（強迫神経症）と他の不安障害が異なるグループに分かれたのが、わずかな進歩と言えようか。治療面では、選択的セロトニン再取り込み阻害薬（ＳＳＲＩ）や認知行動療法が普及したものの、決して脳の問題を解決する有効な治療法ではない。相変わらず厄介な心因の概念を残さざるを得ないのである。かくて、今日もなお「神経症概論」は、曖昧、複雑、混乱したままである。それゆえ、私が初めて聴いた神田橋先生の講義は、現在も少しも古くなっていない。

しかし、そのことよりも、なにより医学生の私が魅了されたのは、先生の語り口から垣間見た精神医学の揺らめく混沌とした世界であった。先生は、一見理路整然としたお話をなさったのだけれども、そこに開いたのは、常に変化し続け、およそ形の定まらない、魑魅魍魎がうごめく闇への入口であった。その闇には相当な破壊力があって、迂闊に奥に入り込むのは危険と思われたが、抗しがたい魅力があった。つい先ほどまで盤石と信じていた世界が瞬時に足下から崩れ落ちてゆく快感《カタルシス》と言えようか。こんなスリリングな講義はついぞ聴いたことがなかった。どうやら、既に私のなかで現代の医学や医療に対する疑問や不満が鬱積しつつあったのであろう。数年後には普通の医師になってしまうことに対する漠とした不安もあったかもしれない。それゆえ、先生の講義に妙に共鳴してしまったらしい。

五

一九八四年に神田橋先生は、大学の教員を辞し、郷里の鹿児島へ帰られた。しかし、その後も年に一回は母校の医学部の講義（現在は四年生が対象、一学年一〇〇名程度）を引き受けてくださっている。大学勤務時代を含めると、かれこれ四〇年以上も医学部講義をなさっていることになる。精神科教室の教授も、現在の神庭教授で三人目である。学会の招待講演等では大きな会場を超満員にするほどの人気を誇る先生にとって、これは異例のことのように思える。

今般、最近十数年間の神田橋先生の医学部講義録をまとめて、一冊の書籍として上梓することになった。記録と原稿の起こしは、先の『精神科講義』（創元社）と同じく、かしまえりこ先生が担当された。各章の見出しにあるように、講義の全体テーマは、毎年変わってゆくが（カリキュラム上は、「精神療法」などとしている）、年によっては同じエピソードが繰り返されることもある。しかし、先生の講義の生の雰囲気をできるだけ伝えるために、あえてそのままにした。丁寧な編集作業と端麗な装丁は、創元社編集部の渡辺明美氏の尽力によるものである。

神田橋先生の講義を未だ聴いたことのない全国の若い医師や学生にも、本書を通して彼ら若い世代に対する先生のメッセージが届くことを切に願う。そしてもし、そのなかの幾人かでも、かつての私のように、その内に澱む何かが呼び覚まされるとしたら、これほど誇らしいことはない。優れた臨床教育とは、高度な知識や技術の効率の良い伝授では決してない。内的体験の世代間伝承こそ、最も質の高い臨床教育と信じるからである。

二〇一三年盛夏　神田橋條治先生の喜寿をお祝いして

目次

神田橋條治　医学部講義

診断者の感性

二〇〇〇年六月一五日

毎年同じ話をしてもしようがないので、少しは違うことを話そうと思っています。

ひと月ぐらい前に、幻聴があって、妄想もあって、幻視もある若い女性が、「統合失調症」ということで紹介状を持って来ました。紹介状には統合失調症のいろんな症状が、これこれと山ほど書いてある。なぜうちの病院に来たかと言うと、その娘さんのお父さんがずうっと経過を見てきて、どうも薬が増えると病気が悪くなるように思う、何か薬が関係しているんじゃないか、と思われたからなの。かかっていた医師からは「娘さんは統合失調症だから、薬を抜いたりするともう一生廃人だよ」と言われた。本を読んでも、「薬は長期に飲まないといけない」と書いてある。「しかし、自分としてはどうしても、薬が増えていくと娘の病気が悪くなるような気がするんです」とお父さんは言われました。

ボクはこの娘さんに会ってみて「あ、これは統合失調症ではないな」とすぐに思いました。症状は揃っているけれども、これは統合失調症ではない。ボクは精神科医になってまもなく四〇年になります。たくさん統合失調症の患者さんを診てきたから、匂いが違うのが分かるわけ。ボクらが精神科医になった頃に習ったPraecoxgefühl（プレコックス感）*の匂いです。それがあるかないかを非常に大事にしていますから、見て、一秒もかからずに、「あ、これは違う」と思った。

＊　オランダの精神科医、リュムケが指摘した統合失調症患者を面接する者が感じる独特の感触・印象。

Praecoxgefühlがなくて、幻視があって、幻聴があれば、まず考えるのは中毒性の精神病。若い女性の場合は甲状腺機能亢進症による中毒性の精神病をまず考えなきゃいけません。それで、すぐに甲状腺の機能検査をしたんです。脈もすごく速くて、眼がきらきらしているから、こりゃあ間違いなかろうと思って、家族にもその可能性があると告げまして、当然、抗精神病薬は減らしました。そしてもし異常があれば、甲状腺を抑制する薬を出すことによって、だんだんによくなっていくだろうと考えました。でも甲状腺機能の結果は正常、他の臨床結果も異常なし。そして一週間して来られたときには、幻聴は著明に減少していました。

さあそうすると、これは抗精神病薬による中毒性精神病だ。みなさんは聞いたことがないでしょうが、抗精神病薬によって起こってくる中毒性精神病があります。だから薬を増やすとどんどん悪くなる。その疑いがあると思って、週に二回、外来に来てもらって、用心しながら少しずつ少しずつ薬を減らしていって、結局、全部抜いて漢方薬だけにしたら、幻視も幻聴も全部消えて、何にもなくなりました。しかし何にもない普通の人かと言うとそうじゃなくて、離人症とか、過食、嘔吐、すなわち食行動異常を主体とした症状がある。食行動異常の人が近頃多いでしょう。ここにいる女子学生でもそういう人がいるんじゃないかなあ。食行動異常は医学部の学生さんや看護師さんにも多いですね。結局、お父さんが感じた「薬が増えると悪くなる」（＝中毒性の精神病）という診断は正しかったわけです。素人の診断が正しかった。

精神科医はちゃんと本を読んでいるから、抗精神病薬によって中毒性の精神病状態が起こって、どういう症状になるかはみんな知っています。みんな知ってはいますけれども、非常に例が少ないので、今、自分の目の前にいるその患者に、そういうことが起こっているということは、なかなか分からない。

それから数年前に来た大学生で、こういう人がいました。統合失調症と診断されて、ずっと抗精神病薬を飲んでいて、数年にわたって単位が取れない。結局二年ぐらい留年をして、「学業よりもしっかり療養しなさい」と言われて、郷里に帰されてボクのところに来られた。そのときも非常に知的に高いお父さんが一緒でしたが、「この子はいつも、躁のような感じになったときに統合失調症の症状が出る。うつのような感じのときには幻覚も何にもありません」とおっしゃるんです。これも本人に会ってみたら、「あ、これは統合失調症じゃないな」と匂いですぐに分かりました。統合失調症の症状が揃っているけれど、気持ちの触れ合い、通じ合いがあるんです。これは譫妄を呈する躁病。この例も少ない。だけどその目で見ると、けっこうあるんですよ。それでこの人は躁うつ病の治療に切り替えると、とってもよくなられて復学し、卒業しました。

ボクのところだけに誤診例が集まるわけはない。いっぱいあるはずです。みなさんは「精神科にははっきりした検査データもないことだし、誤診も起こるんだろう。自分は精神科医になんかならんから関係ない」と思うかもしれませんが、全然そうじゃないの。もうあらゆる科で、すごい誤診が起こっている。どんどん誤診が増えています。

最近、誤診例が増えているのはなぜか。いちばん大きな理由は、診断が形式化されているせいです。診断マニュアルというのが作られて、「これとこれとこれの症状があれば、この病気」「これとこれだとこの病気が疑わしいけれども、もう一つ加わると確定診断」という診断マニュアルが全科で用いられています。ところが、何となく感じる匂いというものは、その医療者のとても主観的なものだから、マニュアルには盛り込めない。マニュアルは、万人が等しく見ることのできる症状を取り上げて作るものですから。

そうすると、医者になるくらいの知能の人だったら、センスは悪くても、ほんとはアホチンでも、みんなが合意できるような指標だけが取り出されるので、誰でもほぼ同じ診断ができて、個人のセンシティビティを活かしてする診断には全然ならない。そのことが誤診の多くなっている第一の理由です。

しかも診断するこの時点で、症状があるとかないとか、いくつあるとかいうことで診断しますから、診断がついたときには、正しい診断がなされたとしてもほとんど手遅れです。たった一つぐらいしか指標がない時点で、「はっきりした診断にはならないけれども、これじゃないかしら？」という診断が浮かんで、そして試行錯誤的に治療が開始されることによって医療は成り立つの。誰が診ても分かるようになってから治療が出発したのでは、全然手遅れなの。しかも、間違った診断でやられると、もうむちゃくちゃです。

症状がちょっとしかなくて、診断がつかないときに何が行われているかと言うと、症状に対する治療、症状を消す治療が行われます。ところが症状というものは、病因と、それに抗っている生体の自然治癒力との合成によって出来ていますから、診断がつくまでに、症状に対して薬を出したり処置をしたりする治療は、ますます診断を誤らせる結果にしかならない。初期の時点で、「こうかもしれん、ああかもしれん、ひょっとしたらこうかもしれん」と可能な診断をいくつか考えて、思いをめぐらす習慣が、医者の日常からなくなってしまっている。だから何かよく分からんでも、診断が決まるまでは症状に対して治療しておくということになる。

この医者の態度がいかに間違いであるかということを中学生が告発したのが、一九九八年に起きた和歌山ヒ素中毒事件。女子中学生が「犯人は他にもいる」という題の論文を『文藝春秋』に投稿して、賞をもらいました。「他にもいる」というのは誰か。医者だ。ヒ素中毒で何人もの人が死んだ。犯人は、ヒ素を入れた人はもちろんだけれども他にもいる。医療者も犯人だ、という告発の論文を書いている。探して読んでご覧なさい。*

＊　三好万季『四人はなぜ死んだのか――インターネットで追跡する「毒入りカレー事件」』文藝春秋

ヒ素をのんでみんな吐く。吐いている人がたくさん、あっちこっちの病院に担ぎ込まれて、「吐いて苦しそうだ」と、吐き気を止める薬を出した病院に行った患者さんは死んだ。そして「吐くのは胃に変なものが入っているからかもしれない。訳は分からんけど一応、胃洗浄をしておこう」と、その処置を選んだ病院に行った患者さんは死ななかった。「見たところ、吐き気だけでも止めてやらんと苦しそうだから」と、止めてもらった人は死んだの。「その医者も犯人だ」とその中学生は言っているんです。

医者の想像力の欠如だね。欠如はどこからくるかと言うと、症状や検査データが全部揃ってから診断を考えるという習慣からです。

さらにそれにマニュアルがありますと、「こういう症状がありゃせんかな？」と思って見たときに、それがあるような気がしてしまう。特に精神科の場合は、思考奪取だとかそういうのが、「そう思って見るとそう見える」ということがある。これは人間のセンスだね。「うん？」と思って見るところにセンシティビティが高まるんです。おそらく認知心理学で、人間の脳の持つそういう特質は実証されているはずです。

つまり脳には、外界を認知するときに、すべての情報を全部一緒に入れて、それをプロセッシングしてある認知を生み出すのではなくて、こちら側の姿勢で選択的に情報を拾っていくという傾向がある。脳の優れた特質がここでは裏目に出て、「そう思って見ればやっぱりそうだ。あった、あった」と言って、診断を間違えてしまう。つまり横断の診断マニュアルが頭に入っていて、それを応用して探すとそんなふうに見える。みなさんが、お医者さんになられて、マニュアルに頼って診たら、どんどん誤診が増えるだろうと思います。これは単純なミスです。じゃあどうすればいいか。

「病」というのは流れなんです。ずうっと流れているの。そして、流れのある時点で、今ここに患者が現れてくる。今の時点で、これまでの流れを「どういう流れなのかなあ」と思って見る習慣をつけることによって、流れを見るセンシティビティが高まる。「こういう症状があるかな？　ないかな？」と見るのとは違うの。「病気全体がどういう流れかなあ」と思いながら見る習慣をつけると、病の全体の流れが見える医者になれます。

みなさんのほとんどは精神科医にならないけれど、普通の身体医学の場合では、この流れは症候学ではなくて、病態生理学とか病理学です、だから、それが頭に入っていないと、病気の流れの匂いを嗅ぎ取ることはできんの。

たとえば冠動脈が狭くなっていて、そこにストレスが加わって攣縮《れんしゅく》が起こり、そのために胸痛が起こっているという心不全の問題なのか、モーニング・サージ（早朝昇圧）で自律神経の変化が起こることによって血流が悪くなっているという病態なのか、「そうかな？」と思って病歴を見、患者の訴えを聞くと、そこに流れが浮き出て見えてきて、味わいが分かる。

炎症であれば、局所に炎症を起こす物質が集まって、それは細菌であるかもしれないし、自己免疫によってつくられる組織の炎症かもしれない。そして「炎症が起こったところに白血球が集まったり、何かかんかしたりして動いている炎症性の病態なのかなあ」と思って見る。もしそうであれば、それがどんどん広がったり、あるいは一時的に鎮静したりしながら炎症が広がっていって、そしてそれと闘っている生体の姿があるはずだ、というような病態生理を頭に置きながら、経過や現状をじいっと眺めて味わってみると、そこから炎症性疾患の味わいが浮き出てきます。

こちら側の感性を、いちばん高まりやすい方向に導くために、基礎医学の知識が役に立つの。解剖学の骨格の図が頭の中に浮かんでいれば、「転んで、腰が痛い」と言う人を見たときに、痛みがあるのは腰だけれど、大転子の周辺を少し動かしてみて、いちばん折れやすい大腿骨頸部の周辺の筋肉がデファンス（筋性防御）を起こして、そこだけ動きが悪いということが分かるかもしれない。そしたら今、骨折が起こっていて、それを周りの筋肉が一所懸命かばっているんだということが分かって、何でもかんでも全部レントゲン室に回したりせんでもいいし、回すにしても、「今、骨格の異変が起こっているようだから、ここを動かさないように固定した状態でレントゲン室まで運んで」と言うことができる。それだけで後々、患者の受ける利益がすごく違うの。

だから基礎のいろいろなことが頭に浮かんでいるかいないか、その疾患についての基礎知識が参照されているかいないかで、今ここにある匂いを感じ取る精度が変わるの。これを覚えておきなさい。基礎の勉強のときは「退屈だ、疲れる」と思っていただろうけど、臨床になってもう一度、その勉強をざっとでいいから復習すると、臨床の力が伸びます。「知識」はいろいろ御託を並べるためではなくて、感性を高め、わずかしか見えていない患者の現在の兆候の中に、匂いを感じ取るのに役立つのです。

ところが精神科にはそうした病態生理や解剖学がない。統合失調症の人が亡くなって、解剖して、脳を切ってもどうなっているのか、何も分からん。神経症も分からん。残念ながら、病態生理に当たる、そういう基礎知識が精神科にはないの。ないから「私はこう思う」「いや私はそう思わん」と議論するばかりです。精神医学は病理学的なプロセス、ずうっと変化していく流れが分からない、見つからない。仕方がないから、表に現れている現象の流れだけで、なんとか代用しようとする。

そのために精神医学では、それぞれの病気の自然史というものを使います。もちろん一般の身体医学でも病気の自然史は、治療をしないで放っておいたらどうなるかという資料があれば、それを使うのよ。それに病理学的なものも加味されて、厚みのある自然史が成り立っている。だけど精神医学は、自然史という症状や状態の流れを見て、それだけで診ていくわけです。統合失調症というものは治療をしないで放っておくとこうなる人がいて、あるいは治療してもこうなる人やああなる人がいる、という病気の流れの自然史を大事にしているんです。

たとえば、みなさんがラーメンを食べに行ったとしますね。そして「これはダシが美味いな」と思ったときに、「かつお節を削って使っているのかな？　丸ごと放り込んでいるのかな？」と、まずそういう疑問を持ってもう一度スープを味わうと、何となく分かるのよ。「あ、これは削ったかつお節だろう」「これは丸ごと放り込んでるんだろう」とね。それから「スープを取るときにピーマンや玉ネギを使ったかな？」とか、ニンニクは誰でも分かるけど、「サバを入れたかな？」とか、「ダシじゃこを使っているかな？」と、そういう疑問を持って味わうと、こちらの感受性が高まるのね。それが、さっき言った病理学の知識の役立て方です。

病理学の知識があれば診断がより正確になります。こちら側の感受性が鋭くなったぶんだけ、いいデータが自分の脳に流入してくるような観察ができるの。ところが、精神医学の場合は脳の病理学が乏しいから、どうして統合失調症になるのか分からんわけ。まあ、病前性格なんかを聞いたりして、いくらか分かることもあるけど、分からないことが多いので、精神医学では自然史を使うんです。「この人はほっときゃどうなるやろか？　これからこうなって、こうなっていく道筋の途中におるようだ」というふうに考えれば、また感受性がちょっと上がる。さらには「ここでこういう治療操作を加えれば、こういうふうになりそうな感じの人だなあ」と考える。ラーメンで言えば、「ここでもう少し火を強くしてわーっと沸騰させたら、このラーメンは臭みが取れて、味がよくなりそう」と考えると、それはもうラーメンを味わっているお客さんの立場じゃなくて、ラーメンを作っている職人の立場だ。「これをこうしたら、こう変わっていく」と考えてみることでは同じです。

みなさんにぜひ、この姿勢を持ってほしいんです。どうしてかと言うと、われわれは植物分類学をやっているわけじゃないからです。みなさんは、過去に関わろうとしているわけじゃない。「あのときにそうしなきゃよかったのに、反省しなさい」とか、そんなことをやっているわけじゃなくて、大事なのは今からだから。目の前の患者のこれから先がちょっとでもいいようになるために、今、関わっているわけだから。ラーメン屋の職人さんと同じです。今からこの個体の未来が、少しでもよくなるように関わるんです。そのための一つの方法として、診断はあるわけ。道筋を決めるためであって、分類が目的じゃない。

「診断が決まって、次に治療法が決まる」というようにばかり考えていたら、コンピュータ程度の頭になります。そうではなくて、「こんなふうになりそうだから、診断はこうだろう」というあべこべの、「治療を介しての診断」をするんです。まだ治療していなくても、治療のイメージと、そのイメージに合致するような、辻褄が合う未来像から、現在の診断を決めるというやり方も、感受性を高めますし、誤診をなくします。なぜかと言うと、未来が今の中にちょびーっとあるのよ。「未来がこうなりそうかな」と思うと、今の中にほのかに現れている未来が見える。そうやって出来上がった診断は、未来を目指しての治療も含んでいる。これは一般医学の場合も、精神医学の場合も変わりません。

今までのお話は、全部総論。今日の講義の題は「心因反応と境界例」ですが、心因反応というのは何かと言うと、ある体験があって、それによって個体の特質とその体験とが絡み合って、ある状態が生じたということです。

たとえば「子どもさんが高熱を出して亡くなってしまった。それでお母さんは悲しくて、錯乱している」となると、経過から類推して、心因反応という診断がつけられる。何しろ精神科は、それ以外に血液を取ってみても、CTを取ってみても分からんからね、「心因反応だ」と考える。これで間違うの。

このあいだも、あったなあ。子どもがウイルス性脳炎で死んだ。それで、お母さんが錯乱している。これは心因反応だろうとされた。そしたら何のこっちゃない。同じウイルスにお母さんも感染していて、子どもよりも少し遅く脳炎の症状が出てきはじめて錯乱していたの。だんだん心因反応とは思えないような、いろんな神経学的な症状が出てきて、腰椎穿刺《ようついせんし》をしたら細胞が増えている。これがケースレポートとして、精神科の雑誌に載るの。「心因反応様に発症した脳炎の一例」とかで論文が出来る。本当はこんな論文なんか出来ちゃいかんのよ。はじめに誤診しといて、しばらくして正しい診断をつけて、それで論文になる。はじめから正しい診断をつけときゃ、論文にはならない。そんなのがいっぱいある。

じゃあ誤診が起こらないようにするには、どうしたらいいかと言うと、心因反応というものの自然史はどうかと考えてみるの。子どもが死んだ。それで、お母さんは一時的に錯乱になった。しかしそれは〝時が薬〟で放っておいてもおさまる。おさまったときにどうなるかと言うと、お母さんは自分がその子どもを失ったという体験を、自分なりに了解していきます。「神に召されたんだ」とか、「向こうに行って私を待っている」とか、自分なりに了解することによって、お母さんの人生の中の体験となり、その人の心をふくらませる。どんなふうにふくらませるかと言うと、人の死、肉親の死というものへの人々の悲しみを、よく共感できるようになっていきます。あるいは生命とは何か、生まれるとは何か、死ぬとは何か、親とは何か、子とは何かというような考え方が豊かになる。

そういう形でふくらんでいって、そして一つの体験による心の成長があるのが心因反応というものの流れです。それを頭に置いて今の時点で見ると、その人の人柄とか、人格とかとの関係でさまざまだけれど、すでに自分なりに了解して納得していこうとする動きが見える。初期の時点で「この人は、この人格から見て、この体験はこういうふうに終結していくんだろうな、こうなるだろうな」と思って見ると、今の時点ですでにその兆候が少しばかり、話の端々にちらっとあるのが見える。これが見えると、「心因反応」という診断が、より的中率の高い診断として浮き出てくる。

そういう未来の芽が全然見られないと、「これは心因反応としてはおかしいぞ。変だなあ。何にも自己納得の芽が出ていない。ということは、このお母さんの今の心身は健康な、将来、心因反応から立ち直っていくための核になる部分までも侵されている」ということで、「これは変だぞ。にわかに心因反応という診断をつけられないなあ」となって、「心因反応だったら、明け方に寝汗がこんなに出るかなあ？」「心因反応でどうしてこの人は脈がこんなに速いんだろうか？」というようなちょっとした指標に疑問が向くようになる。

こちらの感受性が高まって、診断が早めについて、そしてそういう了解の芽のようなものが見つかれば、「自分の子どもを失った体験を、本人が納得して、自分なりの結論のほうに振れていくように導くことが、治療のいちばん正しい道なんだなあ」と分かって、これで治療法まで出てくるわけ。そしてその線に沿って、薬物とか環境調整とかの援助が加えられて、心因反応の治療が行われる。これが心因反応の診断とその治療法です。

これが臨床の考え方なんだけれども、これは一種の芸であり、術です。そして、そういう芸や術には俳優さんの芸が全部違うように非常に個人差がある。柔道でも何でも、術というものには個人差があるから、そういうものは、なんでも標準化していく現代の流れの中では邪魔なものなの。だから、規格化された診断法なり、診断手順の中に医者がはめ込まれていくようなことになっているんです。

ボクの主治医は鹿児島大学の教授ですが、「この人は医者になってほしい。こんな人はいいお医者さんになるだろうなあ」と思う学生が、どんどん留年すると言って嘆いておられる。規格化された知識・技術体系に耐えられなくて、もう勉強する気がしないらしい。何かイライラしているらしいの。逆に「こんな人が医者になったら、患者を機械的にさばくだけで困ったもんだ」と思うような学生さんは、成績がよくてどんどん卒業して、早くに医者になって、「これじゃ将来どうなるだろうか」と嘆かわしく思っても、国家試験があるから、規格化する授業をせにゃならん。卒業生がたくさん国家試験に落ちたら困るし、心ある教育者はジレンマに陥ります。みなさんは優秀な人たちだから、浮世の身過ぎ世過ぎとしての規格化の勉強の世界と、本物の医療者としての自分との、二重人格で生きていくしかないよな。

規格化の潮流はどんどん進むけれど、そう心配しなくていいです。こういう規格化して、人を枠にはめ込む流れというものは、歴史の中で何回もあって、そして必ずある極点までいくと崩壊しています。みなさんが生きている間に必ず崩壊するから、崩壊するときの混乱の日を楽しみに、腕を磨いていくといいと思います。ボクが「崩壊の日を楽しみに腕を磨いておいたほうがいい」と言うのは、次の境界例の話にもつながります。

境界例については、規格化された診断カテゴリーの解説にいろいろ書いてあります。「相手から捨てられるのがいや」だとか、「人を信頼したと思ったら、すぐ裏切ったりする」だとかいっぱい書いてある。まあ、それは見るだけ見ておきなさい。見て、「こういう人が境界例なんだなあ」と思ったら間違うよ。そうではなくて、こういう特徴があって、こういう特徴があって、という人たちがいて、「そういう人たちをまとめて、『境界例』と呼びましょう」としたの。「境界例」というものがあって、その特徴はどういう特徴かなあと思って調べて、こういう特徴があると分かったのではないの。

じゃあ、どうしてこういう人たちを「境界例」と括って、カテゴライズするのか。それは、この人たちは手に負えないからです。ともかく厄介な人たちだからなの。「なぜ厄介なのかなあ?」と思って見ると、「こういうことで厄介なので、じゃあ、この厄介な人たちをまとめて、『境界例』と名前をつけてこっちに出して、なんとか厄介じゃないようにするには、どうしたらいいかということを考えましょう」という順序で、「境界例」という概念が出来てきたの。だから、あんまり定義を考える必要はないんです。

簡単に言えば「厄介な人」ということです。特にその人の近くにいる人にとって厄介なの。だから遠くにいる人にとっては必ずしも厄介ではない。「境界例」の人たちは、「生き甲斐のある人生だったろうな」とか、「波瀾万丈だな」とかいうような人たちなの。そういう意味では、歴史上の有名人は「実は境界例」と言ってもいいような人だとなる。破滅型の人。「竹久夢二は境界例じゃないか」とか、「野口英世も借金して、いろいろやって、いい業績も残したけれど、やっぱり少し境界例的じゃないかな」とか言われていますね。周りの人はずいぶん迷惑したらしいのね。不安定で、厄介な、安定に乏しい人たちです。

では、どうして厄介なのか。たとえば悪い人がいるとすると、「こりゃあ悪いやつだ」と遠ざけて、「早く警察に任せて」となる。そうすると、厄介の程度は軽いわけ。どうしてかと言うと、「知ーらないっ」というふうに、こちら側が心を閉ざしてしまうからです。「別の世界の人だ」として、すっきりするわけ。ところが境界例の人が厄介だというのは、なかなかいじらしかったり、かわいらしかったり、「何となく気持ちも分からんでもない」と思ったり、「ちゃんとしてやりたい」と思ったり、さまざまな接近する気持ち、その人に入れ揚げていくような気持ちをこちらにかき立てるからなの。「気の毒だ」と思ってやっていくと、ほどなく「もういい加減うんざりだ」という気持ちもかき立てられたりするわけです。

だから、その患者さんが厄介な存在だと言うよりも、もう少し正確に言うと、近くにいてその人の面倒を見ようとする人、医者もそうですが、家族もそうですよね、そういう身近な人の中に、この人に対する好意と悪意と言うかなあ、「面倒を見たい」という気持ちと、「もう手を切りたい」という両方の気持ちが引き起こされてきて、自分で自分の心が厄介になって疲れる、消耗する。これが境界例という概念が出てきた理由です。

そうすると、「そういう人なんだ」と括っちゃうと何となくいいでしょ。「近づけばそんなふうになるんだなあ」と思って、「やめとこう」と近づかない人もいる。あるいは希望と野心を持って「よし、難しいんだったら私がやってみよう」と思って引き受ければ、こちらの目標として定まる。

そうして、そのままだと何が何だか分からなくて厄介になってくるのが、「厄介な人たち」という一群があると思っていれば、こっちの心は厄介じゃなくなるわけだ。「自分はやらない。誰か物好きな人に任せる」と思っていれば厄介じゃない。逆に「よし、厄介なら、一つその厄介な関係を引き受けてやってみよう」と思うと、その決意は厄介じゃない。近づいて行くと、ごちゃごちゃ心の中に厄介な気持ちが起こるけれども、これは自分の中に引き起こされるものとして、覚悟してやってるんだからね。

青年海外協力隊なんかでアフリカに行く人たちは、ずいぶん苦労をしているけれども、「ああもう来なきゃよかった」とは思わないもんね。その苦労を覚悟して行っているわけだから、どこかすっきりしている。中村哲先生*も苦労しておられて、がちゃがちゃ悩みはあるだろうけれども、どこかで「そこに自分の生き甲斐があるんだ」とすっきりしておられるところもある。そういうふうに概念化は役に立つのね。

＊ ペシャワール会現地代表。長くパキスタン、アフガニスタン地域で医療や農業の支援活動を行っている。九州大学医学部卒。

それで、もう一度「診断」のところに戻りますと、境界例は過去の流れの中で、手首を切ったとか、借金をして返さなかったとか、誰かと一緒に夜逃げして、そのうちにまた別れて戻って来たとかいうことがいろいろあるけれども、「そのときに、その人と接近して場所と時間を共有した人たちは、『ああ厄介だ』という気持ちになったかなあ」と思ってみる。それとも「相手のほうがいい加減なひどいやつで、突然蹴ったりして、この人が可哀想だったという面もあるかなあ」と思ってみる。そしてそれだけではなくて、「ここで今、私がこの人の世話をするようになったら、自分はだんだん『あーあ、これはもうせにゃよかった』と、そういうふうな気持ちになるかなあ」と思ってみる。

そうするとこの人を「境界例」と診断したほうがよいかどうかという特徴は、このわずか一時間や三〇分の初診のときの話のやりとりの中で、ところどころに「ん？」というようなものが出てきたりして、未来に広がっていく芽が、今、ちょっと出てくる。これは、この患者さんの特徴の中に出てくるのではなくて、「厄介」は世話をしてる側の心に起こるわけだから、「今日はこの人と面接していたら、えらく疲れた」というように、これから付き合っていけば将来うんと膨らんでくるようなものの芽が、自分の中にふっと生じるの。このことによって、「境界例」という診断がついてきます。全部が揃うまで待っていてもしょうがない。

あるいは、しばしば「境界例」という診断が間違ってつけられるのはね、今までの治療者や親やそういう人たちが分からんちんであったために患者が混乱している場合です。それは境界例状態ではあるけれども、接し方が正しければ全然境界例にならない人です。どういう人かと言うと、とても才能がある人。特に芸術的センスと広く言われるようなセンスがすごくいい人。非常にセンスのいい人が、何かのことで誰かに助けを求めると、その人の感受性のレベルと、相手の感受性のレベルが違うものだから、ずうっと絶えざるチグハグが起こってきて、それでその人が混乱して手首を切ったり、何かしたりする。その人はセンスがよすぎるために、自分とセンスが合う人がなかなか世の中にいなくて、あっちに行ったりこっちに行ったりして、うろついているということがある。だからそこのところが難しいのよね。

ですから、過去の偉い人、歴史に残るような立派な人と言われている有名人が、実は境界例だったという論文は、必ずしも正しくない。むしろ才能がとても豊かだったために、センスがよすぎたために、その人が理解してほしいと思って出すコミュニケーションが、向こう側から誤解されて、何か訳が分からんようになってしまっていたのかもしれない。対人関係も多数決だから、「自分は誰からも理解されない」というようになると、この才能の豊かな人は朽ち果ててしまう。

現代のある有名な作曲家が、世の中に音楽というものがいっぱい流れているけれども、その人の耳で聞くと音程が全部狂っていて、そんなものは全然音楽ではなくて雑音で、もう苦しくてしようがなくて、だんだん耳が聞こえなくなったという話を聞いたことがあります。そういうことはありそうだね。絶対音感で、やたら音程が正しく分かっていると、それからメロディについての高いセンスを持っていると、辛いだろう。

今言ったこともそうですが、境界例の人の治療で、ボクはいつも「あなたは周りとセンスが合わんのよ。もう諦めんね。周りの世界とは嘘のつながりにして、自分のほんとの世界というのを内側に作っていくようにしたらどう？　あちこち行っても、なかなか分かってくれる人はおらんがね」というようなことを言うようにしています。

それは境界例の人たちの不安定、厄介さの原因は、自分とピタッと通じ合える相手を求めているからだと思うからです。「求めている」というのは、さっきのヒ素中毒の場合と同じように、自然治癒の一種でもあるわけです。人との絆の確かさというものを得たい、欲しいという、絆がないことを乗り越えていこうとする、本人の治療的な意欲によって、厄介な状態になるわけです。

ボクがしているのは、「この治療意欲はもうやめんね」と言うこと。「やめんね」と言うと、まるで吐き気を止めているように聞こえるかもしれないけれど、そうじゃなくて、「悲しいだろうけれど、辛いだろうけれど、そりゃ、なかなかいないよ」と、「だけどいつかそういう人に運よく出会うこともあるかもしれん」、あるいは「神様だけはあなたの思いを受け止めてくださるかもしれん」、あるいは「庭にある楠はあなたを裏切らないから、そういう楠と自分との関係で、毎日、楠に語りかけたりしていけば、裏切られることがないからいいよ」というような形で、少し絆の方向を転換する。

そしてそれがいくらかでも本人の中になごみを作ってくるようになれば、そういう助言を返す助言者としてのボクとの間の絆、これは温かい満足するような絆ではないけれど、「人間はみんな悲しいんだよ」とかいうような、悲しみを共有する者同士の絆というようなものに置き換えていく形で、境界例の人たちが安定していく。その意味では境界例というものはまあ、現代のわれわれの持つ絆のはかなさというものが、見えすぎている人なのかもしれないね。

今後だんだんそういう人が増えていくだろうと思います。みなさんの中にもそういう気持ちがいくらかでもあるだろうし、また、あってほしい。そういうのがあると、「ああこの人も私と同じものを、ただ私よりも一〇倍ぐらい持っているだけだなあ」と、その人の気持ちが分かります。臨床家というのは、自分と相手との違うところが見えるよりも、似たところが見えるほうが治療にもいいんです。そのほうがアイディアが湧きやすい。

たとえば下痢をしている場合でも、よく下痢するお医者さんだと、「下痢する前にお腹痛い？」と自分の経験から質問する。吉田兼好が徒然草の中で、「病気をしたことのない人を友達にするな」と書いています。「元気な人は無慈悲で、人の不幸がよう分からん。心の中の痛みが分からん」と言っています。

終わりましょうか、ちょっと早いけど。何か質問があったらどうぞ。

〔二〇一三年追想〕

最近のボクは「境界例」というラベルを使わなくなった。これまでの「厄介な人々」を、「発達障害」「軽症の双極性感情障害」「医原症」あるいはその三つの複合状態と診断するようになった。すべて、治療方針を内包する診断ラベルであり、これで診療がしやすくなっている。

心因の構造・境界例の構造

二〇〇一年六月一四日

梅末　神田橋先生は一九八四年まで九州大学に在籍しておられ、以降は郷里の鹿児島に帰って臨床をなさっています。

今日は、「心因反応と境界例」ということでお話をいただけると伺っておりますので、みなさん、しっかり聴いてください。試験にも、一〇点分の問題を私が出題しますので、よろしくお願いします。

神田橋　試験に出るんですか。

梅末　出るんです、先生(笑)。

神田橋　ボクは試験に出ないと思って、気楽に話していたのにね。さっき黒木先生に聞いたら、境界例は国家試験にも出るんだってね。ボクの話を聞いて国家試験に出るような知識は何にも得られないけど、一〇点分の試験には出るの？　それは困ったな。真面目にやらにゃ。

年に一回だけ講義に来て、いつも「心因反応と境界例」の話をしています。何年もやっていると、違うように話すのは難しいけど、同じ話をしていたら自分が退屈だしね。どうしようかねえ。

まず、ごく最近、うちの外来であったことを話しましょう。これは、心因反応にも、境界例にも関係ない話です。これからみなさんが医者になっていく時期には、もっと老人が増えるわね。老人の医療を、みなさんはいろんな科に行ってなさることになる。そこで、薬物を使うこともあるし、身体疾患を診ることもあるだろうけれど、老人の脳は、いろんな事柄に対してとても耐性が低いんですね。脳がすぐにやられるの。やられるとは何か。精神症状が出るわけ。それを覚えておいてください。それだけ覚えて帰れば、もう今日の講義の三分の一ぐらいの価値があります。

老人の脳はいろんなことでやられます。まず薬物がいちばん多いよね。他にも風邪をひいたとか、下痢をしたとか、それからもっと心理的な状況によって、たとえば引っ越ししたとか、寝る部屋が変わったとか、そういうことでも脳が混乱して精神症状が出るの。そして、それへ間違った治療がされると、めちゃめちゃになります。その例として、今月の初め、ボクの診察を受けに来られた老人のことをお話ししましょう。

地元ではちょっと知られた企業の創業者で八四歳になられるおじいさんが車椅子に乗せられて、ぼけーっとした顔をして連れて来られました。ボクのところで元気になった老人が多いので、口コミで「あそこに行ったらもうちょっと元気になるかも」と家族が聞いて、連れて来られた。

近頃はとてもいいことに、何日にどういう薬を出したということが記録されているお薬手帳を持っている人が多いのね。それを持って来られたので、見せてもらいました。二週間に一度の記録が手帳に貼りつけられていたので、後ろから遡って読んでいくと、どういうふうにその人の投薬がなされていったかという歴史が分かるわけ。

それで推理をしますと、こういうことになるの。そのおじいさんは何カ月か前に軽いうつになったんだな。うつになって、元気がなくなった。で、お医者さんに行ったら、ある抗うつ薬を少し出された。そうしたら、ご飯がいけなくなった。「そうしたら」とお医者さんが思えばよかったんだけど、思わなかった。どうもご飯がいけない。

その抗うつ薬は、若い人が飲んでもたまに食欲がなくなったり、吐き気がしたりすることがある薬でした。

ところが、若い人ならたまにしか起こらないことが、年寄りには非常にしばしば起こるの。おそらく大まかに言って、数倍から一〇倍ぐらいの頻度で起こります。それで、食欲がなくなった。うつ病の症状としても食欲がなくなるから「これはこの薬だけでは足らんのだろう」と、もう一つの抗うつ薬、スルピリドという食欲増進作用のある抗うつ薬を乗っけたの。

決してたくさん出されたわけじゃなくて、ごく少量出された。だけど年寄りはこういう薬を飲むと、若い人の一〇分の一ぐらいでも副作用が出る。精神科でも食欲を増進しようと考えたら、まずスルピリドを使う。食欲が落ちたので、これを出された。そしたら、手が震えてきたの。パーキンソン症状が出た。これは若い人でもこの薬をたくさん使えば、しばしば起こってくる副作用です。老人では少量でも起こる。そこで、抗パーキンソン薬を足した。

薬を全部足していくわけ。これを出したらこの症状が出てきたので、またこれを足す、とやっていく。ところが、その抗パーキンソン薬で幻覚・妄想が出てきた。その薬は若い人に使っても、一〇〇人に一人ぐらいは幻覚・妄想が出るんです。それはだれでも知っている。年寄りに出すと、だいたい五人に一人ぐらいの割合で幻覚が出ます。少なく見積もっても、一〇人に一人は出る。

幻覚・妄想が出てきて、会話もできないようになったので、頭部CTを撮ったら脳の萎縮があった。これはいよいよボケだということで精神科に回されました。それで、ボクの診察を受けに来られたときには何をしておられたかと言うと、老人ホームのショート・ステイにお昼間預けられて、そこで認知症の老人たちと一緒に風船バレーボールをしておられた。風船バレーボールっていうのは、膨らました風船を、車椅子に座ってみんなでポン、ポンと打つ。ボケた人には活動性、意欲を引き出すのにいいというので、それをやっておられた。

こういうストーリーだとボクは読めたので、「この薬を全部やめましょう」と言って、やめたんです。やめて、「二日後に来てください」と言って、二日経って来られたときは、もう目がしゃんと開いて、話ができるようになっていました。薬をやめれば、排泄されて二日ぐらいですーっとよくなるの。だいたい二日か三日でよくなる。「これは薬によって起こってきた精神症状ではないかな」と思ったら、三日間やめてみれば、いいほうに動きますから、これを覚えておいてください。で、二日目に来てもらったら、もういいほうに向いていました。そして悪い症状は何も起こっていない。

そこで、ボクは漢方薬を出しました。漢方薬にも副作用がありますが、ちゃんと合わせれば大丈夫だからね。そして「一週間後に来てください」と言ったの。一週間後にどうなったと思います？　そのおじいさんは歩いて病院に来た。ボクもびっくりしたんで、よく聞いてみたら、「抗うつ薬を飲みはじめる前は、ちゃんと歩いていた」と言うんだな。歩いていたの。だんだん薬が増えて、ボケて、車椅子に乗せられて、ということだったたんです。

まあちょっとわがままなおじいさんでしたけれども、企業の創業者としての張りのある八四歳の老人として再登場してこられた。そして、泣いて喜んでおられる。奥さんが「奇跡だ。この先生は名医だ」と言っておられたけれども、何にも奇跡なんかじゃありゃせんの。ただ、抗うつ薬を飲みはじめる前に戻っただけのことです。

このおじいさんはおそらく、会社の実権を全部子どもさんに譲って、何もすることがなくなって、うつになったんだと思います。創業者というのは、自分の会社を牛耳ってきたわけだからね。それが薬でおかしくなると、こんなふうになる。

でも、このおじいさんは、まだいいの。始まりは少し元気がなくてうつだったでしょうから、そのうつの状態にまた戻るかもしれないけれど、今のところは「うれしくて、うれしくて」という状態だから、まあいいかなと思う。

いっぱいいるんです、こんなにひどくない程度の人は。そしてそういう人たちが医療を信頼して、間違って処方された薬をずっと服用していると、そのうちに本当のボケになる。そして薬をやめても、もう元には戻らなくなって、ついには診断のほうが追いついてしまう。めでたしと言うか、その経過はどこにも間違いがなかったみたいな結果になるの。これが起こります。気をつけてください。

うんと古い話だけれど、かつて九大でもまったく同じことがありました。あれは何の薬だったか、塩酸アマンタジンだったかな、ボクが九大にいた頃だから、もう今から二〇年ぐらい前です。九大の場合は、開業医の先生がやるよりももっと科学的で正確でした。

ある患者さんが、やっぱり老人で何かの症状が出た。「ある診断をするためには五項目中三項目が該当するとその診断をつけていい」というふうにしてやるよね。ボクは「なんだかクイズみたいだな」と思うけど、それで当てはまったので、ある診断がついて、何かの薬が出たんです。薬が出たら、その副作用である症状が出た。その症状が四項目中三項目に該当するので、また診断がついて、それに何か薬を足した。

だから診断の手順としては、マニュアルにきっちり則って診断がされて、それにいちばん標準的な薬を乗っけていって、そして最後は認知症のようになられたので、精神科に来られたの。その人も薬を全部やめて、三日か四日ですーっと元に戻りました。元に戻ったというのは、最初の病気の状態に戻ったわけだから、大してよくなったわけじゃない。ただ薬害が消えた状態になった。これからそういう例が増えますから、みなさん、用心してくださいね。

昔から中国に「中ぐらいの医者にかかるのと、全然医者にかからないのとは同じぐらいの効果がある」という格言があります。だから、せめて中の上ぐらいの医者になって、プラスの効果とマイナスの効果が分かるようになってほしいの。最近の薬は強力になってよく効くから、副作用も強い。だから老人はもう、あっという間にめちゃくちゃ悪くなります。昔の薬は効いているのか効いていないのか分からんから、副作用もあまりなかった。あとはプラセボ・エフェクト（偽薬効果）というのが三割なり四割なりあるわけだから、それでよくなるんです。これをね、よく覚えておいてください。

精神科の本を見るとね、パラドキシカル・リアクション（逆説反応）、つまり脳の体質的な要因によって精神安定剤でますます不安定になる人がいる、ある精神安定剤を出すとどんどん興奮がひどくなっていく場合がまれにある、ということが書いてあります。これは、精神科医は知識としてはみんな知っています。だけど実際は、自分が何か薬を出して患者が悪くなると、「これは薬が足らんのだ」とか、「この薬じゃ効かないんだ。変えてみよう」とか言って、どんどん強力な薬にして、どんどん悪くしていくのよ。それが、うちの病院でも年に一例程度はある。気をつけていてもやっぱりあります。

そして、そういう場合にどうなるかと言うと、だんだんひどくなって、もう薬も飲めないようになって、倒れて死にかかったようになると、慌てて「精神薬はやっぱり体に悪かろう」というので、とりあえず命のほうが大事だから全部薬を抜いて、点滴をしたりなんかする。そして、体の症状が消えたときには、精神症状もなくなって、あれは何だったんだろうとなる。本人も夢から覚めたような状態だけど、医者のほうも夢から覚める。そういうのは全部パラドキシカル・リアクションです。そういうことは精神科だけじゃなくて、老人医療ではしょっちゅう起こっているはずです。

さっき聞いた話は、すごい話だった。ホスピス（緩和ケア病棟）でね、うつ病の症状評価尺度というのをやるんだって。その点数が高ければうつ状態ということになる。そしてある程度、点数が高かった患者には抗うつ薬を出すらしい。

だけど、うつ病の症状評価尺度なんていうものは、何もほかに条件がないときにやるものであって、ガンになって、あとは死を待つだけのようになって、ホスピスに入って、明るく楽しくやってたとしたら異常でしょう。次々に同室の人が死んでいくわけだから、多少ともうつにならんかったら正常じゃないよ。*なんでそんなことが分からんのだろう。薬というのは、食い物と違うから何か悪いことがあるんじゃなかろうかという普通の感覚を、やはり持っていてほしいと思います。

＊　サイコオンコロジー（精神腫瘍学）では、ガン患者の抑うつが見過ごされやすいことが指摘されているが、抗うつ薬の使用には特別な配慮を求めている。

そういうふうにして、今のように起こってくるものが「外因性精神障害」です。「外因性」というのは、外から薬を出されて、それで起こってくるというような意味で「外因」ということではないの。もちろんそれも「外因性」のものだけれども、「外因」とはどういうものか。

ここに心とか精神とかいうものを仮定します。この精神にとっての外因なんです。「外因性精神病」と言われているもののほとんどは、身体の病気や何かで、さっきの例で言えば投薬で、脳がまずやられて、そして、脳がやられたために精神的な症状が出てきたものを言うんです。これをよく間違うんだ。

そして、そのほかに、「心因性精神病」というのがある。心因性精神病というのは、心理的な影響で精神病症状が出てくるものです。

そして精神科ではもう一つ、「内因性精神病」というのがある。これが統合失調症とか躁うつ病（双極性感情障害）とかそういったもので、「その人の中にもともと何かあるのじゃないかしら？」ということです。「ないかしら？」ということで、統合失調症や躁うつ病（双極性感情障害）に特有の脳の異常が見つかれば、これは全部、外因性精神病のほうに組み込まれてしまう。今のところ見つからんけれども、脳とか体質とかいうものの中にもともとの芽があるんじゃなかろうかと考えて、でも今のところちょっと分からんので、「外因性」「心因性」「内因性」ということで、精神科の病気の原因を分けているんです。

心因について、中井久夫先生＊は「心にとって外側は身体で、心因というのは心の中の何かごちゃごちゃだ」と言っていますが、中井先生のこの本をお薦めします。あとで回すから見てください。治療に役立つ精神医学という意味で、これ以上の本が今後出ることはおそらくありそうにないです。精神医学の教科書はたくさんあるけれども、ほとんど分類とか診断ばかりで、治療の側面から書かれた精神医学の教科書はないです。あったとしても、何かいろいろな治療法を羅列するぐらいです。「精神病」とか、「心」とか言われているものに対して治療するとはどういうことなのか、という哲学にまで踏み込んで考えている本はありません。唯一この本だけです。

＊　神戸大学名誉教授。精神科医。著書に『最終講義――分裂病私見』（みすず書房）、『こんなとき私はどうしてきたか』（医学書院）ほか多数。

この本は『看護のための精神医学』（医学書院）というタイトルで、看護師さんのための本として出ていますけれども、中井先生自身は、精神科医を含めた全医療者に対するメッセージとして書いておられるみたいです。医療というもの全体についての考えが書かれた本です。

今の学生さんは読まなきゃならない本が多いから大変だけど、お薦めします。これはみなさんの中に知識を詰め込んでくる本ではないです。ほとんどが知識ではなくて、みなさんの中にばらばらに入っているさまざまな知識や体験をくっつけてくれる本です。「これは、こういうことと関係があるんだ」「あれとあれは別のことではなくて、こういうふうにつながっているんだ」と、頭の中が整理されていく本なので、読んでいて楽しいと思います。知識を詰め込む本は読みづらいですが、そういう本ではありません。これを回してください。

講義に戻ります。「心因」というのはどういうことか。「心因反応」という言葉は、今はもう使われない、流行らんのね。それは、なぜか。

大阪の池田小学校で＊、たくさんの子どもさんが傷つけられたり、殺されたりしたけれども、死んだ人は心因反応を起こさない。もう死んじゃったから。だから、生きている人だけが起こすものです。

＊ 二〇〇一年六月、大阪教育大学附属池田小学校で起きた児童・教員への無差別殺傷事件。

あの事件のとき、ケガをした人がいます。そばにいて免れた人がいます。ただ見ていた人がいます。話を聞いた人がいます。一つの事件だけれど、人によって、いろいろと条件が違う。やっぱり刺された人がいちばんショックは大きかろう。見ていた人はその次だろう。話を聞いた人、テレビで見た小学生なんかも、何かのショックを受けただろう。その人に出てくる精神症状は、だいたいショックの大きいほうが重くて、小さいほうが軽いだろうと思うわね。これはもうそのとおりです。

だけど、たくさん傷を受けた人がいちばん重い心理的な症状が出てくるかと言うと、そうではないの。いろいろあるんです。話を聞いただけで、ひどい反応を起こす子もいます。

そうすると、ケガをしたとか現場を見たとかいうことは、それぞれの子どもの状況因であって、状況因がイコール心因ではないということなの。状況プラスそれを受け入れる個体の資質との組み合わせによるの。医学部で勉強することで言えば、何でも同じです。たとえば細菌学で言えば、細菌プラス宿主側の免疫能の問題があります。やっぱり同じ考えです。状況因を受け止めるその個体の性質によって、心因というものが作られてくる。別な言葉で言えば、状況因と個体との関係で、一つの個体の中に、ある体験が作られてくる。だから、心因とは体験因なんです。

そして状況因についても、個体の特性についても、こうして机上で話していれば何か分かっているように思うけれども、じゃ、この人の個体の特徴はどうなんだ、この状況の特徴はどうなんだということは、すべて見る人の見方によってそれぞれ多少違ってきます。

「こりゃ、ひどい」とか、「それほどでもなかろう」とか、「いや、こんなにひどいのはない」とかいうことで議論しても詮ないことで、見る人によって意見がいろいろ出てくるわけです。したがって科学的ではないということで、「心因反応」という言葉は曖昧だから使われないことになったの。

体験なんてものは曖昧で、本人しか分からんわけでしょう。せいぜい分かるのは、本人がこの体験を言葉で表現してくれた場合、あるいはその体験の表出だろうと思える身体的反応、冷や汗が出るとか、血圧が上がるとか、そういうような場合、それらを合わせて、「これは、本人の中で体験がずいぶん大変なように思う」というような解釈によって分かる程度のものです。

言語表現によってしか捉えられない。だから、科学的な概念としては曖昧だということで、「心因」という言葉はあんまり使われなくなってきて、診断学のいろんな体系からは排除されたの。

なのに、なぜ精神科では「心因反応」という言葉を使うのか。科学としては曖昧度が高いのに、なぜ「心因」という言葉を使うのか。それは、治療の現場で「心因」という言葉がいつも頭にあるといいからなんです。

そして「心因」というものは何によって捉えられるかと言うと、「察する」ことによって捉えられるんです。心因の存在は、診断されるわけではないの。診断というのは決めることで、「あなたは心因があるでしょう。白状しなさい」とは言わないにしても、「ありますよ。私の目から見たらお見通しですよ」と診断する。そうじゃなくて、心因というのは、「そうじゃないかしら?」と思って、察してあげるわけです。

さっきの八四歳のおじいさんだったら、「この人がうつになられたのは、いろいろな検査をしても何も出ないから、そういうことだろうな。やはり年をとっていろいろなものから離れてしまったためにうつになられたのだろうなあ」と察する作業がある。それがなくて「症状評価尺度で調べたら『うつ』だから抗うつ薬を出す」となると、それは科学です。はっきりしたものだけを取って、それで、薬を出すという形になると、命はむちゃくちゃになってしまう。医学だけで医療をするとむちゃくちゃになるの。

医療にはうんと曖昧な領域がたくさんあって、お天気とか、食べ物とか、周りの人と何を話したとか、本人がどう感じたとかいうような、科学に則らない、科学で網をかけられない因子がたくさんある。一人ひとりの人間に、医学という科学を参考にしながら、医療が行われているんです。言い換えると、医学を道具にして医療をやるということです。

そのときに、医療従事者に「察する」力があれば、道具としての医学を間違った使い方で患者に用いることがないようにできる。あるいは、適切な量とタイミングで医学を医療の中に導入することができます。

たとえば「二、三日様子を見てみましょう。ひょっとしたら自然によくなるかもしれない」とかいうのは、これは全部、察することから来ているの。そういう察する力を残すために、「心因」という言葉は教育の現場にまだ残しておいたほうがいいんだと思います。「心因」を測定する器具やコンピュータのソフトとかはまず出てこないでしょうからね。

「状況因」を測定するには、質問紙法で「あなたはどの程度、痛みが強かったですか?」とか、「歩けないぐらいでしたか?」とか聞けば、ある程度出ます。だけどそれが、本人の中でどういうような体験となったかということを客観的に測定することはできません。「心因」はあくまでも察するだけです。

たとえば、刑事とか詐欺師も察することをします。「こんなふうにしたら、この人はうまく引っかかるぞ」というのも察するなんだけど、医療者の場合は察する行為の裏に、ケア・テイカーとしての思いやりみたいなもの、優しさみたいなものがある。援助者としての姿勢から出てくる察するという行為です。そういう色づけされた察する作業でないと、「心因」を正しく察することはできんのよ。

中井先生が精神科医に向けて本を書かずに、看護者向けに書いているのも、看護者は医者とは違って、毎日、そんなに科学的に仕事をやっているわけではないからなの。おむつを替えてあげたり、「そうね、そうね」とか言って慰めてあげたりすることの中に、「慰める科学」とかはないの。そうしたケア・テイカーの魂が看護者の中にたくさん残っているから、その人たちに分かってもらうことによって、精神科医療全体に影響を及ぼそうという中井先生の企みがあるんです。

医者に言っても、医者は勉強ばっかりして、科学的、学問的でないものは受け付けないからね。だけど医療の中では、科学的、学問的でないものの占める割合が大きいんです。そこで中井先生が考えついたアプローチが、本の帯に書いてあるでしょう。治療できない患者はいるが、「看護できない患者はいない」と。看護というのは、患者が息を引き取るまでできる。医学による医療では「もうこの患者はお手上げで何もできません。あとは亡くなられて、おしまいです」ということはある。

だけど、「おしまいです」と言う医者はまだいいんです。死ぬまで、一秒でも長く息をするようにしてあげるというのは可哀想だよ。そう思わんのかな。安楽死させることもなかろうけれど、長く生かす競争みたいなものや、息だけ長くさせるようにする医療はどこかおかしいんじゃないかと思う。どのぐらいまで死にかかっている人を生かすのか、どこで折り合いをつけるのがいいんだろうかと、難しいけれど、みなさん、考えてください。悩んでください。悩まないとバカになる、機械になるよ。

「心因反応」というものは、原則として体験因がおさまるとそこで消えていくはずだね。だから何かがあって悲しかったけれども、それも時とともにだんだん悲しみが薄れていくにしたがって、ご飯も食べられるようになって、元気になっていくわけです。

みなさんだって、いろんなことが今までの二十数年の人生の歴史の中にあったでしょう。医療にかかる必要のない程度のことはいっぱいあっただろうけれど、時間とともに、それらは自ずから癒えてきたわけだね。心因反応というのは日常に溢れている。それがひどければ、医療の対象になったりする。

ところが心因反応のなかに、ニューフェイスでＰＴＳＤ（心的外傷後ストレス障害）というのが今、話題になっていますね。ＰＴＳＤのなかでも、たとえば大震災みたいなショックを受けた場合は、はじめのうちは、誰かが貧乏揺すりをするだけで「やめてっ、揺れるのが怖い」となっていたのが、通常はそのうちにだんだんと治まっていく。それでも、何かがときどき起こるのね。いちばん多いのは、揺れることに対して、

「うわーっ」と恐怖の心因反応が起こる。

　レイプの被害者なんかは、その心因が消えてしまわないかもしれない。ずっと引きずっていくかもしれなくて、そういうものにちょっとでも関係したようなテレビの番組を見ると、そのときの恐怖が一〇〇パーセント近くフラッシュバックする。そうなると慢性の緊張状態がずーっと脳のレベルで続くという現象があって、心因によって脳に永続的な変化が起こる可能性がある。だから、心因もそうバカにできないんです。

　じゃあ、ＰＴＳＤで心因によって脳にある変化が起こって、それぞれのケースのちょっとしたパターンに関連して動き出す症状をどう治療したらいいのか。

　一つは、「脱学習」というもの。ＰＴＳＤを「一発学習」だと考えて、「脱学習」ということができるようになってきました。それから、抗てんかん薬みたいなもので治療できるんじゃないかというのもあります。でも今のところ、的確な治療法はありません。

　なぜこういう話をしたかと言うと、今日の講義は「心因反応と境界例」でしょ？　「境界例」と「心因反応」をなぜ一緒に講義するのか。

　その答えの前に、少しばかり境界例概念の歴史について話しましょう。神経症というのは、広い意味で心因反応です。心因反応が少し長引いている状態。だから神経症の治療については、その心因をいろいろ話し合っていくこと、精神分析を中心として出てきた精神療法で悩みを聴いてあげる、つまり広い意味でのカウンセリング的なものによって治療するのが、今でも常道です。

　ところがそれでやっていくと、なかなかよくならない、あるいは悩みを一緒に話し合ったり、思い出したりしていくと、永年持っていた悩みがだんだん整理されてよくなっていくのが普通なのに、かえってめちゃめちゃ悪くなっていく人たちがいるんです。

　そういう人たちについて、「これは神経症のように見えていたけれども、実はその下に、本当は統合失調症が隠れていて、そのマグマの噴火前の地震みたいなものが神経症の症状として出ていたんだ」と考えるようになりました。だから、これは神経症と統合失調症の境界にある人たちという意味での「境界例」です。たとえば「疑神経症性統合失調症」、つまり神経症の仮面を被った統合失調症というようなことが言われていた時代があったんです。

それ以後、「いや、そうじゃなくて躁うつ病的なものがうわっと吹き出してくることもある」となって、「境界例というのは躁うつ病と神経症の境界なのではないか」と言われたりして、混沌としていました。混沌としていたけれども、みんなの考えは一点では一致しているわけです。

それはさっき、心因反応のところで話したように、状況因があり、そして、その個体の特性があって、そこから心因反応が出てくる。そして精神療法は、状況因をなんとかよくしていくように話し合っていくということなんだけれども、個体側の要因が大きいせいで起こってくる心因反応もある、という点で一致しているんです。

そうすると、みなさんはすぐに気づくだろうけれども、状況因を話し合うことでなぜ悪くなるのかと言うと、そのこと自体がフラッシュバックを引き起こすんじゃないかということです。

たとえば「お父さんが酒ばっかり飲んで、家に帰って来なくて辛かった」とか、「お母さんは質屋ばっかり行っていて辛かった」というような話をすると、そのときの、子ども時代の脳の興奮がフラッシュバックしてきて、今まで歴史の中に埋もれていたものがどんどん顕在化してくるのではないか。いずれにしても、その個体の中に刻み込まれている、あるいは遺伝子的にそこに付与されているものが、個体の現在に出てくるんだと考えてもいい。境界例は、そういう個体の素質に由来すると考える人たちもいるわけです。

しかしもう一つ、こう考える人たちもいます。この現在の個体の特性は、さっき話したように、もう一つ前の時代の状況因とそのときの個体の特性との関係で、脳や気分、心が変化をこうむって、今の個体の特性が出来た。そして、もう一つ前の時代の個体の特性とは、それもまた、そのもう一つ前の時代の状況因とそのときの個体の特性とによって出来た。そうしてだんだん遡っていくと、これは主として遺伝子によって規定される生来性の素質と、それに状況因が加わって、ある個体の特性が作られる、そういうことが次々に連鎖的に起こって、現在のこの個体の特性が出来たんじゃないかという考え方が当然、成り立つわけです。

そうすると当然、このときの状況因、その前の状況因、またその前の状況因とずーっと遡っていくことによって、相当なところまで、この個体の特性も変化、あるいは修正、あるいは補正することが可能ではないかという考え方が出てきて、それに基づいて重症な性格障害に対する精神療法、精神科的治療というジャンルが生まれてくる。

これは、いろんな精神分析やその他諸々の技法の考え方の根底にあって、これがむしろ現代の精神療法のなかでは大きな世界になっています。昔々からのたくさんの状況因が今に影を投げかけているから、それを取り扱うという考えとやり方です。

こういう考えでやっていく精神療法は、ある程度の成果を上げていますから、今のところ、「こういう考えでやってみてもよさそうだ」ということになっています。「ほかにいい考えもないから、それでやってみましょう」ということでやっているのが、現在の境界例に対する精神療法的アプローチの一つの立場です。「そんなことはなかろう」と言う人もいて、それによっていい結果が出れば、みんなが認めるだろうけれど、今のところは、さっき話したようなやり方でうまくいったり、いかなかったりするけれども、かなりうまくいく例もあるので、「それならまあ一応、そういうこともあるだろう」というふうに言われているわけです。

ここでまたみなさんに、もう一回だけ大事なことを言いますから、それを覚えてください。

この境界例の精神療法というもので、その人の過去にずっと遡ったり、その過去が現在に投げかけている影響、それによって出来ている本人の性格的な反応パターンを見ていくと、一つの特徴が見つかってきます。

それは関係、特に大切な人との関係の不安定性というものです。それが境界例と呼ばれる人たちの特徴にあるのです。

だから、恋人が出来ると喧嘩ばっかりして、すぐに別れたり、並行して二人も三人も恋人を作ったりする人、それから医者のところに来たり、カウンセラーのところに来たりすると、カウンセラーにしがみついてみたり、またいなくなってみたり、別のカウンセラーに行ってみたり、カウンセラーが何か言うと「叱られた」と言って薬をがばっと飲んでみたり、酒をたくさん飲んだりと、いろんなことが起こる。それが、なかなか治らない。そんなふうに絶えず揺れつづけているから、それを「不安定という安定」と呼んだりする。それがその人の常だからね。そういうことが、その人の人生全体にある。これをどう理解するかです。

精神療法をやる人たちは、これを「二者の関係の病理」だと言います。「恋人と私」「治療者と私」「友人と私」、この二者の間が不安定だから、ここにしがみつく。しがみついていれば、それでいいかもしれないけれども、しがみつき方に次のような特徴があるの。

人と人との関係は、たとえばボクとあなたたちの関係は、今日初めて会ったでしょ。初めて会ったから、全部に二者の関係があるわけだけど、大したことはないよな。みなさんも途中で怒って出て行ったりなんかはしないでしょう、薄い関係だから。薄い関係のときは、大してその不安定性が目立たない。だんだん付き合いが濃くなるにつれて、不安定性がどんどん、どんどん大きくなってくるの。

先ほど、精神療法をやっていると、病気の悪いところが噴き出してくるという話をしましたね。それは、隠れていた個体の特徴が出てきたんだと言ったけれども、もう一つの考え方としては、ここからは心理的な話ですが、だんだん二者関係が濃くなってきて、関係の中にその人の全体が投入されたためにボロが出てくるような感じで、その人の本性が現れてくるような形で不安定性が強くなってくる。

どういう形で強くなってくるかと言うと、一つは激しく求める。関係が近づいてくると、さらにもっともっとっとと求める。週に一日会っていたら、「週に二日会いたい」「三日会いたい」「ずっと一緒にいたい」「そばにいたい」「ずっとこっちを見ていてほしい」というふうに、どんどん、どんどん限りなく求めるということがある。

そして、もう一つは疑うの。安心できない。「一週間に一日しか会っていなかったのに、毎日会うようになったから七倍安心できるようになった」というようにはならないの。毎日会うようになったら、心配や疑いの種が七倍見つかるようになってきます。だって、しょっちゅう会っているから、「あっ今、私から気が逸れた」とかいうのが見つかりやすくなって、どんどん安心できなくなって、ますます「こっち向いて」というふうになる。それでくっつくと、また、ますます疑いが増えるという形になって、悪循環に陥るという構図があります。

なぜこういうことが出てくるのかというと、小さいときの母子関係から起きていることが多いと言われています。お母さんにすがりついて行っても、お母さんが浮気をしていたり、他のことに気を取られていたりして、取り合ってくれない。虐待するお母さんだったりする。それでその「子どもの心」が治療者を求めるんです。

「疑う」というのがどうして起こってくるのかと言うとね、子どものときに親を求めて、満たされて安心していると、母親側の要因でパッとつっかい棒を外されたように不意打ちをくらうようなことがあった。安心していると不意打ちをくらうわけです。ですから、いつも安心しようとすると心配が起こってくるということが個体の中で学習されて、それがフラッシュバックするわけです。安心を求めてきて満足する感じが出てくると、ほぼ同時に心配が起きてくる。そういう外側で起こっていた関係が内側に映し込まれることが起こります。

これは、よく考えてみたら人間の「学習」の能力です。学習の能力が裏目に出ているんです。たとえば、蛇を踏んでびっくりして、「何か長くてひょろひょろしたものは用心せないかん」ということを学習する。そうすると、縄が落ちていてもギョッとする。もしそれが本当に蛇であれば、踏まなくてすんだわけですから、その学習はプラスになっているけれども、蛇に似たものでびっくりするから、ちょっとアホらしいこともあって難しい。

エビフライを食べて食中毒になった人が、その後、エビフライを食べられなくなるのも、やっぱり同じように一つの学習で、有効な面もあるわけです。そういうような学習効果が中にはめ込まれている。小さいときほど基本的な学習がなされるので、もしかしてこういうことが起こっているのではないかと、精神療法家は考えるんです。

そして、ここからが覚えていてほしいことなんです。これと同じ構図が医者と患者との間に、実は境界例とは全然関係なくて、しばしば起こっているということです。

もちろん、こんなひどい境界例状態は起こらないですよ。境界例そのものは起こらないけれども、主治医がたとえば、いつも金曜日の午前中は外来にいるはずなのに、来てみたらおらん。聞いて「今日は急にパートに行かれましたよ」となると、ガクッとするでしょ。

そのときに先生との関係が薄けりゃ、大してがっくりせんわけ。「ああ、おらんのか。だれかほかの先生に頼もう」となる。だけど信頼する気持ちが強くなっている状態で、不意におられなかったりするとガクッとする。「せっかく遠くから来たのに……」とか思うでしょ。

そうすると今度は、その次に来るときに「先生がおるかな？」と気になって、電話で確かめる。確かめると「疑り深い患者だな。うるさい」と自分が信頼している先生から嫌われたりする。ガンの患者なんかは非常に心理的に医師に頼りますから、あんまり頼りすぎて、心配性になって確かめると、自分の主治医からうるさがられて「面倒臭い患者だな」と思われ、実際そういう扱いをされたりすると、それが伝わってくる。

そうすると「先生に嫌われたらいかん」と思って、先生のことを褒めたりなんかする。すると、それはわざとらしいから、先生がもっと嫌う、というふうにして、境界例と同じような関係が医者と重症の病気の患者との間ではよく起きます。

そのときに、「こういう関係の中で起こっている患者の心境とはどういうものだろうか」と考えてみると、こういうことです。

相手の次の行動の予測がつかないのです。お母さんに頼って行っても、子ども側にはそういう予測がつかない。一貫して冷たい母親だと、予測がつくでしょ？　そばへ寄って行ったら「いや」と言われて、必ずぶん殴られるとしたら、冷たくて不幸な関係だけれども予測はつく。予測がつけば、「これはいやな母親だ」となる。

ところが境界例が出来てくる、あるいは境界例と似たような治療関係が出来てくる母親やお医者さんは、冷たいかと思うと突如として優しかったりする。思いもかけず、突然電話をかけてきて、「具合はいかがですか？」と言ったりして、患者さんはもうやたら感激してしまうわけ。そう思っていると、今度はやたら冷たかったりして、気分で動くから、理由が分からない。そうすると次の予測がつかない。相手の出方の予測が全然つかないわけです。

そういうことを精神分析の人たちが「対象恒常性の欠如」と言っています。「対象」とは相手のイメージ、「恒常性」とは予測がつくということです。「対象恒常性の欠如」とはこういうことを言うんです。

たとえば「うちの子は今日は五時には帰ってくる」とお母さんが思っているとします。本当はそうじゃなくて、子どもは事故にあっているかもしれないけれど、お母さんの中での対象としてのイメージは元気なわけです。五時に帰ってくると思っていればね。そして予想どおりに五時に帰ってこないと、「えっ？」と不安が出る。

だから、「対象恒常性」というのは、本人の中にあるイメージのことです。五時に子どもが帰ってくると、「ああ、帰ってきた」ということで、その次の日も「五時には帰ってくる」というお母さんの確信が裏付けられれば、子どもが帰ってくることへの確かさ感は、少しばかり濃くなります。それが繰り返されるにつれて、どんどん濃くなってきます。そういうことが、「対象恒常性」が高まるということです。

八時半に着けば九時には先生が必ず診察してくれる、ということが繰り返されるにつれて、先生に対する対象恒常性は上がります。行ったらいなかったり、「あなた、どうしてそんなに遅れてくるの？」と先生が早く来て待っていたりすると、対象恒常性がないわけです。そういうことによって、薬の効き方が全然違ってくるんです。それが主治医が代わると、大して立派な先生でもなく、技術がうまいわけでもないのに、患者がどんどんよくなったりすることの理由です。単に出勤時間がきちんとしているということだけで、患者の状態がよくなったりするというようなことは、しばしば起こります。

精神科で困るのはね、自分が早く出てきたり、遅く出てきたり、いつ面接するか分からないようなことをしていて、それで患者が不安定になると「この患者は対象恒常性が本来欠如した患者だ」と言うお医者さんがいることね。確かに今、対象恒常性が欠如している状態なんだけれども、それは自分が作っている現実かもしれないというふうに思ってみることです。

じゃ、本物の境界例の二者の関係が不安定な特徴を、どういうふうにして乗り越えさせてあげたらいいか。「もっと信頼できるように」と一所懸命してあげればあげるほど、疑う気持ちがどんどん増えるのよね。だから、もう泥沼だ。やってもやってもきりがない。どうしたらいいか。

一所懸命尽くしてあげると、ますます疑うような恋人っているんだよね。それは対象恒常性の低い人です。表面的関係は整っていて、恋人の関係になったときに初めて見えてくる。そういう境界例的な心性を持っている人は今、とても増えています。本人も苦しいんです。相手と深い関係になると、疑いの気持ちや安心できない気持ちがどんどん増えてきて苦しいの。それを解決するために、今はとてもいい方法があるんです。インターネットにチャットというのがあります。これは、機械を通してやり取りしますから、言葉でどんなに「信頼してる」と言っても、距離が遠いですから、一定以上に親密さは増えませんので、疑いが生じにくい。通常のだんだん濃くなっていく人間関係がそこにはないの。だから、そういう傾向のある人は「人との付き合いはインターネットのチャットだけ」と限ることによって、とても健康を保てるようになります。

「とても健康を保てる」というのは、インターネットのチャットのような滋養分の少ない、人間関係としては薄いカロリーしかないようなものを食べている限りは、胃腸が丈夫でなくても下痢をしない、というようなことです。そういう人たちをインターネットのチャットが吸収しています。境界例の人たちが、たくさんインターネットのコミュニティで、安全な、しかし常に求めることについては不満足な感じが残る関係を作っています。これをやっている限りは、不満感はあるけれども、混乱はしない。

これが一つのヒントになります。つまり、治療関係を一定以上に濃くならないようにするということです。濃くなると、依存と不信の悪循環がうわーっと生じてきますから、濃くならないように保つということ、それが一つです。

それから、「疑う気持ちを移す」ということです。ここからがちょっと説明が難しくて分かりにくいかもしれませんが、この状態にいるときには、疑う気持ちがその人の心とか、あり方全体を満たしているので、疑う気持ちの中に飲み込まれている、疑う気持ちの中に浸っているわけです。だから、ますます求めるようになる。その、本人を浸している疑う気持ちを外在化するのです。「外在化する」というのは、別な言葉で言えば「客観視できるようにすること」です。「客観視する」とは、観察する自分が体験の外に出て、観察される体験者としての自分とは別のものになってしまうことです。

そうすると、本人の中に「疑ってしまう私」「疑わざるを得ないような気持ちになってしまう私」というものが吹き出ているときに、「それを客観視している私」というものが分かれてくるんです。本人のイメージの中でね。だから、これを違う言葉で言えば「疑いの中にとどまっていた、疑う気持ちでいっぱいだった私」から、「それを客観視する私」を少し抽出して、ここに「理性的な部分」を作っていく。この作業が、この二者関係の治療の眼目なんです。

そして、この「理性的な部分」と治療者が手をつなぐ。そのとき、これがけっこう難しいんですが、治療者が理性の部分と手をつなごうとしたときに、そのつなぎ方が情緒的であったり、情緒がたくさん流れるつながりであったりすると、疑う気持ちがまた戻ってきてしまいます。したがって情緒的な関係にどうしてもなりがちだけれども、それをできるだけ理性的な「冷たい」関係にとどめるようにするのが治療の技術です。それは、言わば共同研究者の関係です。共同研究者の関係というのは、夫婦、あるいは恋人同士である研究をしていて、いろいろな行き違いが生じて喧嘩別れみたいになっても、研究が大事だから、別れても共同研究をする関係だけは続けましょうというような関係です。「お互いに人生観も、性格も相入れないし、そばにいるだけでイライラするような関係になったけれども、この、やりかかっている研究については、ほかの人に代わるわけにはいかないから、続けましょう」というような関係ですね。

もうちょっと分かりやすい例で話すと、夫婦漫才で、離婚しても、やっぱり一緒にやっている人たちがいるでしょ。*ミヤコ蝶々さんと南都《なんと》雄二さんもそうだったし、ほかにも離婚して裁判になったりして、楽屋では口も利かないような関係でも、漫才という場だけは一緒にやっている人たちがいます。境界例の場合は、「疑ってしまう私」というものについての観察研究という目的のために、作業を誠実に、脱情緒的に共に行うというような関係なんです。

＊　関西を代表する漫才コンビで、放送番組「夫婦善哉《めおとぜんざい》」の司会を長く務めた。

そうすると、この関係はインターネットでやり取りされている対話にかなり近い。インターネットは言語ですけれど、そういう関係にできるだけとどめながら、「疑う」という部分を一緒に見ていく。

これは「解離」というありように近いです。非常に困難な事態になったときに、「多重人格」あるいは「解離」という方法を使って、そこを凌いでいくというあり方があるでしょ。「解離」というのはまったくの病的な状態ではなくて、非常に辛い状況を乗り越えていくために、人間が持っているイメージの能力が発揮されて出てきた症状なんです。

だから解離症状が出ている人はみんな、自分のとても辛い体験を直接に「込み」で持ってはおけないので、いくつかの人格に分散して、こっちは愛情のほうを持つ、こっちは信頼を持つ、こっちは憎しみを持つ、そっちはまあ相手をだます、とかいうように、役割ごとに人格があるようにするんです。これは人間の持っている大きな能力ですから、これに期待して、さっきの「疑ってしまう私」と、「信頼していく私」というのを分離するわけです。

みなさんも「解離」の方法を使っているんですよ。今のところはここに座って、授業を聞いていて、「暑い。もうくたびれた」と思っても、「腹が減った。ラーメンが食べたい」というような自分はちょっと解離させている。それでも両方がつながっているから、多重人格ではない。これがきれいに離れてしまえば、もっと悩みなく講義を聴いていられるようにはなるけれども大変です。きれいに離れてしまって、多重人格となると、別の面で大変苦労しますが、「解離」いう状態は人間の能力なんです。

最後にみなさん、覚えておいてください。そういうふうに精神的な症状となる原因は、奇妙に見えるものも、ほとんど人間の持っている能力の、ちょっと見かけの違ったもの、ということなんです。

いじめは伝染するでしょう。運動部のしごきというのも、しごかれてひどい目にあった下級生が上級生になったら、今度はみんなに優しくしてやればいいのに、やっぱり今度は自分が下級生をしごいて、だんだんひどくなっていく。虐待された子どもが母親になると、自分が受けたよりもっと自分の子どもを虐待する、ということを言う人もいます。これはそうすることによって、文化が伝承されるようになっている人間の特徴なんです。自分が受けたものを、今度は自分が加えるほうになっていく。

普通の場合は、優しくされた人が優しく人をケアする能力を学習していきます。おいしい料理を作ってもらって、楽しく食べて、おいしかった人は、おいしいものを人に食べさせてあげたい気分を文化として受け継いでいきます。文化伝達のための非常にすぐれた学習能力が悪いほうに行くと、いじめの伝染になるの。

いじめは悪いことだと思うけれども、機能の伝承なのね。たとえば泥棒の一家に生まれた人は、小さい頃から泥棒が上手になっていくでしょ。昔の侍みたいに、すぐパッと人を斬るような家に生まれた人は、剣術の練習をせんでも、小さいときから人を斬る方向に心が動くように文化が伝達される。家風なんていうのも全部そういうふうに伝達されていきます。子どもの虐待は不幸なことだけれども、それもやはり人間の持っているすぐれた機能のゆえに伝承されていくんです。機能だと言っていい。

そう考えると、いろんなレベルの精神症状が、たとえば脳に障害が出てくるような精神症状などにも、実はそこから離脱していこうとする人間の持っている健康なものが必ず交じっている。あらゆる症状には、必ず健康なものが交じっています。それを全部抑え込んでしまおうとする治療は、その個体にとって有害なんです。

熱を下げる治療が有害であるということは、もうみなさんは習って知っています。熱を下げることは、非常に有害な場合が多い。みなさんはそのことを知っていますが、われわれの時代はそういうことは習わなかった。

症状を見たら、それを全面的に抑え込もうとする、あるいは全面的にそういう症状がなくなってしまうことを目指す医療をせずに、そこで闘っている生体の努力を察するような気持ちを持って、医療をしてほしいと思います。以上で終わります。

あと三〇分ある。何か質問があればしてください。なければ終わります。

〔二〇一三年追想〕
境界例についてのボクの理解と治療方針は、今でもこのままである。ただし、境界例という診断ラベルを用いることはごくまれになっている。

参考文献　中井久夫・山口直彦『看護のための精神医学』医学書院、二〇〇一

自然治癒力を主役に

二〇〇二年六月一三日

毎年、講義に来てますが、もうどれぐらいになるかな。今日は、先に資料をお配りします。

＊　＊　＊

一般医に必要な精神療法的面接　Psychotherapeutic Interview for General Practitioner

A．プラセボ効果

プラセボ効果は自然治癒力の純粋な現れである。また、心身相関の確証でもある。医療のあらゆる場面でプラセボ効果が見られる。だから、すべての病気に心身相関がかかわっていると前提してよい。プラセボ効果を援助し妨げないことが医療の効果を高める。プラセボ効果は治療者との絆によって発動される。厳密にいうと、絆の幻想によって発動される。医者自身が病んで患者となったときの体験を思い返してほしい。医者はこの幻想を援助する目的で、絆の現実を提供する。これがあらゆる精神療法の基盤であり、医療の効果を高める技術である。

B．絆の現実は雰囲気とデータからなる

癒しの効果をもつ天然環境がある。同様な癒しの雰囲気をもつ医療の場を設営することは有効である。しかし、医者の発する絆の雰囲気が最重要である。それは接する態度や音調などで構成される。通常の人間関係と共通する。ただし、医療の場では、協力して患者の苦訴を解決しようとする共同作業の姿勢が、より一層の絆の雰囲気を生みだす。

いまひとつはデータ、言語や数字の内容で伝えられる情報である。インフォームド・コンセントの中心はこれである。ただし、データは絆の雰囲気に乗せて伝えられたときにのみ、医療の効果を高める機能をもつ。

C．通常の人間関係と共通する絆の姿勢

哺乳類であり、親への依存期間が長く、群れ動物であるヒト類に普遍的であるはずの絆への希求は現代社会では抑圧されているが、病むことをきっかけに浮上してくる。それに応える姿勢が絆の姿勢である。次の二点が有用である。

1．連続のイメージ　人間関係はすべて、物理的には会っては別れる形である。そして、別れている期間に連続のイメージが維持されるのが絆の事実である。医療関係はことにそうである。つぎの工夫が役立つ。①出会いの瞬間と別れの瞬間に、一瞬、瞳と瞳を合わせる、②カルテを見て、前回の出会いの日時を確認し、その時から今までどうしていたかを問う。③次回の予約を確認し、緊急時の連絡方法を教える。

2．コミュニケーションの志向　コミュニケーションとは相互交流である。それが同じ瞬間に生じているのが理想、いや事実である。だから、患者と接するどの瞬間にも、相互交流を意識しておくのがよい。それは身体接触の際に特に大切である。触診する医者の手は、患者の状態を知ると同時に、絆の雰囲

気を送り込んでいると意識するのが事実に合っている。採血のときも注射のときも注射針を通して患者の心身の状態を察知しようと意識するのがよい。訴えを聴くときにも、聴く態度が絆の姿勢を送りこむ。ただし、医者の方だけが努めていても、患者の方にコミュニケーションを遠慮する傾向があるかもしれない。だから、ときどき、「何か質問ありません？」と問うのがよい。こうすることで、医者が共同作業のためのコミュニケーションを志向していることを伝える。

D．共同作業の姿勢

「知らしむべからず、依らしむべし」。これは医者の先祖がシャーマンであったことに由来する。シャーマンは患者の絆への希求に応えて、プラセボ効果を最大限に発揮させるように努力していた。患者が投げかけてくる絆への希求は生命力に根ざしている。したがって、医者がそれに引きずられてシャーマンの役を引き受けてしまう危険は今でもある。否定表現を二つ続けた物言い「きちんと服薬しないとよくならないよ」は本質として脅迫の文型である。「どうして○○しなかったの」は本質として叱責の文型である。この種の文型を使うときの医者は、シャーマンの役を患者たちに引き受けさせられているのかもしれない。それによって生じる教祖・信者関係は、幸いに作用するとプラセボ効果を高めるが、同時に医事訴訟の温床でもある。教祖にならず、共同作業の姿勢で絆を作るための方策は次の二点である。［傍点筆者］

1．患者の自助活動の尊重・育成　医療データの提供は自助活動の育成である。インフォームド・コンセントのテーマはここに属している。

また、患者の多くは、代替医療や健康食品や健康法などを行っている。これは患者の自助の活動であるから、それを治療計画に組み込んであげることが共同作業の姿勢である。また、『医者から貰った薬がわかる本』『家庭の医学』の類のなかから、医者が好ましいと思うものを診察室に置いて、患者に推奨するのも自助活動を援助する。

2. 原因よりも対策を重視　苦訴の原因探究よりも苦訴への治療対策を模索する医者の姿勢が、絆の現実を育てる。そして、対策を模索するなかで自然に見えてきた原因は、治療にとって必ず有益である。この姿勢は患者の苦訴が精神的領域のものであるときに特に有用であるが、身体病について「治療を介しての診断」と呼び習わしてきたものと同じ姿勢でもある。

E. まとめ

以上に述べたことは、古来「病む者の身になって」と教えられてきたことの具体化にすぎない。癒し人としてのこの姿勢は、自然科学としての医学が進歩するにつれて、医療現場で忘れられがちである。特殊化された、学派的な精神療法もこの姿勢にルーツをもつのである。一言でいうと、患者の内にあってプラセボ効果を妨げている、誤った学習の除去技術である。

（『今日の治療指針二〇〇一年版』二五－二六頁、医学書院）

＊　＊　＊

みなさんは山上敏子*先生の講義を数日前に聞かれたと思います。山上先生はボクより一級下ですが、一緒に桜井図南男《となお》**先生の教育を受けた仲間です。山上先生がお話しになった部分がいまお配りした文章のどこに入るかというと、いちばん最後の「一言でいうと、患者の内にあってプラセボ効果を妨げている、誤った学習結果の除去技術である」というところです。あらゆる学派的な精神療法、たとえば精神分析や森田療法、その他さまざまなそれらは全部、これからお話しすることの上に乗っかって流れていくものです。そう思って聞いてください。みなさんは読むのが速いから、もう読み終わった？

＊　わが国の行動療法の第一人者。九州大学医学部卒。著書に『山上敏子の行動療法講義 with 東大・下山研究室』（金剛出版）など。

＊＊元九州大学医学部精神科教授。門下より神田橋條治や山上敏子など多くの臨床家を輩出した。

「プラセボ効果」――、聞いたことがある人、手を挙げてください。はい、ありがとう。じゃあ、ここから始めるといいですね。毎年、『今日の治療指針』という本が出るんですが、二〇〇一年版の中に「一般医に必要な精神療法面接」という項を、ボクが頼まれて書いたものです。毎年、筆者が替わっていて、数年前は山上先生が書かれました。

いちばん最初に書いているように、「プラセボ効果は自然治癒力の純粋な現れである」ということ。そりゃそうですね。本来効かないはずの薬を出したり、効かないはずの何かをやったりして、よくなるのだから、純粋に個体の持っている治癒力によってよくなっているに決まっているんです。そして通常、「心身相関」と呼ばれているものも、ほとんど同じようなことです。体の状態がよくなっていくのですから。

プラセボ効果というのは、あらゆる治療においてあります。外科手術でもプラセボ効果があります。具体的に言うと、ガンの手術をして、開けてみたら、もう末期でどうにもならなくて、すぐ閉じた。それでも「悪いところは取りましたから」と言うと、患者の気分が明るくなって、食欲が出てきて元気になる。ガンが大きくなるから長くは続かないけれど、しばらくの間は調子がいい。だから外科手術にだって、プラセボ効果はある。何にでもあるんです。

みなさんが将来、医師になって治療をやっていくときには、このプラセボ効果の中に現れている自然治癒力に依存してやっていくのです。エイズが怖いのは、その自然治癒力の一つである免疫系の活動を停止させてしまうからでしょ。エイズを発症して、免疫機能が停止させられてしまうと、どんな治療をやっても、どうにもならないんです。だから怖い。

「絶望」という気分も、自然治癒力を停止させます。ボクが昔、診ていた入院患者で、特別病気でもないんだけど、人生の未来のあらゆる道が閉ざされて、ただ絶望の状態にあった二〇歳台の女の人がいました。

その人は少しずつ衰えて、静かに死んでいきました。どういう治療方法をとっても助けることはできなかったですね。自然治癒力が心理的に停止されると、特別病名がつくような状態ではないけれども、全体の生理機構が低下して、死んでしまいます。

ここでみなさんにボクの考えをお話ししておくといいと思います。生体を心と身体に一応二つに分けると、自然治癒力というものは、身体のほうにあるのであって心のほうにはない。心と呼ばれているものには自然治癒力はないんです。心と身体とはどういう関係かということを、何か例を挙げてお話ししようと思って、二、三日前から考えていたんですが、いちばんよく分かるのは声です。

今、ボクは声を出してしゃべっている。この声は、声帯を中心にした、それを操ってる身体の機能ですね。その機能の現れが声。だから声には、物としての実体がない。心もそれと同じです。ただ脳の機能としてある。

ところが声の側から考えると、声帯は声のための道具です。で、声はわれわれの文化の中で、いい声だとか、音階にぴったり合った声だとか、あるいはソプラノだとかバスだとか、いろいろ文化の中で規定されている。それに沿って、よりいいものになっていこうとする。声がいいものになっていこうとするのはまた、心の世界でもあるけれどね。

声をよいものにしていこうとすると、声帯は、よい声にしていく働きのために使役されます。身体の側から言うなら、声をよくしようとしていることは、実際は声帯をいろいろと動かしていて、その機能が声だというだけのことかもしれない。

心というものも実際はそうなの。心をある方向に持っていこうとすることは、そういう形で、実は、心というものを生み出している、主として脳によってコントロールされている生体をいじっているわけ。声帯と声との関係と同じなの。

もし、みなさんが脳梗塞で片麻痺が起こった人を診たとしますね。その人はリハビリで歩けるようになろうと思って、一所懸命歩く練習をします。あるいは病前と同じように、お箸を使えるようになろうとして練習をします。練習は機能です。

ところがその人たちは麻痺している手が悪いわけではないですね。手をきちんと動かそうと意識してやってることは、身体の側から言うと、実はその機能に関連した脳のある部分に刺激を与えて、そこを賦活しているにすぎない。だけど、脳のそこを賦活しようと意図しても、できることではないので、末梢を正しい動きに動かそうと意図する。その機能を介して脳に影響を与える。

そして何のために手や足を動かそうとするかと言うと、歩けるようになる、お箸がちゃんと使えるようになる、人と会話ができるようになるというような目的のためです。そうした目的は生体の側にあるんではなくて、文化の側にある。生きていくことに関係した文化に合わせるために、心はそれにぴったり合うように、うまくいくように動こうとする。それはいい声を出そうとするのと同じです。そしてそのために声帯が、あるいは心の場合には脳が、それに合うように機能させられているという感じになるのです。それを称して「中枢は末梢に奉仕している」、あるいは「生体は機能に奉仕している」という関係があるのです。

その証拠に機能がさらなる高みを目指したせいで、生体に無理をさせると、たとえばボクがソプラノの練習をすると、そのうちに喉をつぶしてしまいます。ボクの声帯はそこまで機能を発揮するような資質がないのに、機能のほうが声帯に無理をさせるから、声帯のほうが参ってしまう。

みなさんも聞いたことがあると思いますが、オリンピック選手の身体はほとんどボロボロなんです。それは極限まで機能を発揮させるから、その機能を発揮させようとしている部分に限って、身体は無理をさせられて、ボロボロになっている。アキレス腱は切れやすくなるし、いいことはないですね。だから『スポーツは体にわるい』という本が出たりするんです。

機能を極限まで追求することによって、それに奉仕させられている身体が無理をしている。そこで休めば、身体は自然治癒力によってまたよくなってくる。少し分かりにくいかもしれませんが、そういう関係です。脳があって、心があるわけですが、脳にはもちろん遺伝子などによって規定された素質があります。素質は、ある幅を持った許容力を持っています。そしてそれは、各人みんな違う。

みなさんが医学部に入られたのは、生まれつき遺伝子的なレベルで知能が高いということもあるだろうし、それからその知能に対して、勉強するという、これは機能訓練ですが、それをやったことによって、ここにいらっしゃるのだけれど、なかには脳を極限まで使って、そのレベルを保っている人もいれば、あんまり勉強せんでも、同じように成績がいい人もいるんでしょうね、きっと。そういう人はのんびりしてここに座っておられて、あんまり勉強もしないけれども、まあまあの成績は保たれている。そういう人もいれば、一所懸命努力して、ここまで来ている人もいるわけ。そうすると、それ以上の負荷がかかったときに、こちらの人の脳はぐったりするし、こちらの人の脳はもうちょっと機能を高めてもちゃんとやれる。そういうことです。

この許容できる領域を超えてしまうと、脳がどうにもうまく調和的な働きをすることができなくなる。脳がうまく働かなくなるから、結果として今度は、機能のほうがぐちゃぐちゃになる。機能というものは、その道具である脳が発揮できる範囲内にとどまりますから、脳がぐちゃぐちゃになると、機能全体がだめになる。脳の場合も、他の器官の場合でも同じです。肝機能だって、腎機能だって、その臓器の持っている許容性に範囲がある。その許容性の幅は人によって違う。鍛えればある程度は強くなるけれど、それは無理をしているのだから、限界を超えればガクッとなる。そういう関係によって、病というものが成り立っていると考えられます。

今、話していることは精神科に限らないのね。医療全般にそういうことが言えます。生体は驚くほどの許容力を持っていますけれども、しかし必ず限界がある。それを超えれば、失調します。そして、その許容力には個人差がある。生まれつきの個人差があります。

そして脳を含む、「身体」と言われている部分には自然治癒力がある。自然治癒力は復元力です。復元力とは、ある一方の方向に復元していこうとする機能ですから、これは考えてみると不自由ですね。ある方向に、よくなる方向に向く役目がある。もちろんなかには、その生体全体の中でアポトーシス、つまりプログラムされた細胞死みたいに、死の方向に向くようセットされているものもあって、それも生体の中の一つの大きな機能だけれど、それもまた不自由で、ある方向性が定まっている。

ところが、そこから出てきた機能である心というもの、それは常に自由を求める。常に自由を求めて、ありとあらゆる場面で自由に動く。そして自由を求めている心が集まって、作ったものが文化だ。心は、いろいろな文化を作り出します。宗教であるとか、価値観であるとか、いろいろなものが作り出される。そして「文化」というある形が出来ると、心は自由ですから、どんな文化にも染まることができます。それが広い意味での洗脳です。洗脳というのは心が文化にくっついて不自由になっている状態です。

そうすると、心がその機能に没入するということは、道具である脳も当然ある方向に、ある機能に強制される。そしてこの強制が、本人の持っている脳の資質に合わなければだめだし、合えばハッピーですね。それを簡単に言えば「鵜の真似する烏、水に溺るる」というのと同じことです。これを覚えておくといいです。

確かに平均値を取れば、だいたいこの辺が正常という値がありますけれど、それぞれの個体にとっての正常値は、必ずしも平均的正常値と一致するとは限らない。臨床家というものは、その個体にとってどこが正常値なんだろうかという思考を、いつもどこかに持っていてほしい。そうでないと、検査成績を治療していることになる。今の医学はそうなっていますから、「果たしてこの検査成績が正常になってくることが、この人にとっていいのかな？」と考える習慣を持ってください。

みなさんは藤島正敏先生*の臨床医学の講義を聴いてないんだなあ。あの人はボクの同級生だけど、名誉教授になられた。その藤島先生に「血圧はどのぐらいが、いちばんいいんですか？」って聞いたの。年を取ったら、だんだん血圧が上がってくるでしょ。そしたら、「朝、眼が覚めて、頭の気分がいいときの血圧を測ってください。それが、その人のいちばんいい血圧です」って。やっぱり優れた臨床家が最終的に到達する結論はそういうことなんです。

＊　元九州大学医学部内科学教授。

血圧を下げたら長生きするかというと、脳梗塞が起こる。だからと言って上げていったら、パッと死ぬかもしれない。で、いちばんいいのは、朝、眼が覚めたときに「ああ、気持ちがいいなあ」というときの血圧を測って、それがその人のいちばん望ましい血圧だという。それは、子どもと老人では個人差が非常に大きくて、青壮年は個人差が小さいということを表しています。みなさんが臨床家になられたときに、そういうことを思い出してください。

自然治癒力によって治療が進んでいくのだという考えを大事にすると、たとえばこういうことがあります。ある検査成績がこの時点でありますね。そして一カ月後に検査をしますと、両方とも異常であるけれども、ここからここにくる間に少し改善している。そしたら、ここで追加した薬がいいんだと、増量するお医者さんがいる。「この薬がよさそうだから、もっと入れたら、もっとよくなりゃせんか」と考える。これが自然治癒力を考慮に入れていない治療者で、増量すると次の検査結果がかえって悪くなってしまう。「こりゃいかんやった、この薬はだめだ」となる。

自然治癒力を大事にする治療者であれば、「ここでうまくいっとるから、自然治癒力が発揮される、この生体を取り巻く外部環境としての現在の治療はいい線を行ってる。自然治癒力が進んでいくように、われわれの治療がうまくやれている」ということで、「このままで様子を見ましょう」ということになる。そしてまた検査をして、次の検査結果がよくなっていなければ、そこで考える。よくなる方向にあれば、そのままで通すというのが臨床だ。だから「このままで様子を見ましょう」と言うのが、ベテランになった治療者が非常によく使う言葉なの。

それは自然治癒力で治療が進んでいるんだから、「今、その自然治癒力を保護している環境としての医療が、まあまあ、いいとこ行っとるようだから、このままでやっていこうじゃないの」という医療なの。積極主義じゃなくて、保護的医療、積極的すぎない医療になる。それも覚えておくと、診療するときに役に立つ日が来ます。

プラセボ反応というのは、すべての臓器、生体全体に対する治療で役に立ちます。それでシャーマンの治療というのがある。シャーマンの治療とそうではない現代の治療とで、急性期のものについてすら、そんなに治療成績が天と地ほどには違わないかもしれないという話はあちこちであるんですね。現代医療は副作用も多いしね。シャーマンの治療はあまり副作用がない。香をたいたり、お祈りしたり、いい音を聴かせたり、みんなでさすったりするような治療で、あんまり副作用がないから、それによって自然治癒力が賦活されていく、あるいは保護されていくということで、ずいぶんシャーマンに類似した治療が今でも行われています。医者という存在自体がそういう作用を持っているんです。

次に精神療法の話に入りますが、「この人には精神療法をやる」「やらない」と言うときの精神療法は、山上敏子先生が話してくださったような特殊な精神療法です。だけど、医療には、すべて精神療法的なものが底に流れています。流れているものは何かと言うと、医療というものがプラセボ反応を保護する、賦活はなかなかしませんが、プラセボ反応を妨げずに、それを保護して、下がらないようにしていくための医療の技術、これはシャーマンのときから現在まで変わらないんです。そんなに人間は進化してないから。おそらく、生体は何万年のスパンでしか変化していかない。千年ぐらいで人間の体が変わりはしない。

ポンペイ展[*]、もう見に行った？　ベスビオ火山が噴火したのは紀元前かな。もし機会があったら見てご覧なさい、人間は全然進歩しとらんことがよく分かるから。昔のほうがよっぽどいい。もうがっかりしたな。町の構造、美術的なもの、快適な空間作り、社会の衛生面に対する配慮、そういったものが全部きれいに作り出されています。今のほうがよっぽど悪い、非健康的だ。

＊　二〇〇二年、福岡市博物館にて開催。

話を戻します。いちばん基本に、医療者がプラセボ反応を十全に発揮させるものは何かと言うと、ここに書いている雰囲気なんです。「B.」のところに、「データ」と書いていますが、データもまた雰囲気なんだね。「A.」の三行目に「プラセボ効果は治療者との絆によって発動される」と書いています。「絆」は別な言葉で言えば、「信じること」です。信じることによって、自然治癒力は発動します。

だから神社仏閣を信仰することで病気が治った例がいっぱいあります。それは神社仏閣がすばらしいんじゃなくて、その病気の人が一所懸命、信仰することが、自然治癒力にとってプラスの効果を持つからです。それを「鰯の頭も信心から」って言います。何でもいいの。信じて「これでよくなるんだ」と思えば、それによって自然治癒力が保護されて、よくなる。だから「あなたのお医者さんを信じなさい」という話をよく聞きますが、治療者と信頼関係があるとよくなる。それはそうなの。

だけど残念ながら、今は「信ずる者はだまされる」世の中になっていて、だまされるのね。むちゃくちゃする医者が多いから。いい医療者であるためには情熱が必要でしょ。熱意があって、労を惜しまないと言うかな、まあ努力だな。それと知識が必要だな。知識とは、考えることです。

今、「医療に熱意がない。患者に対する愛情が足りない。さぼっている。だから医療がだめなんだ」と新聞なんかに書いてある。だけどそんなことはない。医療で重大なミスが起こってくるのは、熱意があって、努力があって、考えが足りないとき。それだとひどいことが起きるの。正しくない方法を一所懸命やるから。

でも患者には、熱意をもって一所懸命やってくれる人を信じるということが起こるの。そうすると治療自体がだめでも、プラセボ効果で治ってしまう。「治療したにもかかわらず患者は治った」ということ。当然悪くなるような治療をしたのに、患者は治った。

そういうことを医療者は考えないのね。医療者は「治療しなかったのに治った」ということは考える。「治療しなかったから悪くなった」ということも考える。「治療したけれども治らなかった」ということも考える。だけど「治療したけれども治った」ということはあんまり考えない。それが多いんだよ。全然役に立たない、むしろ有害なことをやっていたにもかかわらず、プラセボ反応がその治療の有害さを凌駕したんだな。

そういうことがいっぱいありますね。特に精神科ではいっぱいあるね。精神科は心を標的にする治療だから、分からんの。むちゃくちゃなことをやっても、信じることでよくなる例はいっぱいある。プラセボ反応を起こすいちばんは、「医者」というラベルだ。邪宗で金をふんだくられても、「病気がよくなったからよかった」と思う人もいるし、「壺を買ったら、病気がよくなった」という人もいる。難しいことだね。ともかく信じることが、自然治癒力を強める。そして不幸な人は何かにすがりつきたいから、自然に信じるという動きが起こる。「溺れる者は藁をも摑む」なの。

もちろん不幸がひどくなると、疑うということも起こる。不幸な人は「信じる」と「疑う」が両方起こる。だから信じることのほうに、患者さんが情報を得て、「これは信じていていい」と思うような技術を提供する。そこで「疑う」ことは「信じる」のほうに変わって、プラセボ反応が起こる。

それがそこに書いている「絆の現実を提供する」ということです。患者の疑う気持ちのほうが縮小していくような現実を提供するということ。それがプラセボ反応を賦活するかどうかは分からないけれど、少なくとも保護する、あるいはその個体が持っている自然治癒力を最大限に発揮しうるような外界の環境を作る、あるいはその個体の姿勢を作る。

その絆の現実、信じるに足る関係の実体は何かと言うと、雰囲気とデータです。癒しの効果を持つ自然環境があるとはどういうことかと言うと、森林浴、海岸に行く、空気のきれいなところに行くといったこと。その他、何万年も前からある自然環境はみないいです。

近頃、病院では「患者さま」って言うんだってな。そのほうが癒しの雰囲気を持ついい環境だと思ってしてるんだろうけども、変だな。「患者さま」はやめたほうがいいんじゃないかと思うな。「奉る排除」というのがあるでしょ。あれで絆の雰囲気は壊れるかもしれん。「さま」がつくときは、たいていは絆の雰囲気を薄めていることが多いんだと思う。

どうしてかと言うと、不幸せなときに信ずるということは、「依存」と呼ばれるような心境を、「頼る」とか、「すがりつく」とかいうような心境を生み出すはずなんです。それはジャクソニズム*が言うように、人間の古い行動パターンが出てくるからです。

＊　一九世紀、イギリスの神経学者、ジョン・ジャクソンが唱えた神経系の機能的構造に関する理論で、上位脳の解体により下位脳の活動が解放されるとする。

昔、大事にされて、甘やかしてもらった人は甘えるようになる。小さい頃いじめられた人は、今度はお医者さんが私をいじめるんじゃなかろうかという疑いを持ったりするんだけれども、たいていの人は頼る健康さを持っている。そうすると子どもっぽくなる。

それで「さま」と言われたら、違うんじゃないかな。幼稚園で「お子さま方は」とか、「かずこさまは」とか言われても、五歳の子は大事にされているような気がせんじゃろうと思うな。「かずちゃん」と言っただけで、かわいいように思える。それと似たような効果が起こって、病院の「さま」と言うのはいいかどうか怪しいと思うな。

これは簡単なんだよ。患者さんに「最近は『さま』と呼んでいますが、感想をお聞かせください」とアンケートを取れば、『さま』っていうのは変だ」という回答が返ってくるとボクは思うんだ。

昔ね、こういう議論があった。今では精神科の病気は脳の病気だと、だいたいの人は考えてるの。だけど少し古い人たちは今でも、「心の病」とか言うでしょ。「心の病」と言うのは変なんだよ。ボクは「心が病んでいる人はみんな刑務所にいて、脳が病んでいる人が精神科に来る」と言ってるんだ。

それでボクは大学にいた頃、病院の精神科は九〇床もあったから、九〇人の患者さんに聞いて回ったことがあるの。「あなた『心の病気』と言われるのと、『脳の病気』と言われるのと、どっちがいい？」って。そしたら大多数の患者さんが「脳の病気と言われるほうがいい」と言ってた。だから医者のほうが勝手に、こうすると患者さんにいいだろうと思ってやってるだけだね。

いずれにしても「さま」と言うのは、大事にされているという雰囲気が出るようにという工夫なんだろうけれども、やり方がヘタクソで、熱意と努力があって、考えが浅はかで間違えてますね。間違った治療法と同じだ。雰囲気作りをしようということなんでしょうけれど、雰囲気作りのなかでいちばん大事なものは言葉じゃなくて、態度なのよ。目つきとか、息遣いとか、そういうもの。それがいちばん基本ね。

そして「インフォームド・コンセント」をみなさんは知っていると思いますが、インフォームド・コンセントは「正しい事実を伝える」ということではなくて、「確かであるということ、確かであるという感じを伝える」ということなんです。実際には確かでなくても、「確かである」と患者さんが思えばいいの。思えばそれで病気がよくなる。だけど嘘の情報で「確か感」を作るわけにはいかないので、やはり医療の中でのデータをできるだけ正確に患者に開示することで、「確か感」を作るわけ。

だけど今は、このインフォームド・コンセントという「確か感」を与える方法を通して、これもまた非常にしばしば、依存していく雰囲気を壊している。「こっちの手の内は全部見せましたからね。さあ、あとはどうしますか?」ということで、対等の契約関係があるでしょ。全部手の内を明らかにして、情報の公開だ。政府と国民はみな同じ情報を持っている、ということと同じ対等の関係。そうすると、依存は拒否されている雰囲気ができますね。だから、ここがインフォームド・コンセントの難しいところだね。

このあいだ、ひどい目にあった人がいました。「幻聴がある」と、東京の病院にかかったら、「あなたは統合失調症です。統合失調症は原則として生涯、薬を飲み続けなければならない。だから都会で生活するのは無理です。郷里に帰って、静かに暮らすように、今後の生活設計を立てたらいいでしょう」と言われた。インフォームド・コンセントをきちんとされたわけだ。それで故郷に帰って、鹿児島のボクのところに来るようになった。

ところが統合失調症ではないんだね。なぜ統合失調症でないかと言うと、統合失調症の薬を飲んだら副作用がわんわん出てくる。その人はまじめに薬を飲んでたの。それで、ほとんどロボット人間みたいになっていた。それで少しずつ少しずつ薬を抜いていって、全部抜いたら、すごく明るくて生き生きした人になりました。

幻聴のことを聞いたら、まだあるんだよな。一秒の半分ぐらいの時間の幻聴がある。これはフラッシュバックですね。「その中身は何ですか?」と聞いたら、昔、職場で、散々いじめられたときに言われた言葉が、パッと出る。そしてそれが出たら、昔のことを思い出して、その後、憂うつな気分が半日くらい続く。それ以外はどうもないのよね。

「どんな幻聴がありますか?」と聞きゃあいいのに、東京の先生が聞いてないの。幻聴があるから統合失調症と診断して、インフォームド・コンセントで「辞めなさい」と言われて、職場も辞めて帰ってきた。そんなのが多い。

インフォームド・コンセントが今、悪用されているのは、「言っとかないと裁判で訴えられると負ける」

という話で捉えられている面があるからなのね。昔、ボクが大学病院にいた頃にも、脳外科なんかはインフォームド・コンセントをちゃんとやっていました。脳腫瘍ができて手術をするようなときの承諾書を、脳外科で見せてもらったらいい。今でも使ってると思うよ。それには、「この手術によって目が見えなくなる可能性がある、片足が動かなくなる可能性がある、わずかですが、全身が麻痺して寝たきりで一生を終わるようになる可能性がある」と、考えられる危険を全部列挙して、「こういうような危険があることを、ちゃんと書面によって通知されて、私はそれにもかかわらず手術を承諾します」と署名してはんこを押して、それから手術をしてもらう、という手続きが今もある。どうですか、ないですか？

それを読んで、ものすごく驚いて、手術どころじゃなくなった人がいた。「私は手術をしたら、目は見えなくなるわ、片足は利かなくなるわで、寝たきりで廃人になってしまう。脳の手術はしないほうがいいだろうか？　でも、しないと脳腫瘍のために廃人になるんじゃなかろうか？」とパニックになって、精神科に回されてきて、手術は取りやめになった人がいました。

そういうこともあります。インフォームド・コンセントを丁寧にして、それによって患者さんがびっくりして、恐怖で手術どころじゃなくなってしまう。さっきの患者さんの場合は、精神科で急遽、調整して、「その危険のパーセントはこれぐらいで……」という説明を主治医が丁寧にしてあげたら、その人はよくなりました。ちょっと向精神薬も使ったけどね。

だから正確なデータというのも、やはりちゃんと保護して、その人と絆を作って、「こういう危険があるけれどもやりましょう」となれば、シェルパと登山家の関係みたいなもんだ。「私が付き添って、あの八〇〇〇メートルの山に登りましょう」ということで、危険を共有してやっていく関係の提供がなくて、「はい、これこれだけですよ。いいですか？　嫌ならしませんよ」となったら全然、絆にならない。

「C.」も、もういくらか話したよね。哺乳類は親への依存期間が長いから、それが神経系の中に個体発生の過程で刻み込まれている。だから調子が悪くなると、より古い学習された体験の記録が表に出てきます。ネコでも死にかけているときには、やっぱり甘え行動になりますし、イヌでもそうです。やはり依存していた幼いときの行動が、死ぬ前になると出てきます。ボケ老人でも、それが出てきます。

だから「患者さま」と言われるのは、その子どもっぽくなっていこうとする気持ちが出てきたことを拒絶されている雰囲気が生まれる危険があるわけです。成人としては大事にされているという雰囲気になるけれども、病気になって浮上してきた子ども時代の学習体系が出てきたことに対しては、「そんなに甘えちゃだめよ、しっかりしなさい」というような拒絶の雰囲気が出てくるわけです。だからなかなか難しい。

次の絆、ここはもう読んだら分かる。「1.」に書いてるのは「連続のイメージ」です。人間関係はすべて、物理的には会って、別れているわけです。ボクとあなたたちが会うことは、おそらく二度とないでしょう。ひょっとしてボクが九大に入院するようなことがあれば、このなかの一人ぐらいの人とは会うかもしれんけど、それ以外は会うことはないでしょう。だからわずか二時間の関係。だけど何人かの人にとっては、ボクが話した内容を覚えていて、自分の医療の中に活かすという形で連続していることがある。それが内的対象であり、内的なイメージだから幻想的なものだ。

具体的に言うと、みなさんが卒業して、同窓会なんかで「やあ」と会うときに、二〇年間、全然会っていないから縁がなかったということじゃなくて、縁はずっとつながっているわけです。いつでも蘇ってくるように、どこかでつながっている。全然つながってなかった人は「え、そんな人おったかいな?」となる。それは絆がどこか違う。

だから絆は、個体が生む幻想によって作られているの。それが大きいわけです。絆という幻想的なものが自然治癒力を支えるんです。それを強化するための、支える側の事実についてボクが医療の中で大事だと思うのは、ここに挙げた三つです。

これはまだ、あなた方は医療をやっていないから分からないかもしれないけれど、恋人はもういるかもしれんから、恋人で考えてみれば、この①②③が全部当てはまります。そう思うでしょ。①「出会いの瞬間と別れの瞬間に、一瞬、瞳と瞳を合わせる」ということは、デートのときはするだろうと思うけどな。恥ずかしくて下ばっかり見ているような人はいないよね。

それから②は「前回の出会いの日時を確認し、その時から今までどうしていたかを問う」。これは恋人のときもそうだけれども、同窓会なんかでもそうだよね。「そう言えば、あのとき会ったよな。このあいだの同窓会から今度会うまでに、デパートのところで出会ったじゃない？」とか、そういう話題が出ることによって、個人の絆は非常に強化される。絆という幻想のつながり感が強化されるでしょ。

それから③は「次回の予約を確認し、緊急時の連絡方法を教える」だな。これは携帯電話の番号を教えるという形でみなさん、やっています。「携帯の番号を教えて」と言って、教えないとなったら、その瞬間に絆の幻想はピシッと消える。つまり医療に限らず、普通の人間関係でも起こることです。

それから「2.」はコミュニケーション。コミュニケーションというのは、ボクが今、こうしてみなさんに話しています。ボクのほうから情報がそちらへ行く。そうすると、みなさんのほうではボクの話を聴いている感じがあるだろうけれど、ボクはじゃあどうしているかと言うと、みなさんのうなずき方とか表情の変化を見て、ボクの話がどういうふうに受け取られているか、ということを見ようとする。その見ることによって、ボクの話の仕方を変えようとする。それがコミュニケーションの相互関係です。

だから、みんなが眠っていたらつまらないよな。何人かでも起きて聴いていてくれると、その人とのコミュニケーションでボクの講義する意欲が賦活されるでしょ。ですからこういう講義であっても、コミュニケーションがあるわけ。たとえば、ここにカーテンでも引いて、見えないようにして講義すると、ずいぶんとつまらないものになる。

話が飛ぶけど、放送大学というのはテレビを使ってやると、ラジオでやる場合よりも講師の姿が見えるから、家で見ている生徒さんのほうでは、コミュニケーションの量が増えた感じがして、絆が強化されるらしいね。それでも教えているほうは、誰がどういうふうに聴いて、どんな反応をしているかが分からないから、ちょっと面白くない。だからなんとか双方向性のものにしたいという動きが今、あるでしょ。視聴覚教育において双方向性のコミュニケーションができるようになれば、ああいう機器を使った授業の質はうんとよくなるだろうから、そういう形でやろうという動きがある。

そしてそれをやることで、単に講師のほうが、自分の授業がどんなふうに受け取られているかが分かって満足するというだけではなくて、それによって講師が話し方を変えるということもあるし、それだけではなくて、教えられるほうが自分の意見や感想を講師に向かって送り出す手立てを持っているという設定だけで、実際はそれを使用せんでも、絆のイメージは強化される。

「コミュニケーション」のところの終わりのほうに書いている「何か質問ありません?」と問うこと、「何でも疑問があったら話してくださいね」と言うこと、それがそういうことです。「あなたのほうに、こちらへ向かってレスポンスするためのルートが開かれてますよ」というイメージを、そういう語りかけによって伝えること、コミュニケーションを求めている姿勢を伝えることが、絆を強化します。

そのために、病院でも受付なんかに「サービスについて何かご要望がありましたらお書きください」という紙が置いてあるところがあります。これはホテルでも「サービスについてご要望やご感想がありましたら、お書きください」って紙が置いてあるのと同じことですね。その効果は、絆を強化するということ。だからあれは、要望を書いてもらって、それで改善するというプラクティカルなことだけではないのです。「要望を聞く姿勢を持っていますよ」ということで、要望しなくても、何となくお客さんがいい感じを持つ。「このホテルは客を大事にする気持ちがあるね」と思って、「だからこの次もここのホテルに泊まろうかね」

と思うようにさせる策略でもあるかもしれんわけね。

次は「D.」の「共同作業の姿勢」。共同作業というのは、一つには今まで話したように、自然治癒力があって、そして治療者の側の雰囲気作りや絆とかがあって、これらが協力する。だけどここに書いている「共同作業」というのは、まず患者個人の心があって、その心と治療者の働きかけとの共同作業があって、この共同作業が自然治癒力と心との共同作業を作っていく、という入れ子構造になっているのが最も理想的です。

それはどういうことかと言うと、将来、治療は終わってしまうよね。治療は終わって、その個人の心と、その人の持つ自然治癒力との共同作業だけが残る。そうすると治療は終わって、養生が残る。そういう未来に向かって、今のこの治療者の活動と患者個人の心との共同作業がある。治療者との共同作業の目的は、患者の心と自然治癒力との共同作業なんです。そうすると治療が終わったときに、新たに養生が始まる。それが大事なの。

そのときに、みなさん、これを頭に入れておくと楽しいよ。丁寧に文章を書いているので、何回も読まないと意味が分からないかもしれないけれど、「脅迫の文型」というのをお医者さんはすごく使います。「薬を飲まんかったら悪くなる」とか、「もうちょっと痩せなきゃ、よくならんよ」とか言う。一所懸命で熱心な先生が、よくそう言う。これは脅迫の文型なのよ。

たとえば「占領地区から撤退していかないなら自爆テロするぞ」とか、「言うことを聞かないと命はないぞ」とか、全部同じ。「何々をしなければ何かやるぞ」と強制するのは、脅迫の文型です。それを少しマイルドにしたのが生命保険だ。「まさかのときのために」と言う。あれも実際は「生命保険をかけておかなかったら、あなたが死んだときに家族はどうなるの?」と、脅迫文に比べたら、もっと上手に「まさかのときにお役に立つナントカ生命」とか、そんなふうに言いますね。これは全部、脅迫文。

それからもう一つは「どうして何々しなかったの?」って言う。これもお医者さんはよく「あんた、どうしてもうちょっと早う来んじゃったね」と患者さんに言う。「どうして」と言うのは、どういうことか分かる？

「どうして何々しなかったの？」と言うのは叱る文型なの。「どうして、あなたはしっかり勉強せんやったの？」と言われたときに、「実はサッカーを見ていた。あれは絶対に見なきゃいかんかった。サッカーのことで友達が電話かけてくるから」というように説明をすると「あなたはどうしてそう言い訳をするの？」となるでしょ。

Why Questionだったら、これは説明を求められていると思って、説明をする人がいるの。子どもではよくあるね、まだ世の中のしきたりが分かってないときにね。「どうしてこぼすの？」と言われたら、「お箸の使い方がなんとか……」とか、説明するわね、Why Question、「どうして何々なの？」だから。すると「また言い訳をして」と叱られる。

説明を求められている、というのは論理的にはそうだけれども、世の中のしきたりでは、もはや「どうして何々しないの？」というのは、説明を求めている文型ではないの。では何か。「ごめんなさい。すみません。私が悪うございました。今後気をつけます」いうように応じるのが、社会の文化の中でこのWhy Questionの果たしている現実の機能なのね。

だからお医者さんがWhy Questionを使うと、小さいときに叱られた思い出のようなものが体の中に賦活されて、小さくなる。「そりゃすみませんでした。よろしくお願いします」となって、それでどうなるかと言うと、小さくなるからしょぼくれて、扱いやすくなる。

小さくなったぶん、それでうまくいきゃあいいけど、「どうしてなの、それはだめよ」とか「どうしてそうなるの、だめじゃないの」というようにして従わされていた人は、教祖様の信者のようなものです。自然と湧いてくる信ずる気持ちよりももっと強力に根っから全部、信仰している。そうするとこれは一種の洗脳に近い、いや洗脳そのものだ。これでうまくいきゃいいよ。生涯、教祖様の信者としてずっと幸せに暮らすというようになればいいけどね。

だけど、どこかで信仰が破綻したら、「ああ、だまされたていた。教祖様にだまされていた。殺してやる」というようなことになって、お医者さんが訴えられる。言うことを聞いたときには、あまりにも強く言って従わさせられたから、「その通りしとったのによくならんかった」となって、訴訟になる。「私の言うことを聞きなさい。私に任せれば治るから」と言うのは、患者の側には任せたい気持ちがあるから、言われるとすごい誘惑になって、うまくいかなかったときには、「甘い言葉にだまされた」ということで訴訟を、となる。そこのところが難しいんだな。

だから自然に発生してくる依存的な傾向は受け入れてあげなきゃいかんけれども、それをさらに掻き立てて、膨らませるようにしてはいかんの。そうすると必ず訴えられることになります。

それで、共同作業という形の治療をするための方法ですが、患者が一所懸命なんかかんかやっているということは、自分なりに自然治癒力を強化したり、あるいは自然治癒力との共同作業をしようとしている自助努力や考え、工夫です。それを「だめだめ、そんなのは迷信だ」とか言う人がいる。

近頃は健康食品やサプリメントとか、いろいろ出てくるので、入院していても「それを使ってみたい」と言う患者さんがいます。そのとき、「そんなのしたら、だめだ」と言って、「なんでだめなんですか？」と聞かれると怒ったりする。データの精度が悪くなるからかな。使ってかえって症状が悪くなるということがなければ、「水を飲んでるのと同じだから、まあやってごらん」とか言えばいいんだけれど、ひょっとしてよくなったときに、「私の治療でよくなったのか、サプリメントでよくなったのか分からんからやめとけ」と言うんだったら、それは「治療」と言うよりも「研究」だね。

できるだけ患者の治療意欲、治療努力というものは鼓舞してやる。鼓舞してやることが、自然治癒力や患者の養生心と治療者が協力しているというプラセボ反応の賦活された状況になるのよ。

こういうのを知っているでしょう。日本が発展途上国に――発展途上国って変な言い方だね。本当は未開発国だな、開発が遅れているということ、だから、その遅れている国にブルドーザーをあげたり、いろいろな援助をするよね。ブルドーザーを売り込んでいるところもある。しかし発展途上国の人たちは「ブルドーザーを貰うよりも、われわれが自分でブルドーザーを作れるようにしてほしい。自動車を貰うよりも、われわれが自動車を作れるようにしてほしい」と言う。

そこで、自動車はなかなか作れんけれど、自転車なら少し工場を整備したりすればできるだろうからと、自転車を作れるようにしてあげる。日本は、水が出ないところにポンプを送ったりしていたけれども、ポンプは簡単には作れない。ところが、日本で昔、使っていた手押しポンプ、「あれなら今の自分たちの技術でも作れるから、作り方を教えてくれ」となった。作り方を教えてあげると、鋳物で手押しポンプを作って、みんなで井戸を掘って、とやれば水が出るわけだ。そっちのほうが歓迎される。

それは何か。自助能力が高まるような援助です。自助能力がだめになる援助というのもあるのよ。自助能力が高まらず、だめになる援助というのは植民地です。植民地の文化にはそれがありますね。自助できないようにする。コーヒーの産地とかで、そういうふうになってしまったところは全部、哀れですね。ですから、患者さんにも、自分でやれるように援助するんです。それは将来、治療から離れて、自分で養生していけるようになるためにです。

これがいちばん典型的に行われるのが、実は、精神療法と言われるものです。山上先生の話を聞かれたから分かるように、精神療法とは広い言葉で言えば「自助の能力を本人の中に育てる」ということです。それが育てられていけば、治療は終わるわけです。あとはその育てられた自助の能力が、本人の自然治癒力と共同して、まあまあ大過なく生きていけることになる。精神療法とはそういうものです。

今度はそれを二つに分けると、精神療法の一つは自然治癒力と馴染むような学習です。広い言葉で言えば生活パターンですね。精神療法が直接に扱っているのは「心」という自由自在に動けるもの。それがその個体の持っている内なる自然と相性がいいようにしてあげるために、合うような生活パターンや考え、生活パターンの中には考え方も入りますから、考え方や行動、そういったパターンの合うものを身につけてもらう。これによって、生体の持つ自然治癒力が保護されます。たとえば、いちばん簡単なことを言えば、週に何日か山に登るのがその人をリフレッシュさせるなら、山に登るようにすることが精神療法になるわけ。

しかし、それは精神療法一般論だから、『精神療法』と書いた本を読んでいると出てくる、狭い意味での学派的精神療法ではないの。みなさんが、どこかで「精神療法」という講義を聞かれると、この学派的精神療法だけがある。

心というものは、ふわんふわんしているものなの。それが外側の文化に合わせていく、あるいは適応していく、ある考え方やパターンを学習してしまう。そして、もともとの自然治癒力に無理をかけている。無理をかけているというのは、最初に言ったオリンピック選手が身体を壊すのと同じように、文化によく適応し、文化に心が合うために、心の道具である脳が限界を超えてしまうんです。このパターンを取り除く、あるいは脱洗脳、脱学習、考え方を変える、視点の変更、価値観の変更、いろいろな形で言われているものはすべて、文化の側に心がくっついたために脳を中心とした生体に無理をさせているパターン、その個体にとってよくない誤ったパターンを取り除くということです。

たとえば、勉強を一所懸命にやっている人でも、一途にやるとだめな人がいるのね。これはよく知られていることですが、覚えておくと、すぐにみなさんの役に立つよ。「ながら族」ということを、今ではあんまり言わないかもしれないけれど、勉強するときにラジオかけたり、テレビつけたりしているほうが勉強ができる人がいます。

ところが、そんなのを全部消して、雑音が聞こえないようにしてやったほうが勉強ができる人がいます。これは脳が違うんです。こっちは集中派。集中することが得意な脳の人はそれがいいんです。みなさん、自分がそうだったらそうしてください。そういう人は、電話がかかってきたりなんかすると、勉強の妨げになる。

ところが「ながら」がいい人がいる。そういう人は、いろんな雑音が入らないように、きちっとしてやると、雑念が浮かぶ。勉強に集中しようと思うと、他のことばっかり考えて、全然集中できなくなってしまう。だからそういう人はテレビをつけたり、ラジオをつけたり、クッキーでもかじったり、貧乏ゆすりしたり、なんかかんかしながら勉強したほうが頭に入るんです。注意をあちこちに動かしているほうがよく働く脳、というのがあるんです。

非常に単純化して言えば、集中派の人は学者に向くし「ながら族」の人は臨床家に向く。臨床家というのは患者の具合を診ながらも、「あと何人ぐらい待ってるかな」なんて思ったり、「あの看護師に仕事を頼むときにはこういう言い方をせないかんな」とか思ったり、「この家族を待たしているけど、イライラしとらんかな」と思ったり、いろいろ考えなきゃいかんですから、そういうふうに考えがころころ行き来しながら、しかも目の前の患者にも集中できるような脳の人がいい。そういう脳の人は臨床家になったほうがいい。

まあ、学者になってもいいけどね。そういう人が学者になったときは、「この先生は研究だけをしてるかと思ったら、アクアラングで海に潜ったりもしているらしいよ」とか多趣味になって、いろいろなことをすることによって、自分の研究への集中力を維持しようとするようになります。

だけど、もともと集中派の人は「書斎の鬼」とか、「ほとんど二四時間研究室にいる」とか言われるような学者になる。そういうのもその人の脳が向いているからで、それで身体を壊すようだったら、自分の素質に合わない生活パターンになってるわけですから、みなさんもやっぱり、自分に合うようにされるといいです。

自分に合うようにしているかどうかは「気持ちがいいか、どうか」です、これが大事です。「気持ちがいい」と言うよりも、「気分がいい」と言ったほうがいいかもしれん。これは今やっている自分の行動も含めた環境が、その生体にとって無理がないということ、自然治癒力を含めたその生体の活動にとって、よい環境、行動、自分がやっている行動も環境ですから、「生体にとってよい環境」を表しているわけで、前に藤島名誉教授が言った血圧のことも同じです。

そしてそのときに何が起こってくるかと言うと、「快食」「快眠」「快便」というような生理的なよさがありますし、「自分らしい」という感覚があります。その人らしさが発揮されているから、生体に余裕があります。いろいろな余裕があることによって、能力のさらなる発揮ができますね。

それからもう一つ、「無理がきく」ということがある。無理がきくというのは、一時の頑張りがきくということ、簡単に言えば「元気だ」ということです。健康だという感じが肉体的にあれば、自分の生活パターンと自然治癒力を含めた生体の素質とが合っているということです。

「頑張る」という言葉は悪い言葉でね、これを別の言葉で言うと、「目的のために心身に無理をさせろ」ということです。「頑張れ」は「無理をさせろ」ということですから、「頑張る」は長くしたらだめなのね。でも、火事で逃げるときは頑張らにゃ。「自分の生体に無理のかからない速さで、火事場から逃げましょう」とか言って、焼け死んでしまったらだめだから、緊急事態には頑張るということもある。無理した分は、あとで休息して休む、これが必要です。ずうっと頑張り続けるのは全然だめね。

これは*八木剛平先生との対談のときに聞いたんだけど、ターミナルケアでは「頑張る」という言葉は禁忌になっているらしいね。いいことだと思う。「頑張る」という言葉はホスピスでは使っちゃいけない。「さあ、無理しなさい」と言ったって、もう死にかかってるんだから、ガンの人に「頑張れ」なんて言っちゃいかん。

「頑張る」というのは、「目的のためには辛かろうけれども一所懸命やって、少しぐらいの無理をしなさいね」ということ。「目的のため」ということだから、ホスピスで「頑張れ」と言うのはおかしいの。

＊『精神科における養生と薬物』診療新社

だけどみんなよく「頑張れ」って言うよね。それはもうほとんど、「私はあなたにエールを送ります」というぐらいの意味しかないのよね。元の意味が失われている。したがって、みなさんに「頑張れ」と言ってもあんまり害がない。だけど病気の状態になっている人は神経がとんがっていて、そしてお医者さんの言うことはしっかり聞こうという気持ちがあるから害になるんです。

精神科では、統合失調症の患者さんたちは言葉を正確に受け取る傾向がありますから、「頑張れ」と言われると「無理をしろ」と言われているように聞こえちゃうのね。統合失調症の人というのは、非常に正確なの。統合失調症の人は論理がむちゃくちゃだと思ってたら間違いで、実はとても論理的な場合が多いのね。だからたとえば、患者さんが何かこちらに言ったときに、ボクらが「ああ、そうですか」と言うと、「疑うんですか」となる。「昨日、映画に行きましてね」とか統合失調症の人が言って、「ああ、そうですか」と言うと、これはやり取りとしては自然だけれども、論理上は疑っていることになるの。「ああ、そうですか」は疑問文だからね。ですから「先生はボクが嘘を言っていると思ってるんですか」と反論してくる。それほど統合失調症の人は、しばしば論理的なの。

そういう人に「頑張れ」と言うと、「死んでも頑張れ」と聞こえる。「健康は犠牲にしても、行け行け」とか言われているように感じて、病気は悪くなる。ガンの人も同じようなことなんだろうね。みなさんが病気の治療をするようになったときも、自分が入院することになって「頑張れ」と言われたら辛かろうというふうに思いを巡らして、そういう場面では「頑張れ」という言葉を使わないようにしてください。

まだ言い残していることをこの中に書いているかもしれませんので、短い文章だけどもう一度読んでみたら、また連想が浮かぶかもしれません。質問はありませんか？

〔二〇一三年追想〕
二〇〇六年に『「現場からの治療論」という物語』（岩崎学術出版社）を出版した。この講義はその前半の骨子である。

精神療法の骨格

二〇〇三年六月一二日

黒木　神田橋先生はかなり以前に九大をお辞めになったんですが、毎年、学生さんのアンケートでも一昨日の山上敏子先生とともに好評ですので、その後もずっと講義をお願いしています。

普段の、いろいろな知識を一方的に詰め込まれるようなタイプの講義とはまったく違いますので、面食らうかもしれませんけれど、こういう機会は滅多にありませんので、ぜひしっかりと神田橋先生のお話を聴き、考えてください。じゃ、神田橋先生、よろしくお願いします。

神田橋　ええっと、これは何の授業？　治療法？

黒木　精神療法です。

神田橋　精神療法だね。精神療法の種類はおそらく一〇〇〇を超えるぐらいあるの。しかも学派、流派がどんどん分かれて、同じ流派のなかでも、みんなそれぞれに自分流でやるから、治療者の数だけ精神療法があるみたいだね。

そうしたさまざまな精神療法がどんな関係にあるのか、それらを並べて位置づけを定める考え方を作りたいと思って、この数年考えていました。ようやくまとまりかけたので、今日、初めて人の前で話すの。だから未完成です。なぜ未完成なものをみなさんにいちばん最初に話すかと言うと、みなさんに考えてもらって、質問とか意見とかを聞きたいからなの。そうするとボクの考えがより完成のほうに近づくからね。少し質問を考えながら聴いてくだされればと思います。

精神療法と言われるもののキーポイントは、結局、心身論です。だって精神療法は身の上相談的なことだけをしているんじゃなくて、頭が痛いとか、胃潰瘍になったとか、何でもいいけど、身体とつながっているところも取り扱います。それは心療内科の講義で聴かれたと思うけれど、ポイントは心身相関なんです。

心身相関と言うと決まって、「デカルトによって作られた心身二元論は超克されなければならない」とか、「心身二元論でやっていたのではだめなんだ、心身は相関しているんだ」とか、あるいは「心身は盾の両面で、命というもののこちら側とあちら側なんだ」という論が語られる。現象の同時進行性という論など、他にもいろいろあります。みんなが心身二元論をなんとか乗り越えようと挑んだのですが、心身問題は哲学や医学のなかなか大きな問題なんです。

今、ボクもそれにちょっと挑戦してみようと思っているの、ボケないうちにね。で、ボクは考えの前提に「心というものは脳の機能である」というテーゼを置きました。「心は脳の機能の結果、現れである」と前提すると、ある程度まとまってきそうなの。

たとえば、ボクが今ここで話している。それはボクの脳が、みなさんの脳に向かって語りかけているのでは全然ないということ。ボクの心が、ボクの脳と脳によって制御されている声帯その他を使って、みなさんの心に語りかけようとする。そしてみなさんは、みなさんの脳という器官によって制御されている聴覚その他を使って、脳がボクの音声を受け取り、それを心へ伝えようとしている、という前提です。

みなさんがお医者さんになって、患者の治療をするときには、医者という専門家の心が、患者として来ている人の心と契約して、そしてたいていの場合、その人が担っている、その人にとっての道具であるところの身体の治療を引き受けるんだと考える。

ただしこの考えに対しては、「じゃあ意識がない人の治療はどうするんだ」という反論が出てくるので、まだまとまりは悪いですが、まとまらん部分はちょっと横へ置いてまた改めて考えることにして、一応そう考えています。

では、心と脳とはどういう関係なのかと言うと、そのたとえとしては声帯と声の関係を考えると分かりやすい。今、ボクはしゃべっていますね。これは主として声帯を使ってしゃべっているから、声は、声帯と、声帯の動きを助けている呼吸やその他の装置の機能の結果です。

そう考えるとどうなるか。まず声帯ですが、喉が悪くなれば、声が悪くなる。風邪をひいたら、声ががらがらになったりするでしょ。肺が悪くなって肺活量が少なくなっても声が変わる、悪くなる。いろいろ臓器が悪くなれば、機能の結果も悪くなります。これは分かりやすいよね。

ところが一方で、こういうことが起こります。みなさんがすごくいい声を出そうと思ったとき、たとえば誰か歌手のファンになって、その人の真似をして一オクターブ高い声を出そうと努力するとします。ある人はできるかもしれないし、ある人はできないかもしれない。できる人は、もっといい声になろうと一所懸命に努力すると、声帯のほうが発達して、もっといい声が出るようになるの。それは声帯が生来、持っているフレキシビリティです。トレーニングに応えて、声帯が変わってくる。それは身体、生命体の持つある許容範囲ですね。「火事場のくそ力」とかいうのもそうです。そのくらいの余裕を持っているんです。そこにトレーニングの有効性があります。

しかし、さらにそれを続けていきますと、普通はある程度しか使っていないのに、トレーニングによってその臓器の持つ許容度のぎりぎりまで使うようになると、ちょっとしたことでコンディションが悪くなるとすぐだめになる。あるいは、ぎりぎりまでやっているから、身体に無理がかかる。

ボクはうつ病の人が来たら、こう言うの。「意志が弱い人はうつ病になれない」と。これは覚えておくと、将来、みなさんも使えます。意志が弱い人はいい加減なところで、「あーあ、やーめた」とか言ってやめて、すぐギブアップして、脳という臓器を極限まで使わないから、うつ病にならないの。これは相当確かです。意志が弱ければ、うつ病にはなれない。なろうと思っても、なることができない。意志が弱くて、そこまで脳を使わないからね。

と言っても、意志とは心でしょう。心は脳の機能の現れなんですから、「意志が強い」というのもやっぱり脳の機能の現れじゃないか。その脳の機能を極限まで使って、脳がくたびれたということじゃないか、というふうに理論を進めることは正しい。しかし、それでは実用的でないですね。

ここに脳というレベルがある。これは生化学的なもので、どんどんいろんな知見が出ています。しかし、脳の機能の現れである心を、全部、科学的に、科学の言葉に翻訳して説明することはできない。

人工頭脳を作ろうとしている人たちは、一所懸命、それをしようとしているんです。心と呼ばれているものにできるだけ近づいた電気回路を作ろうとして、「心とはこうなっているから、こうじゃなかろうか」とかいろいろ言って、回路をつないで、コンピュータで作ろうとしていますけれど、なかなか心というのは作れない。

それは「処理されている情報量がもっと大きいんだろう」というぐらいにしか、まだ考えられていません。ただ情報量が大きいだけではなくて、それを統合的に処理するプログラムが必要ですから、それができるにつれて、だんだん心に近づいてくるだろうけれども、まだ分からないです。

それで差し当たっては、心は脳の機能の現れに過ぎないというレベルで、それを一つの下位説明系列にして、もう一つ上位の説明系列を加えて説明しようとしているの。

下位の説明系列は因果関係で説明されるけれど、上位の説明系列は今、流行りの言葉で言えば複雑系です。たとえば気象なども複雑系として取り扱っていますが、本当は全部、物理学に還元可能なのかもしれない。

ただ、物理学で説明して考えたのでは、おそらく確率が入ってきたりして、長くなって、気象予報とかには何にも役に立たなくなってしまうから、複雑系の科学が提唱されているんでしょう。

心も、人間の身体と機能を複雑系として見ていく考えを取り入れた、一つの上位説明系列です。何か用語があるんだろうけど、ボクは論理学を勉強していないから分からん。今度、論理学の先生に聞いてみます。

おそらく心については、いくつかの理論がいろいろ考えられているだろうけれども、それでもなかなかきちっとした説明ができない。そうなると、さらに上位の複雑系として「魂の世界」という概念を持ってこないとならないかもしれない。魂は、心よりさらに上位系列のものです。だけど最終的には、心の一つの機能であるというのがボクの考えです。そう前提すると、精神療法をある程度、位置づけられるんです。

どう位置づけられるのかという話はあとでしますが、このボクの考えは科学のために作っているのではなくて、あくまでも治療を考える際の枠組みや地図を作るためです。そこから治療というもの、「治る」ということが考えられるんです。

治るということは、結局、自然治癒なんです。そして自然治癒の能力とは、生命体と同じこと、生きているということです。

自然治癒の能力である免疫系を直接に障害するエイズにかかると、どんな治療をしてもなかなかうまくいかない。治療というのは、自然治癒力に依存して、その周りでいろいろやっているだけなんです。

たとえば傷口を縫い合わせるのは、自然治癒力が働きやすいように、医者が両方の切断された組織群を引っつけて、自然治癒力がなめらかに働けるようにしてあげることなの。だから衰弱した老人では「八日経ったから」と抜糸してみたら、衰弱して自然治癒力が働きにくくなっているから、パカッと傷が開いてがっかりなんてことがある。

「治る」とは、自然治癒の能力、生体の機能、生きているということ。だから、自然治癒力は植物にももちろんあります。生きて命があるものにはみんな、命の能力の一部として自然治癒力があるの。

ここでちょっと休憩して、進化論のことを考えてみましょう。進化の歴史を大雑把に眺めると、その生体の持つ自由度の向上、いろんな状況に対応する対応能力の向上の方向へと進化していることが分かります。進化がそういうものであることは、みなさん、納得できるよね。

進化の歴史の中で、情報伝達の専門機構があると生体が非常にうまくいくというので、神経系が出来た。そして神経系がさらにその機能を複雑化して中枢神経系と呼ばれるようになると、そこに「心」という概念で捉えるしかない機能が現れるのです。神経経路は肉体ですから、物質の世界です。心は神経経路の機能の抽象化された世界、非物質の世界です。

そしてボクは、臨床的な知見と一致するので、次のように考えたんです。神経系までは生命体としての自然治癒がある。しかし、心には自然治癒の能力はない。心は自然には治らない。そのことは、自由度を拡大するために進化してきたことと同じことなの。自然治癒の傾向とは一つのパターン拘束ですから、あらかじめ設定された方向へしか進まないように拘束されている。自由度が上がっていくと、その拘束が外れて、自然治癒というパターン拘束も失われるのです。

人間は心がわっと発達して、自由自在に心を活動させることができるような世界を生きるようになった。そこから何が出てくるかと言うと、自爆テロが出てくるの。心は、命が自己を保存していこうとする傾向を突破できる。自爆テロという方法を作ることができるぐらいに、心は自由度がいっぱいになった。何だか「あーあ」という気分になるけれど。

以上のように前提すると、精神療法が全部、うまく説明できます。

心は、いろんなことを自由に考えることができる。じゃ、心はとても自由でいいかというと、自由な心が不自由になっているところもあるの。それは何か。

本来、心は自由を求めて発達してきたものなんだけど、脳の機能の現れに過ぎないから、脳の能力によって規定されるわけです。

みなさんは医学部に入られたけれど、せっせと勉強しても、やっぱりその人その人の脳の限界があるから、みんなが同じように試験問題ができるようにはならんでしょ。努力してうつ病になってしまったり、負担をかけて心身症になったりしても、結局、知能は上がらん人もいる。そういうふうに、脳の持つ限界がある。生命体の組織である脳の、許容の限界が一つある。

それから心は、情報が入っていないと働きません。みなさんがエチオピア語を使おうと思っても、エチオピア語の情報群が入っていないと使えませんね。いくらのびのびと脳が働いてもできない。ボクがここで「脳」というものと「心」というものに何か命名しようと思っても、すでに論理学では命名語があるのかもしれないけれど、ボクの頭にはその情報がないので、とりあえず「下位説明系列」と「上位説明系列」という言葉を作って代用しておくしかしょうがない。

つまり情報の有無によって、心は不自由になる。だけど、もっと不自由になっていく「からくり」があるの。それはおそらく集団からの規制の一種です。たとえば自爆テロなんかはせんほうがいいんだけれども、彼らが信奉する教義の中で「聖戦として自爆テロをするのがいい。しないやつはだめだ」と「我らの大義に反する」というような考えが埋め込まれる。これは洗脳です。集団の一つの考えによって、脳がある一定の方向にしか動きにくいようになってしまう。集団の拘束に使われている道具は、ほとんどが言葉です。そして言葉を使って、集団の意志が心を拘束するときに起こっているのは学習です。

一つは生命体としての、それぞれの脳が持っている限界、二つめは脳に蓄積されている情報の量と質によって起こってくる限界です。そして三つめは、むしろ積極的に脳の自由自在性を拘束する倫理観やその他の学習で、なかでもほとんど言葉によって拘束されるようなものです。だいたいこの三つによって、心は不自由になります。

ところが、言葉こそは心がさらに自由度を得るために作ったものなんです。心が生み出してきた最高の方法が言葉かもしれない。どうしてかと言うと、たとえば時間の概念、こういうものは言葉なしではおそらく出てこなかったでしょう。過去・現在・未来、あっち・こっち、空間・時空間を飛び回っているかのようなシミュレーション的活動が言葉によって可能となったのです。

タイムマシンか何かがあれば、実際にパッと動けるんだろうけれど、そういうことができなくても、言葉を使えばイメージを作り出すことができる。そして「ああ、終わった。こうしなければよかった」とか、「もしも何々だったら」とかいう仮定のようなものも、全部、心が生み出した言葉を使ってイメージを作り出せます。そうすると、心の自由自在性が非常に広がるの。ところが、その言葉の持つ自由自在性が、今度は心を拘束することに、高頻度に使われるようになったんです。

そう考えると、情報の量と質のところ、教育とか学習によって拘束された状態が、主として精神療法が関係する世界になるの。脳の活動までも不自由にしている束縛から解き放つ活動、つまり集団の価値観からの離脱が精神療法の主たる仕事になります。

ところがこれを「脱洗脳」として、いろいろ教えてやったりしますね。そうすると、そのとき「脱洗脳」と言っているけれども、実際は、洗脳Aに対して、「あなたは間違ってるよ」と洗脳Bを行っているんじゃないか。

ですが、まあそれでもいいんです。というのは、心はふわふわ自在に動きたいから、一しかないのが二になれば、それだけ自由度が増えるからです。そして三もあって、四もあって、五もあってと、互いに矛盾する情報群がずっと増えていけば、心の自由自在性が広がります。

そこで、精神療法の話に入ります。うつ病の人はよく「意欲がない」と言うけれども、ほとんどの人は意欲があるんです。もっと言えば、「意」はあって、「欲」が出ないの。「しっかりしないといかん」と考えて、「よしっ、やるぞ」としようと思っても、身体が言うことを聞きません。動かないの。「意」のほうは心です。「欲」のほうは欲動、つまり身体です。「意」はあっても、「欲」が出ない。

「精神療法は心を取り扱う」と言いますが、心は脳の機能ですので、心を取り扱っているけれども、治療しようとしている目標は脳なんです、脳の治療です。

脳は生命体ですから、自然治癒の能力があります。そうすると精神療法は結局のところ、「脳の自然治癒力ができるだけ十全に発揮されるような心のありようを作る」ということに帰結する。それで、精神療法の定義は全部終わりです。

心は脳の現れですから、心を通して、脳の自然治癒力を解放するのが精神療法です。さっきのメタファーで言うと、声を出し過ぎて、声帯がくたびれたときはしばらく黙っておくことと同じです。

それからスポーツ競技をやった人は分かるでしょうが、非常にハードなトレーニングをずーっとやって、その後しばらく休むと、ぐっと能力が上がるんです。オリンピック選手はみんな、そういうトレーニングをやっています。

ある筋肉神経系の活動がいちばんよく発揮されるようなパターンをトレーニングで入れ込む。それで神経系はくたびれる。そこでちょっと休息すると、パターンは失われずに、エネルギー系列だけが速やかに復活するので、しばらく休んだ後は記録が向上するの。一〇〇メートル競争なんか全部そうです。だからちょっと休むといいんです。

うんと休むと、今度は刻み込んだパターンがフェイドアウトします。「長年スケートを滑っていなかったけど」と言っていても、一時間ぐらい滑ると勘を取り戻しますが、元と同じ水準には戻らない。それと同じことです。

ちょっと休むと疲労のほうが早く取れますから、パターンが消えずに疲労だけが取れる。疲労だけが取れるような期間休むということは、治療なんです。

「脳を休める」というのは、普通は海辺に行ってぼうっとしたりしていると脳が休まるんだけど、休めない脳もあるの。いろいろ考えてしまうから、脳を休めるのって難しいのよ。じっとしておっても、脳は働くくらかね。だから、そういう脳には散歩なんかがいい。歩くという単純なリズム運動、それからピアノをぱらぱら弾くとか、貧乏ゆすりみたいな単純な筋肉運動、そういうことをやることによって、かえって脳が休まることがあります。

緊張すると、目をパチパチさせる人がいるね。あれも脳が非常に興奮しているときには、いい治療法の一つです。目をパチパチさせる活動に心はあんまり関係しないだろうから、直接に筋紡錘からシナプスに刺激を送り込んで、脳を鎮静化させる。筋肉運動は脳を休める。だから精神療法とこういうものとを組み合わせて、いくらでもやれるの。

治療というものは、放っといてよくなるのがいちばんいいんです。休ませてよくなると、あんまり副作用はないの。自然治癒がいちばんいい。

ボクは漢方治療を長年やっているけれども、もちろん漢方は自然治癒じゃないんですが、漢方で名人に達した先生方は「あんなもの、大して治療しているわけではない。自然治癒じゃないですか」と言われると喜ぶの。そうなれば、漢方のお医者さんとしては一流なんです。「どう見ても自然治癒としか思えないような治し方をしたい」というのが漢方治療です。だから自然治癒力による治癒と変わらないんです。

もう一度、元に戻って、心は何のために出来たのか。心には自由度がある。自由度があるということは、別の言葉で言えば、ふわふわしている。ほとんど無責任にふわふわ動き回る。それが心というものの特徴です。

あと一つは言葉を生み出す機能がある。言葉を生み出す活動はすぐに集団の価値観と結びついて、逆に自由度を束縛する「からくり」に引っかかることがあって、言葉は不自由を生む。

だから、できたら言葉を使わないで、自由度が上がってくるような、ふわふわ性が進んでいくような精神療法がいちばん上等。言葉には両面性があるの。言葉を生み出すのは脳の能力だから、どんどん言葉を生み出していけば、それで自由度が拡大してすばらしいという側面があると同時に、既成の考えと結びついて、逆に脳を拘束してしまう面もある。

道元禅師*が不立文字《ふりゅうもんじ》、「真実は言葉では捉えられない」「言葉を使えば、かえって真実から遠ざかる」と言ったのは、言葉がきわめて人の心の動きを止めようとするので、「ただひたすらに座れ」と、「只管打坐《しかんたざ》」ということを言ったわけです。

＊　鎌倉時代の禅僧。曹洞宗の開祖。

みなさんは若いから知らんだろうけれども、ボクが尊敬していた「やすきよ漫才」の横山やすし*さんはもう死んでしもうたが、あの人がよく「生きた言葉を使え」と言っていました。「漫才は生きた言葉を使え」と、盛んに弟子を怒り散らすのをテレビのドキュメンタリー番組で見ました。それは、すでに世の中の言葉の使い方の中に絡め捕られている言葉を漫才で使っても、新鮮な感覚を聴衆の中に生み出さないから。ただ「ああ、なるほど」というようなことになってしまう。言葉が持つ二つの側面を、ああいう天才的な人は感覚的に知ってるわけです。

＊　一九六〇～七〇年代に活躍した関西の人気漫才師。破滅型の天才芸人の典型と呼ばれる。

これはとても大事なことなんです。なぜかと言うと、精神療法と呼ばれているものは言葉を使う領域がすごく多いでしょう。言葉でやり取りする。そのときに使う言葉が規格化されていると、言葉が心の自由度をむしろ制限してしまう。だから詩人のように、次々に規格化されていない言葉を使えれば自由でいられる。
今、俳句とか川柳が盛んですが、あれには規格化された言葉を規格外に使おうとする動きが含まれていま
す。ですから川柳は、作る人にとっても、読む人にとっても精神療法になります。みなさんも頭が硬くなっ
たら、川柳を作ったり、読んだりしてください。
それから綾小路きみまろ*。あの人も言葉を破壊したり、もじったり、引っくり返したりすることによって、
新鮮化をやっているね。それがみんなに受けているのは、やはり言葉が心の自由度を束縛する働きをする面
が多くなり過ぎて、みんなが精神療法を求めているのだと思います。言葉についてはそういうことです。

＊　毒舌漫談で人気のタレント。

だけど、心身の治療の中心にあるべきものは言葉ではないものです。従来から、精神療法の中に箱庭療法
とか、陶芸とか、ダンス療法とかがありますが、言葉による絡め捕りや、不自由化を生む働きが非常に強く
なっている今日では、言葉に絡め捕られない、そういう治療が中心になってくるのがいいんです。
言葉で絡め捕られない治療は通常、二つに分けることができます。一つは関係による治療。もう一つは、
自分の出したものが自分に戻ってくる治療です。これは今まで誰も注目した人がいない、ボクのオリジナル。
関係は二つに分けることができます。人間とそれから動物と……、あ、二つに分けるんじゃなくて、人間
と動物と植物との三つの関係から、人間との関係だけをちょっと分けて話すと、人とのかかわりでは言葉が
ないほうが関係の治癒力が濃いの。性行為の最中にしゃべらないでしょ？「これでいいかいな？」とか、
「もうちょっと続ける？」とか、「いいときに言ってみて」とか言ったら、関係の持つ癒しの力が下がるの。
人間との関係というのは言葉のない世界がいいんです。
今、ペット療法とかイルカ療法とかあるけど、そこには関係が作っている雰囲気がある。そういう関係に
よる雰囲気があると、とても癒しの力がある精神療法なの。それは心のふわふわ性を広げていく。

人間との関係は、性行為の場合で分かるようにいちばん癒しの力があるんだけれども、相手をする人もまた人間だから、相手の人がどの程度ふわふわ性が保てているか、また固まっているかがよく分からない。だから新興宗教みたいな関係が出てきたり、訴訟になったり、また何だかんだというようなことになって、なかなか難しい。人間関係での治癒力は非常に強力だけれど、危険も大きいということです。

その点、動物や植物がいちばんいい。疲れたときは大きな木に手を当てて、「植物さん、ボクを癒してね」とか、そんなのがいちばんいいです。

そしてもう一つの治療。これはさっき川柳のところでも言ったんですが、自分が精神活動をして何かを生み出し、それを今度は自分がもう一度、感受するということ。この癒し活動をもう少し今、広げていきたいと思っています、これは一人でやれるからね。

*ロビンソン・クルーソーはフライデーという従者が来る前は全部を一人でやっていたかもしれない。これを大事にしてほしい。これはきっと効果があると思うんです。

＊　一八世紀、イギリスの作家、ダニエル・デフォーの小説『ロビンソン漂流記』の主人公。

ボクがこれを思いついたのは、統合失調症患者の独言《どくげん》から。独言は自分がしゃべった声を自分で聞くでしょ。みなさん、これをやってみてください。これをボクは患者さんみんなに説明しているけれども、みなさんにもちょっとお土産に教えます。

こういうふうに手のひらを耳たぶに添えてください。耳たぶを大きくするの。こうやってしゃべると、自分の声がたくさん脳に入る。そうすると、これが脳に対して直接に治癒力があるような気がするの。

今度何かあったときに、一人でいるときにやってみてください。人がいるところですると変に思われて、「何しているの?」と問われて、せっかくのシステムがぐちゃぐちゃになりますから、一人でいるときにしてみてください。こうやって自分の感情のこもった言葉を何か言うと、それが耳に入ってきて、またそれに反応してしゃべって、ぐるぐる回すととても脳に治療的であるように思います。

この考えは、いろんな場合に当てはめてよさそうな気がするの。自分で料理を作って、それを食べるのもそうじゃないかな。料理を作るときに、自分の脳神経と身体の作用が、何らかの形で料理に及ぼされる。東洋医学で言うと「気」が入るわけです。

最近、一人でカラオケ・ボックスに行く人がけっこう多いのね。一人で行って、「ああ、よかった」と思って帰る。それはこれと同じ。自発的に起こっている精神療法です。

それよりも、この耳当てつき独語の方が手軽です。昔から風呂の中で歌を歌う人がいるけど、あれも同じかもしれない。湿度が高くて、密室でエコーがかかって、いい声になっているような気がする。それだけではなくて、自分の脳神経の活動の結果として生み出された声の中には、脳のそのときのいろんな状態がある形で込められていて、それが自分に戻ってくるわけで、脳自体のオートレギュレーションを助ける働きが生じているのを、自分の心が感じて、いい気分になっているんじゃないかと思うの。

それから、たとえば箱庭療法でも、何かを作って、自分で眺める。そうすると自分の目指したものが自分の感覚に戻って、入ってくる。そうすることによる精神療法が生じると思います。これらは全部、脳もしくは心のふわふわ性を賦活し続けていく治療ですから、害が少ない。一言でいうと、この治療は「ふわふわ性の賦活」です。

ところがいいことばっかりではない。「ふわふわ性の賦活」ということは、ふわふわしていくので、その分、脳神経を使います。そして脳神経の限界に来たら、ふわふわができなくなる。脳の活動力の限界に来ると、脳がもう付き合わなくなる感じになって、ふわふわはそこで止まるの。そうすると気持ちが悪くなるから、やめたらいいのです。

「精神分裂病」という呼称が、「統合失調症」に変わった。*いろいろな経緯で変わったんだけど、ボクの患者さんたちに聞いたら、みんな喜んでいます。「あなたの病気はもう精神分裂病ではなくて、統合失調症に名前が変わったのよ」と言うと、みんな喜んだ。なぜか。

＊　二〇〇二年、日本精神神経学会は、従来、スキゾフレニア schizophrenia の訳語であった「精神分裂病」が誤解とスティグマを促す病名であることを憂慮し、患者家族団体も支持した「統合失調症」へ呼称を変更した。

患者さんはもともと「自分の脳はどうも統合が悪い」と感じている。いろんな話を聞いたりすると、心がふわふわして、頭の中ががちゃがちゃになって、まとまらなくなるということを体験的に知っているから、「ああ、それはいい病名になった」と喜んだ。彼らは、自分の脳が分裂して働いているようには体験していないんです。だけど、いろんなことを聞いたり、見たりすると、頭の中がまとまらなくてがちゃがちゃになるという体験は、自分で自覚的にしているから、「これはいい病名に変わりましたね」と言う。

つまり、統合失調症に代表されるような脳の制御系がおかしくなっている人たちに、このふわふわ性を賦活していく治療は危険なんです。いちばんいい治療法だけれど、危険なの。ふわふわが無理な脳には薬を使う。薬を使うというのは、脳の活動をぎゅっと小さくして、あまり働かないように、無理にならないようにして自然治癒力を支えるんです。

薬で抑えると同時に精神療法でも制御して、不自由にするのがいいです。言葉は、絡め捕って不自由にする非常にいい道具なの。だから、動きの少ない言葉で制御をかける。たとえば「今のあなたには睡眠がいちばん大切です。よい睡眠が取れるように、毎日注意して暮らしてください」と言って、毎日、「今日はよく寝たかな?」とばかり考えるようにさせて、それによって脳に制御をかける。

「毎朝、ちゃんと起きて、顔を洗って、飯を食って、規則正しい生活をしなさい」とか、「暇があるとろくなことをせんから、毎日忙しくしておきなさい」とか言う。「忙しく」というのは「脳を忙しく」ではなくて、「せっせと働く」ということだから、そういうのは全部脳のふわふわ性を制御します。

ふわふわ性はあっちへ行ったり、こっちへ行ったりして、ろくでもないことを考えるからクリエイティブなの。それをやめて、「ろくでもないことを考えないで、毎日会社のためにしっかり働きなさい」とかいうのは、脳がふわふわ動かないようにする言葉です。

だから昔は統合失調症の人たちに、時計の修理屋さんとかはんこ彫りの職人さんとかの仕事を勧めてたの。集中してはんこを彫ったり、時計をいじったりしてると、脳の活動がぎゅっと凝縮されて、あんまりふわふわ動かなくなってくる。そうすると病状が悪くならない。ところが今は、そんな仕事は全部、機械がするようになったので困ってるんです。

コンピュータはいいよね。コンピュータでの作業は脳をとても静かにして、ちびっとしか動かさない。脳がふわふわ動くようなことが少ないの。非常に限られた脳のキャパシティ内の活動の中に閉じ込められているから、統合失調症の人にコンピュータの作業をさせると、疑似豊かな世界で、脳に負担がかからなくていいんです。

そういうふうに脳が可能なふわふわ性を制御して、不自由にしておくために言語を使うけれど、本質として言葉はふわふわ性を賦活しますので、賦活させないような言葉による治療は難しい高度な技術です。

精神療法は主として、心のふわふわ性を不自由にしてきた学習パターンからの解放を目的にして作られているものがほとんどなんです。この制御をはずして、心のふわふわ性を、つまり本来の心のありよう、心の持つ特性をもう一度、復活させることが精神療法のほとんどなんです。したがって精神療法は、ほとんど常に脳を不安定にさせる。「ふわふわ」とは別の言い方では「不安定」だから、精神療法は、不安定にさせる力を持っています。

だから統合失調症の患者さんがカウンセリングに来ると、精神療法は副作用があるので、ふわふわ動かないほうがいい人も動くようになって、脳のキャパシティを超えた作業をすることになる。あるいは制御がはずれやすくなったりして、危ない。精神療法には常に副作用があるんです。不安定になって、ふわふわが進みすぎるから。

だけどもっと昔に精神療法と言われていたのは、精神修養とか宗教とか、何かの考えでやるものでした。精神修養はむしろ不自由にすることで、あるいは一定方向のパターンを植えつけることで、だからしっかりして硬くなる。クリエイティビティの少ない人を作ります。

ボクが四〇年前に精神療法の勉強を始めた頃は、「精神療法」という言葉をみんな使わなかったの。精神療法という言葉を使うと、新興宗教やいろんな宗教で使っている精神修養と紛らわしくなるから。「われわれは科学に基づいて、心理療法を行う」と偉い先生たちが盛んに言っていたものでした。今はもうそんなことは言わないですね。

心理療法は心を不自由にしているものをはずして、ふわふわするようにする。ここには、箱庭療法やいろんな芸術療法、ダンス療法などが入ります。これらは健全性の高い人をより健全に、クリエイティブにしていく治療です。

その対極には行動療法とか、精神分析とか、森田療法とかがあります。心を少しばかり自由にして、今まで狭められていたものを広げる、使われていなかった領域までもうちょっと使われるような方向に持っていく治療です。

行動療法では行動分析が大切です。その人の生活が狭められているところを分析して、もうちょっと広がるようにする。生活が広がってくると、二次的に脳の活動も幅が広がる。行動療法は生活に広がりが出てくるような行動パターンに置き換えることによって、それだけ脳のふわふわ性が限定的に広がっていくようにする、つまり学習です。

精神分析は自由連想法を行う。自由連想とは脳のふわふわ性を発揮する意味ということになっているけれども、精神分析の実際はそうではないの。いいですか。精神分析は言語で自由に連想して、言葉でしゃべるものだから、その人が言語によっていかに不自由になっているかということが、あからさまになってくる治療なんです。

たとえば、みなさんが誰かをここに連れてきて、「自由自在に動いてごらん」って動いてみさせれば、「あ、膝が悪いね」とか分かるでしょう。自由自在に動こうとすると、その人を自由自在に動けなくしている部分が際立ってくる。それが精神分析の方法なんです。

だから、ふわふわする方向に努力をするけれども、「ふわふわを目指す」自由連想を使うことによって、不自由になっている部分を見つけていく。そして、そこが不自由になっていることを二人で見つめる。それが自由連想法です。

どちらかと言うと精神療法家よりも、本人が見つけるの。「私はいろいろ考えてても、いつもここのところに話が来ると『えっ』と思って、止まってしまう」とか、「何かと言うと『やっぱり親が私をいじめたから』というところに行ってしまう」とかいうことで、そこに囚われていることが本人に見えてくる。そして、それを「治療者が解きほぐす」と言うんだけれども、これは間違いです。治療者が、それを解きほぐすことを精神分析の言葉でやるものだから、今度は、精神分析の言葉によって、洗脳Bになっている治療が多いの。

ここで大切なのは、不自由になっている部分が見つかったら、「不自由になっているねえ」と注目することなんです。そこに焦点が合いさえすれば、ふわふわ性を本質にしている心というありようにとって、それは不愉快なの。そこに閉ざされているから不愉快。だからしばらく待てば、ほとんどの場合、そこから離脱しようという動きが自発的に起こります。いろんな形で起こりますが、いちばん理想的にと言うかな、安全に起こってくるには、この考えに対して葛藤する考えが湧いてくるのがいい。

そして葛藤する考えが湧いてきたら、これでもう心のふわふわ性が、自分の力で心を治療し始めています。

治療し始めていますから、これを消したらだめなの。「葛藤の解決」「葛藤の克服」というような言葉が出てくる精神療法の講義があったら、それは全部だめです。分かってない、嘘。

葛藤は、心のふわふわ性がいちばん現れている健康な姿なんです。これをどっちか消して、一方にしたり、一つにまとめたりするのは、治療者がそれをやるならば、ほとんどの場合、洗脳Bになります。まあ以前より少しはいいかもしれないけれども、心はまた不自由になる。そういう患者さんはたくさんいます。生活はできるようになったけれども、心は不自由ですね。

患者さんの話を聞いていると、この傾向がいちばん起こるのは森田療法ですね。森田療法はこういう傾向が非常に強い。なぜかと言うと、森田療法は人格的にすばらしい先生が治療するものだから、患者さんが惚れ込んで、その人の考えを取り入れちゃうんだ。だから森田療法の治療を受けた人には、洗脳Bになっている人が多いね。

洗脳Bになっている人の話を聞いていると、ひょっとしたら森田療法を受けておられるんじゃないかと分かる。染まっているわけ。精神分析を受けている人にも染まっている人がいます。染まっているということは、やっぱり洗脳Bだね。

じゃ、心のふわふわ性が発揮されて健康になっていくにはどうしたらいいか。みなさんのレベルで言うと、健康な人には好奇心があります。心のふわふわ性を脳がサポートしている、あるいは脳が自在に活動して、心のふわふわ性を生み出している指標として、「好奇心」はいちばん信頼性があります。勉強ができるようになったり、何かができるようになったりしても、脳に余裕がなければ好奇心は出てきません。

好奇心というのは、脳の要求なのかどうかは分からんけれども、脳に向かって情報を流入させるべく、脳が活動して生み出している心の機能のあり方なんです。好奇心が出ているときが、脳に余裕があって、いい状態なの。

ですから好奇心の強い子どもは、脳に余裕があって、まだどんどん脳が発達していっている。好奇心があると危険な目にもあう。ライオンに手を噛まれたりもする。噛まれると、やっぱり意固地な子どもになるよな。「せっかくライオンをなでてやろうとしたのに」とか思ってな。危険だけれども、脳の発達の指標は好奇心の強い状態、ほとんどこれに尽きます。

だから病気がよくなって、仕事ができるようになっても、好奇心が出てこなければ、脳が余裕を持っている状態ではないということになります。

それからもう一つ、みなさんに話しておこう。精神が健全な状態になっているということは、脳の中にずーっと自分の小さいときから現在までに蓄積されているさまざまな情報がいつでも使えるようになっていることです。つまりインプットされている情報が自在にアウトプットできるようになっている状態、これが健康です。これが人格の成熟なんです。

つまり、ふわふわ性が最大限に動くためには、前にも言ったように、脳に蓄積されている情報が必要です。持っている情報が乏しいと、その範囲内でしか脳は動かない。だけど乏しくても手持ちの情報が全部、いつでも使える状態であるなら、いちばん健全なんです。勉強していなけりゃ「ドイツ語が分からん」とか「ラテン語が分からん」とかなる。だけど情報量が小さくても、分からんなら分からんなりに、それが全部出てくれば健全なの。

ですから、たどってきた歴史の中には、その人の生まれ育ちや、国籍やら、何やかやがあって、そういうものが今の時点で窺い知れる人ほど、つまりその人が生きてきた歴史上で背負っている脳の中に蓄積されている情報が、話しているといつもどんどん出てきて、「ああ、この人はこういう経歴なんじゃないかな」と、たとえば「一人っ子なんじゃないかな」とか、そういうことが分かるありようが健全なんです。健全と言うか、人格の成熟したありようです。

だから「過去をすべて振り捨てて」とかいうのはだめなの。過去を全部生かして、しかも、ここで忘れてはならないのは、「過去を全部、振り捨てたい」と思った思いも、そういうのも歴史的な事実だから、自分がそう思ったことも、後悔も全部、自分の脳の中に蓄積された情報として使われるのが成熟ということです。

以上で、だいたい今日、予定していた話を終わります。あとは何か意見を出してくだされば、また考えます。まだ時間はあるでしょう？ 今日、初めて話したんで、話が前後してまとまりが悪かったな。考え、意見でもいい。何か、アイディアを言ってください。これをあと一、二年がかりで本にまとめようと思っています。

黒木 質問がありますか？

質問者1 箱庭療法がよく分からないんですが、幼児が砂場でやるようなもの、そんな連想でよろしいんでしょうか。

神田橋 はい。おそらくそのあたりから発案されたものだと思います。

質問者1 箱庭療法はヨーロッパから輸入されたものでしょうが、チベットあたりの砂を積み重ねてやる立体曼荼羅なんていうのは箱庭のもっと非常に技術の高いものかもしれません。箱庭を高級にするとあそこまで行くんでしょう。あれほどでなくても、幼稚園で子どもたちが作っているものも砂の立体曼荼羅みたいなものだと思うんですが、古代チベットとかいろんなところで、曼荼羅が精神療法、精神修養として使われた面が一つあると思います。

それに関連して、たとえば禅宗でも、曹洞宗は観想禅という無言の行をやりますが、臨済宗は問答禅で、丁々発止としゃべるわけですね。しゃべるのも修養、黙っているのも修養と、適当に、気に入ったようにやれということで、有効と言うのがいいのかどうか知りませんが、どちらも有効でさえあれば何でもいいんだという考え方がありますね。

私は修養のことしか分かりませんけれども、精神修養の観点から書かれた本を読むと、そのような相反するやり方がいっぱいあって、どれでも好きなようにやれということで、簡単なように思うんです。私は体験がなくて分かりませんが、精神療法はちょっと違うんですか。

神田橋　いや、まったく同じことです。

あとのほうから申し上げますと、臨済宗の問答というのは、言語に束縛されているものを壊すために問答をやるんで、やはり最終的には「不立文字」に帰っていくということです。それじゃ「不立文字」に帰っていくとどうなるかと言うと、今度は自由自在に言葉が湧き出るようになるわけですね。だから、言葉が人の心を支配するものではなくて、人の心を粗雑ながら一所懸命表現するものになる。ちょっと粗雑な道具として、自在に心によって使われるようになることを禅は目指すんだろうと思います。

だから禅の人も黙ってはいないですね、おしゃべりな人が多いです。それはそういうことで、臨済宗の問答というのは、言語による呪縛から離脱させようとする意味では、精神療法とまったく同じです。

それから曼荼羅ですが、あれはすごいと思いますね。箱庭療法は、箱の中に砂を入れまして、そこに動物を置いたり、何かを埋めたり、砂を掘って「ここは海」と言ったりしながらやるわけです。子どもだけじゃなくて大人もやりますが、治療経過の転機には、必ず曼荼羅が現れるんです。* 曼荼羅が出てくると、「ああ、この治療はクリティカル・ポイントに来た」とよく言います。

＊　河合隼雄『箱庭療法入門』誠信書房、参照。

だから曼荼羅が出ると、途端に悪くなる人が多くいますし、そこからパッとよくなる人もいる。曼荼羅というのは、その人の心、もう心身でしょうね。心身の、ずっと積み上げられてきて統制を取って、かろうじてまとまっていた統合の一致性が崩壊するんだろうと思います。

崩壊が瞬間にまとまりでもあるというのが曼荼羅で、「曼荼羅が出てこないと、箱庭療法はあんまり効果があったとは言えない」というぐらいに大事にされています。

動物が並べてあったり、山ができたり、谷があったりして、わーっと広がっていく。まとまりながら、うわっと広がっていく雰囲気を持ったものが、箱庭療法では必ず現れてくると考えていいです。だから、箱庭療法をやっている人たちは、みんなチベットの曼荼羅とか、そういうことに言及されるんです。ボクは箱庭をやりませんが、曼荼羅と箱庭療法は同じことです。

非常に大雑把に言うと、箱庭療法はチベットの曼荼羅のインスタントラーメン化みたいなものですね。ですから手軽にやれる。限界はありましょうけれども、どこか底のほうでつながっていると思います。いい質問をしてもらった。うれしいです。他に何かありませんか？

質問者2　先生が先ほど、精神の健全には好奇心を持つことが大事だと言われたんですが。

神田橋　好奇心が自ずから湧いてくることが、健全さの指標です。

質問者2　好奇心が自ずから湧いてくることが、健全さの指標だとすると、好奇心が湧きすぎての弊害みたいなのはありますか？

神田橋　一つは、個体としての弊害がありますよね。好奇心というのは危険を冒しますから、「ちょっと行ってみようか」とか「ここは面白そうだ」とか言って、爆発物を「記念品だ」と持って帰ったりするから、個体としては危険なんです。

みなさん、子どもを育てるようになったときに、子どもは好奇心があるから、ストーブが赤くなっていたら、「面白そうだ。何だろうか」と思って、触るでしょう。あれを止めたらいけません。火傷をすれば、すぐに学習できますから。好奇心には危険なこともあるんだ、という学習になりますから、ちょっと火傷をさせてあげるようにするのが教育です。

そうすると、子どもの脳の中で、好奇心と、危険を察知して制御しなければいけないということとで葛藤が生じます。それが子どもを、用心もするが好奇心もある人にしていきますので、「それは危ないからやめなさい」と言うと、危険を察知する能力が育つんじゃなくて、好奇心を制御するようになります。だからやっぱりナイフを使わせないなんていう今の教育は、どんどん健全さを落としてくことになるね。

好奇心のもう一つの危険は、好奇心は平和を壊すのね。だから社会のほうから好奇心を制御する動きが起こってくる。

個体にとっては楽しいもの、たとえば雪の上におしっこで字をいくつ書けるかとかいうのをしようとすると怒られるでしょ。昔は、雪が積もっていちばんきれいなところに、おしっこで字を書いたりした。今は、そんなことをしたら怒られます。社会の平和を乱す、そういう危険がある。

だから、二つ危険がありますけれども、好奇心というものは常に前向きに行こうとするものですから、危険なほうへ危険なほうへと近づくものです。個体にとっては危ないけれど、マルコ・ポーロでも誰でも、時代を拓いてきた人はみな好奇心の赴くままにそういう危険を冒してきた。そういうことです。

質問者2　好奇心が、先生のおっしゃるふわふわ性をどんどん増していって、それで行動よりは、内面からおかしくなるということは考えられますか？

神田橋　はい、それはあります。

質問者2　あと、先生が言われた脳のキャパシティということなんですけれども、それは本人には分かるんですか？　ここまで考えたら限界だから、好奇心を止めるとか、抑えるとかいう基準はありますか？

神田橋　それはね、分かるの。キャパシティの限界を分かるのに「苦しい」「楽」という言葉で表されるフィーリングが役に立ちます。

たとえば躁病の患者さんは好奇心がひどく発達した状態で、子どもだったら、女の子のスカートをめくってみたり、何かかんかします。前へ前へと進む行動が出てきて、好奇心が見られますが、躁病の人に薬を出して、鎮静してきたときに、「だいぶ落ち着いたね」と言っても本人はなかなか分からない。だけど「だいぶ楽になったね」って言うと、「はい」と言う。

躁状態のときは、楽しそうに活動しているの。よくしゃべって、人にちょっかいをかけているのに、それが薬によってある程度鎮静したときに、「楽になったみたいね」と言うと「はい」と言う。躁状態はやっぱり苦しいのよ。

楽しそうに、わあわあ言って、「俺は偉いぞ」とかやっていてもね、やはり脳のキャパシティぎりぎりになっていて、それは何だか辛いの。何か、脳が辛いという感じがあるみたいです。それで「楽になった」と言う。だから躁状態はかなり苦しくて、悪いです。

これはあんまり確かじゃないけれど、現代は注意を払わなければならないような外界状況の変化が非常に増えている結果、人の脳はもっぱら外側に注意をたくさん向けざるを得ないようになっている。だから脳が苦しいとか楽だとか、怒り、嫌だとかいうような、脳を含めた身体のコンディションの判定のほうに注意を向ける余裕が非常に少なくなっている。

それで瞑想とか、フォーカシング*とか、黙ってじっと座るとかというような形で、外側にばかり向けていた注意を内側に向ける生活習慣を、健康法としてどこかに取り込む必要があるんだと思うの。

＊　哲学者であり、ロジャーズ派（来談者中心療法）の心理学者でもあるユージン・ジェンドリンが開発した心身の内面に注意を向ける技法。

それが心を健全にするというのではなくて、危険を察知して、「こうしようよ」とか「ちょっと休もうよ」とか「こうしてみたいね」とかいう内なる促し、内側から出てくる声、「内なる促しは神の声である」と言いますが、それを受け取ろうとする姿勢を生活の中でどこか部分的に持つようにするのがいい。

そのためには水泳がいいの。泳ぐことに注意を向けずに、水の上に浮いていて、他にすることがあまりありませんので、自分のコンディションを見たり、浮かんでくる考えに注意を向けたりする。泳ぐという活動に注意を向けるのではなく、内側に注意を向けるんです。

それから散歩が昔からよいと言われています。カントも西田幾多郎も散歩しながら哲学をしましたから、内側に注意を向ける活動の補助として散歩はいいです。しかし交通事故にあいますから、事故にあわないようなところで散歩しましょう。

そういうふうにして、内側に注意を向けていれば、自分の脳が、あるいは体が無理していることを感じることができます。かなり早期発見になります。

今の質問をもうしばらく考えてみます。どうもありがとう。

黒木　神田橋先生は、学生さんだろうが、心理療法の専門家の集まりだろうが、まったく同じ話をされるんですね。学生だとか専門家だとかの区別がない。大変にレベルの高い、含蓄に富むお話でした。

ユング心理学の権威で、文化庁長官として有名な河合隼雄先生が「神田橋先生の話は強烈な破壊力を持つ」と評されたことがありますけれども、みなさんの脳がちょっと忙しくなったことと思います。

それでは神田橋先生の授業を終わります。

〔二〇一三年追想〕

この講義は『「現場からの治療論」という物語』の後半の骨子である。

感覚の復権を

二〇〇四年六月一〇日

黒木　精神療法の授業です。神田橋先生は日本を代表される精神療法家で、諸君の先輩でもあります。ボクが研修医だったときも、神田橋先生の本で勉強させていただきました。今も大切な思い出です。貴重な機会ですので、一所懸命に聴いてください。

神田橋　そんなに言っていただくほどでもないんですが、えっと、山上敏子先生の講義はすんだ？

黒木　山上先生は今年から……。

神田橋　ないの？　わあ、残念だ。山上先生、九州大学へ来てくださいよ。日本を代表する、じゃなくて、おそらく世界で有数の行動療法家です。ここに患者がいたときに治せる先生だから、ぜひとも講義に入れてください。忙しいからなあ、あの人も。山上先生のところには、世界中から弟子として修行に来るんだよ。東南アジアとか中国からも来ています。先生はボクより一級下で、精神科に入局されて以来、ずっと仲良しなの。

小野寺直助*先生って、みなさんは知らないかもしれないけど、誰か知っている人がいるかな？　ちょっと手を挙げてみて。ああ、知らないだろうなあ。小野寺直助先生は九州大学の、今は第三内科と言わないのかな、その初代の教授です。とても長生きでね、昨日調べたら、亡くなられたのは昭和四三年、八五歳だった。

＊　九州帝国大学教授、久留米医科大学学長を歴任。消化器内科学の権威であった。

ボクは昭和三六年の卒業。三六年卒はね、偉くなった人が多いんだよ。ほとんどみんな名誉教授になっています。[*]仁保喜之先生や、みなさんが知っているような人だったら[**]野本亀久雄先生、それから藤島正敏先生、その他、九大やあちこちの教授がいっぱいいいます。すごい学年だったの。

で、ボクの学生時代には、小野寺直助先生はもう八〇歳に近かったでしょうが、ぴんぴんして、全然ボケてなくて、座談会に出たり、特別講義をなさったりしていました。

＊　元九州大学医学部内科学教授。
＊＊元九州大学生体防御医学研究所所長。

ボクは小野寺直助先生が大好きで、みなさんは「小野寺の圧痛点」を知らないかなあ。聞いたことある？尻のとこを押さえると、十二指腸潰瘍のときに痛いの。小野寺先生がその「小野寺の圧痛点」を発見した経緯を本に書いておられるけど、どこか温泉宿で、目の見えない按摩師さんに出張を頼んだら、その人が按摩をしながら、「あなたはお医者さんですか？　私はここを押さえて痛いと言う人には、胃が悪い人が多いような気がするんですよ」と言ったんだそうです。それで「それは面白い」と考えて、それから何をなさったかと言うと、小野寺先生は内科で、十二指腸潰瘍の患者さんは外科にたくさんいるから、医局員を外科に行かせて、片っ端から患者さんのその場所を押さえて、それで何パーセントぐらいが「痛い」と言うかを調べて、学会で発表した。だから「小野寺の圧痛点」。でも按摩師さんのオリジナリティなんだよな。「小野寺の圧痛点」じゃなくて、「按摩師さんの圧痛点」だと思うけどな。

その次の教授は[*]澤田藤一郎先生。この先生もやっぱり師匠を尊敬していたんだろうね。いろいろ考えて、「澤田の圧痛点」という胆石のある人の圧痛点を見つけました。

＊　元九州大学医学部内科学教授。

ボクは小野寺先生の話をできるだけ聞いたり、書かれていることを読むようにしたの。その小野寺先生がおっしゃっていたのが「徒手空拳」です。「徒手空拳」という言葉を小野寺先生が使われたことはないと思うけれど、おっしゃっていることはそういうことだと思います。

小野寺先生には名言がいっぱいあってね。一つは「繁雑な処方箋を書いてはいけない。パッと見たときに、横に長い処方箋を書きなさい」と言われていました。今、横に長いような処方箋なんかありゃあせん。

みなさんも医者になったら分かる。たとえばステロイドを使うでしょう。ステロイドを使って潰瘍が起きると、潰瘍を治す薬を出す。そうすると、食欲がなくなって何かを出して、下痢をするとまた何か出すとなって、ずーっと続いて、短冊に書くような処方箋になる。小野寺先生は、「短冊に書くような縦長の処方箋を書く医者はヤブ医者だ。できるだけ横に長い処方箋を書きなさい」とおっしゃった。

ボクは今も一所懸命、なんとか横に長いような処方箋を書きたいと思って、そうだな、六割以上の患者には横に長い処方箋を、つまり三剤とか四剤でやるような処方箋を書いていますが、それは小野寺先生の話に魅了されたからです。

それから小野寺先生は、診察のときに患者さんを裸にしたり、ちょっと衣類がはだけたりしたときに、特に女の人なんかは恥ずかしかったりして、ぱあっと皮膚が紅潮するけど、「そのときに紅潮しない場所があったら、その奥に病変がある」と言われてたな。

病変があると、周辺の血流とか自律神経系とかが病変に対応した動きをするようになって、通常の全身の変化としての自律神経系の動きがなくなってしまうから、変化しないの。だから場合によっては、他と違って、そこだけが異様に赤かったりもする。異様に赤けりゃ誰でも分かるけど、「変化しない場所に気をつけるように」と言われたんです。

それから「臍《へそ》が笑う」ということ、「臍を上から見て、にこっと笑った顔の口のように見えるときには、その引きつれの方向にディファンスがある」というのも小野寺先生の名言です。触ったら、表面のディファンスしか分からんけど、ずっと奥のほうの筋の緊張は臍を見ると分かる。

そして医療器具、検査器具、検査方法やらがあるでしょう。「あれは医者の感性を確認するための道具であって、診断は感性でやるんだ」とおっしゃった。「感性で診断して、それから検査をして、『ああ、思ったとおりだった。やっぱり感じたとおりだった』としなければ、医者として、技量がちっとも上がっていかんじゃないか」と。

ボクは勉強するのはあまり好かんかったから、「そりゃいい話だ」と思ってね。医者になっていちばん最初にやったのは、脈を取るとき、数える前に予測を言って、それから一分間測る。

それからマンシェットで巻いて圧を加えて血圧を測るわけだから、指で押さえても同じだろうと思って、少なくとも最高血圧はそれで分かるはずだと思って、一所懸命練習したら、そうだね、半年もせんうちに、誤差は一〇ミリメートル水銀柱以内になった。暇があったらしてごらんなさい。ボクはもう近頃はだめになったね。一所懸命やっていた頃の話です。

ところがその後三〇年ぐらい経って、漢方をやるようになったら、古来、中国の漢方ではそんなのは全部指でやってたんだね。ボクはただ技術を錬磨しようと、遊びでやってたんだけれど、そんなのは全部、伝統的に三千年も前からあった。漢方、中国医学では全部、自分の五感を使って、あとはイメージによって、考えてやるというのがあったんです。

昔からある漢方治療で、「徒手空拳」がとても役立って楽しいから、だんだん精神医学はどこかへ放って、漢方をやるようになったの。

なぜかと言うと、精神医学はもともとは何も検査方法がなくて、すごく楽しかったのよ。だけど近頃はもう、いろいろな機械が出来たでしょう。機械で測ったりするようになったから、面白くなくなって、だんだん興味がなくなって、今は漢方のほうにだんだんと行っています。

ところが漢方も学問的に確立されてきて、いろいろ覚えることが多くなったので、それも面白くないと思って、最近は気功をやるようになった。気功とかあんなのはものすごく非科学的で、何も根拠がないから、それが楽しいの。「徒手空拳」というのはボクの趣味みたいな、人生そのもののようなものです。

今日、なぜ「徒手空拳」の話をしようと思ったかと言うと、もう今、医療の現場がむちゃくちゃだからなの。検査方法がいっぱいあるでしょう。いっぱいあるのを一人の患者に全部するわけにいかないので、適当に「これとこれとこれ」とか言って、患者の訴えだけでやると、いちばんしなきゃならん検査が抜けてしまったりするのよ。

なぜ抜けるかと言ったら、医者が思いつかんからです。思いつくように、病気のリストを国家試験みたいに頭の中に全部詰め込んで、「この症状はこの検査で、この訴えはこうやって」とやるには、もう今は医者の頭が追いつかないの。

だからもう一度、医者が感覚を育てて、的確に検査ができるようにならなきゃいかんと思うんです。それで「徒手空拳」をみなさんに話したいと思って、今日は来たんです。

ボクらが習ったときには、友田正信先生*が外科の教授でした。今は臨床講義で患者さんを教室へ出したりせんよね。昔の大学病院はひどいもので、入院すると、すぐに「患者供覧」と言って、教室にベッドがあって、出させるわけです。そして「Bグループ来て」とか言われると、Bグループの人が来て、みんなで患者を触るんです。で、「ここにツモール（腫瘍）があるでしょ」とかいうような授業をしてました。

＊ 元九州大学医学部外科学教授。消化器外科の権威であった。

友田先生の授業では、触って「ここにツモールがあります」と言うと、「では次にどうしますか？」と聞かれる。学生が「レントゲンを撮ります」と答えると、友田先生が喜んでね、「ひょっとしたら君は島津製作所の回し者ではないか？」と言うんだ。その頃は島津製作所がレントゲン撮影装置を一手に販売してたから、「君は機械を売り込むために、学生に紛れて入ってきた回し者ではないですか？」とか言ってた。

友田先生が答えてほしかったことはそうではなくて、ツモールがあるなら、表面はつるつるしているか、ざらざらしているか、でこぼこしているか、下とくっついているかというようなことなの。くっついていれば動かないし、くっついていなければ動く。動くなら、どっちの方向に動くか。それから軽く押さえても、患者が苦痛を訴えるか。触ったときに、他の組織と温度差があるかどうか。そういうことを学生が言ってくれればマルなんです。

今はもう、そんな授業はないでしょう？　すぐにＭＲＩを撮るからね。

ボクはすごく褒められたことがあるよ。ツモールを持ってね、「上のほうは動かないです。下はこういうふうに動きます」と言ったら、結局、胆嚢が腫れてたの。胆嚢はヒョウタンと同じで、下はくっついていないから、こういうふうに動くの。ボクはその頃、手品をやっていたから、手で感覚的に物を捉えるのがやたら上手だったの。

ボクは東京の病院でインターンをしたけど、手品をやっていて、手の感覚がシャープだったんで、よく小児科から「赤ちゃんの静脈注射をお願いします」と呼ばれました。看護師さんがやって、できないと呼びにくるの。「よし、請われたからには……」と、赤ちゃんの腕を持って、してやってた。すごく上手だったの。今は全然だめです。目が悪いし、手も鈍いしね。そういうことで、感覚がとても大事なんです。

この四、五年は気功をやるようになって、これから先はみなさん、信じないだろうけれど、こう見るとね、どこがどんなふうに悪いか伝わってくるのよ。人体と対話するような気持ちで、じーっと睨むの。

いちばん簡単に分かるのは甲状腺。診断学で言うと、甲状腺が蝶々の形に膨れていて、調べてみると、若い女性に起こってくる普通の甲状腺腫で治療の必要はないとかね、そういうことがあるでしょう。みなさんも習ったと思う。

ボクの場合はこう睨んでいると、甲状腺の部分から何か苦しい感じが伝わってくるんだな。それは腫れていなくてもそうです。だから甲状腺から来るかどうかは分からんの。このあたりから、何か苦しい感じが来るから、それが左右対称であれば、バセドウ病か何かだろうし、どちらか一カ所に固まっていれば橋本病だろう。そう思って、それから先はうちの病院の内科の先生に「お願いします」とやると、内科の先生が診察してくれるわけ。

それから内科の先生が「これは何か分からんけど、精神的なものだろう」と回してきた患者さんも、じーっと睨むと「いや、これは膵臓のところに何か苦しい感じがある」と、ボクはとりあえず「邪気」と呼んでいるけど、「邪気がある。だから慢性膵炎による無気力ではないかと思うから、ちょっと検査してください」とまた内科の先生へ返す。そして検査をする。

これはみなさんに「できるようになりなさい」とは言わないけれども、感覚を鍛えていけば、これからも検査の種類はたくさん出てくるけれども、それを間違いなく選んで、使えるようになります。そうなったときに、あらゆる検査の手技とか方法は医者の道具になるんだよ。

「検査の手技や方法は医者の道具だ」とみなさんは思っているかもしらんけど、今や、多くのお医者さんは機械の付属品になっています。というのは、たとえば「この人は心臓が悪そうだ」と思っても、心電図の機械が故障していると何もできない。道具がなくて何もできなければ、行動が貧しくなる。「機械があればもっとできたのに」と言っても、機械がなければ何にもできないとしたら、そのお医者さんは心電図の機械の付属品だ。

最近は心電図の機械に自動読取装置がついていて、ある程度、機械が読み取る。以前は医者がやっていたんだけれども、今は機械がするでしょ。まだ医者にしかできない部分が残っているから、付属品として役に立ってはいるけれど、それもコンピュータがやるようになったら、医者はそのデータに全面依存するようになる。医者が機械の付属品になっているの。

うちの病院に、すごく優れた検査技師がいました。もう辞めちゃったけど、すばらしくうまい人だった。その人はたくさんのCT、コンピュータ・トモグラフィー（断層撮影）を見ているから、何でも分かるんです。ボクはCTなんか全然分からんから、「先生、これは新しい梗塞ですよ」とか、「これは古いですよ」とか教えてくれるの。そうすると、CTの機械とその検査技師とをセットにした検査システムがあって、ボクはただその結果を聞くだけで、自分では分からん。

だから非常によく読めるようになっているお医者さんも検査技師と同じレベルだから、何か指示を出しても、「いや先生、もう少し細かく切ったほうがいいですよ」と言われて、「ああそう」となる。何のことはない、医者は技師に指図されて指示を出しているだけだ。

またオカルトじみたことを言うけど、ボクは脳梗塞や脳出血の場所と大きさはほとんど分かるの。こうして見たら、だいたい分かります。朝、回診をして、患者をざっと見渡して、「ああ、あの人に梗塞が起こったようだ」と思ったら、内科の先生に「CTを撮ったらいいかも」とか言う。そうすると内科の先生が神経学的検査をして、「なるほど、ちょっと左右差がありますね」とか言って、CTを撮ると出るの。

それから胸部写真も「左の胸の上部にこのぐらいの何かがあるよ」と言って、それでレントゲンを撮る。レントゲンの写真が来たら、ボクは見ても全然、分からんの。情けない次第だ。読む訓練を一所懸命しなかったから、大雑把なことは分かるけど、これは硬いとか、血管の裏だとかは分からない。分からないけれども、今はそんなのができる人がいっぱいいるから、やってもらうの。

だけど、読める人が検査の指示を出すのは、症状が揃ってからだから、たいてい二日なり三日なり遅れる。症状が出てきて、あっと思ったときには、もう何日か経っている。ボクのほうがずっと早い。そのことが今、うちの病院では必要なの。内科の専門家がたくさん来て、それぞれ専門の分野からやるようになると、専門家というのは狭いからね。

患者や人間は全部が一つにまとまってあるわけ。それどころか、漢方や東洋医学の世界からいくと、周辺の空気や、気候や、天体の動きや、そういうものにも若干ずつ影響されて全体としてある。人体に限らず、イヌでもそうです。

そういうふうに考えたら、漢方ではこういうことがあります。今、梅雨に入ってきて、湿度が高くなってきたでしょう。湿度が高くなると当然、人体の中も水分の量が多くなって、漢方で「水毒」という、水気が身体の中に多くなり過ぎて、バランスが崩れたために起こってくる病気が増えるだろうと予測するわけです。そうすると、水毒の水を身体から捌《は》かすための漢方の処方がいくつかあって、それを使う頻度が上がるだろうと思って、漢方の先生が待っていると、めまいとか、吐き気とか、食がいけないとか、元気が出ないとか、意欲が出ないとか、いろいろそういう患者が来る。そのときに「これは水毒ではないか」と考えて、水毒を診る診察をして薬を出す。そうすると、三日もすれば症状がよくなって、やっぱり当たってたというふうになる。まあ「浮腫《む》《く》む」なんて訴えたら、「水が多い」とすぐに分かるけどね。

だから、気象とかそういうものと個体とは、一つの全体の中にあるんです。人体は絶対に一つのまとまりの中にあるの。だけど全部を細かく診るのは人間の能力に限界があるから、部分を詳しく診る専門家は大事。大事だけれど、全体を診ることのできる人も必要なの。

では、漢方の偉い先生はどう言うか。「患者をじいーっと見たらいかん。ぼんやり一所懸命見なさい」と言うの。ぼんやり注意を漂わせて見る。そうすると全体のバランスが見えてくるんです。

今、変なことを思い出しました。九大にいた頃に、ボクが新しく入ってきたお医者さんの指導係をした年があったの。その年は、ボクと山上さんと二人が新入局員指導係になった。どうして二人になったかと言うと、その年は久しぶりに一〇人以上の入局者がいて、これはしっかりと教育せないかんと、指導係を二人にしたの。

　そして一年経って、研修の感想文をみんなに書かせたら、その中にこういうのがあった。「精神科に来た患者に何か病気らしいものが見つかると、内科に頼む。頭が痛いと言うと脳外科へ頼む。鼻が悪いと耳鼻科に頼む。大学病院は全科があるので、全部頼む。そうすると、精神科医は何もしとらんじゃないか。あっちへやったり、こっちへやったりしているだけじゃないかと思って、情けない思いをしていたけれども、近頃は居直って、『そうだ、ほかの科はみんな私の下請けだ』と思うようになって、とても誇りが高くなりました」という感想文を書いてくれた人がいたの。精神科の仕事とはそういうことです。

　それは、精神科医を長くしていると分かるの。こんなことがありました。外科からヒステリーだと、患者さんが回されてきた。本人も「近頃は情緒不安定でヒステリーなんです」と言うし、旦那さんもそう言う。だけど精神科医が診て、ヒステリーとは味が違うの。で、念のために眼底を診たらうっ血乳頭が見えたので、「眼底を見てもらった？」と聞いたら、外科の主治医は見ていなかった。その患者は胃ガンの手術をした人だったので脳内転移でした。あとで教授に叱られただろう。そういうふうに抜け落ちることが、専門家にはあるの。

　だから、日本中の多くの精神科医が尊敬している中井久夫先生が、「神経内科から精神科に回された患者を診たら、変性疾患を疑う。脳外科から回ってきた患者は、脳腫瘍を疑う」とおっしゃっています。専門科が診て、何もないからと精神科に回ってくるんですが、専門科の見落としの場合が経験的に多い。専門科は、同じような患者をずーっと診ていて、その中のちょっと例外的なケースだと見落とすんです。そういうことがありますので、みなさんも徒手空拳ということを大事にしてほしいの。

　今までの話は、診断の話です。診断の器具や手技を的確に選んで、間違いなく使えるように「徒手空拳」

の感覚が大事なんです。大きな誤診を免れます。

ところがもう一つ、治療上でもそれがあるんだよね。昨日、来た新患は二〇年間、偏頭痛という診断で、頭痛薬を飲んでいた。「ちょっと疲れてくると頭が割れるように痛い。頭痛薬を飲みながら二〇年やってきた。だけど、このままでは嫌だから、何でも治す先生がいると聞いたので、伊敷病院に来た」と言う。ボクは「何でも治す先生」ということになっているらしいの。

診たら、何のことはないのよ、頭蓋骨が少し前にずり落ちているだけでした。つまり頸椎の一番目、環椎と後頭骨の接点がずれていたんです。これはよく慢性頭痛の原因としてあるので、ボクが考えた布団の中でする体操をちょっと教えて、させてみた。させたと言っても一〇秒ぐらい。そして起きたら、きれいに頭痛がなくなって、「私の二〇年間は何だったんだろう」と言ってました。それで終わりです。だから、診察時間は一〇分ぐらい。

それは、全体を見ているから分かるんです。偏頭痛が起こるような人柄じゃないんだよね。偏頭痛は血管の攣縮《れんしゅく》とかで起こるんだから、やはり血管が攣縮しそうな人がなるのよね。大らかな人はあまりならんの。やっぱり神経が繊細で、とんがったような人がなる。話を聞いてみたら、「コンピュータの仕事をしたあとが特に悪い」と言う。だったら首が垂れ下がっとるからじゃないかと思って、じっと見れば、骨格のずれが分かる。

みなさんは基礎の勉強はだいたい卒業しただろうけど、ボクは医学部に入って、基礎が面白くなくてね。もう大嫌いで、学生時代は解剖もちゃんと勉強しなかったけれども、今や新しく解剖学の本を買って、また勉強をしてるの。

病理学の知識でも何でも基礎の知識というものは、臨床医になってから有難味が分かってきます。だから基礎の知識が役に立つんだと思って、もう一度勉強して、臨床をやるとうまくいく。それを覚えておいてください。病理学とかそういったものも、「習ったことが今やっている臨床の根本にあるんだよなあ」と思っていると、臨床がうまくなります。うまくなるというのは、「徒手空拳」で診ていくための感覚が育つということです。

昔、教授会が医学部改革の提言を募集したことがありました。ボクは「先に臨床を教えて、後から基礎を教えるようにする」という提言をしたけれど、無視されました。せめて基礎と臨床を交ぜて、並行して教えるといいと思うんだよね。基礎の勉強は面白くないんだよね。解剖学の授業もずうっと寝ていました。寝ているうちはいいけれど、あの頃は出席も取らないから出席もせんで、その辺の芝生で寝転んで遊んでた。九大は幸い芝生がきれいだから、昼寝をするのにいいのね。今になると、あれはもったいないことをしたなと思います。

そういう基礎の知識をもう一度見直してみることも、徒手空拳の感覚を育てるのに役に立ちます。

また治療の話に戻りますが、こういうことがあったの。これは二、三年前もここで話したけれど、あるぼーっとしたおじいさんが車椅子で奥さんに連れられて来たの。「今は何をやっているんですか」と聞いたら、デイケアに行って風船バレーをやっていると言われる。

近頃はお薬手帳を持ってきますから、それを見たら、どんな順番で薬が投与されたかが分かるんです。麻雀の捨て牌と同じで、どんなふうに薬が投与されたかを追っていくと、医療がどういう考えで行われたかが追跡できるので、いちばん最初のところでどういうことが起こったかというのが分かるんです。

そのおじいさんは、一代で会社を立ち上げて、今は子どもたちに仕事を譲って会長職だった。そのおじいさんが、憂うつになった。それで、マレイン酸フルボキサミンという抗うつ薬を出された。年寄りだから、少し出した。マレイン酸フルボキサミンは、ときどき胃腸障害が出る。それで今度は、スルピリドという食欲が出てうつにもいい薬が少し出た。前の薬を止めりゃいいんだけど、止めないで乗っけていくから、さっき言った短冊の処方だな。老人の場合、スルピリドという薬はしばしば錐体外路症状*が出る。それで今度は抗パーキンソン剤を出したの、追加して。普通の抗パーキンソン剤じゃなくて、塩酸アマンタジンを出した。すると、幻覚・妄想が起こった。これも塩酸アマンタジンの副作用として、ときどき老人には起こる。それで頭部CTを撮ったら脳室の拡大が見つかった。八〇歳過ぎたお年寄りだから脳の萎縮はあるわね。「もうお手上げだ。老人性精神病になった」ということで、精神科に紹介されて、ボクのところへ来たんです。

＊　パーキンソン症候群をはじめとする不随意運動で、手のふるえ、異常な筋肉のこわばり、歩行障害などを呈する。抗精神病薬の副作用として現れることが多い。

それで「こういうストーリーだ」と読めたので、急にやめてもよさそうな薬ばかりだから全部やめて帰したの。それから何日かして来たときは、にこにこして来られた。調子がいいから、漢方だけにして帰したら、その次はしゃんしゃん歩いて来た。

それでボクは、「自分で作った会社で、会長室がちゃんとあるんだから、毎日、午前中だけでも出勤して、息子たちがやっているのをちゃんと監督しなさい」と言って帰した。その次に来たときは「税務署に提出する経理士が書いた帳簿の点検をしました」と言っていました。全然ボケとらんのよ。よその会社の帳簿ならだめだろうけど、自分がずーっと経営してきた会社の帳簿だから、見方だってちゃんと分かっていて、年を取ってもできるの。

一カ月ぐらいでそんなになったから、奥さんは「奇跡だ、奇跡だ」と涙を流して喜んでいたけど、全然違う。医療で悪くしていたんだから、奇跡でも何でもありゃせんの。幸い、医療で悪くした人は、薬をやめればすぐによくなります。人間の回復力は大したものです。

近頃、そういう患者さんがいっぱいいます。さっきの話は内科だったけど、数年前は精神科から来た患者さんもありました。東京で診た患者さんで、よだれは垂らしてるし、ぼうーっとしてるし、ものもまったく言えなくて、何を聞いても話はできんし、どうしようもないから、「出ている症状は全部、抗精神病薬の副作用ですから、診断はつきません。何の病気か分かりません」と言って帰したら、家族が鹿児島まで連れて来た。しょうがないので入院させて、だんだん薬を減らして、全部取ってしまったら、病気が何もないの。正常な人に薬を飲ませているもんだから、おかしくなってたの。

よく聞いてみたら、いちばん最初に薬を飲ませたときには確かに被害妄想があって、すごく調子が悪かったようなの。どうも子どもさん同士の喧嘩が、近所とのトラブルに発展して、一時的におかしくなったらしいのね。だから「いつの間にかよくなってたんでしょうね。よくなってもずっと薬を飲んでいたから、おかしくなったんでしょう」と言って、帰しました。

中国の有名な言葉に「中ぐらいの医者にかかるのと、全然医者にかからないのとは同じぐらいの効果だ」というのがあります。もう今やこういう例がいっぱいあるよ。みなさんのなかにも、中ぐらいの医者になる人もいるだろうし、それだと、いてもいなくてもいい程度だけど、中以下の医療をやるようなお医者さんになったら、それはいないほうがいいことになる。

「徒手空拳」の能力がないお医者さんが増えているものだから、医療は今やむちゃくちゃなの。そういう人たちも、今ボクが言ったようなケースについての知識はみんな持っているんだよ。聞かれたら、全部答えられる。だからペーパーテストでは、たとえばスルピリドを出すと錐体外路症状が出るから注意しないといけないということも、全部知っています。だから無知ではない。だけど副作用とか、変なパラドキシカルなリアクションとかいうものは、一〇〇人に一人とか二人とかしか出ないの。今、目の前にいるその患者にそれが起こっているかどうかを分かるには感覚を使うしかないの、不審と思う感覚です。

だって、そういう変なことが起こる可能性を全部、頭の中に置いていたら、治療ができなくなる。ボクが指導した人の中にすべてを考慮するお医者さんがいましたが、もう全部考慮するんです。添付文書に副作用が全部書いてあるでしょう。「これがこの患者に起こったら大変だ。もしこれが起こったら」と考えて、何にも治療ができないの。

そして「今、考えています。この患者にとっていちばん有益にして無害な治療は何だろうかとまだ考え中なので、治療がスタートできません」と言うから、「あなたの『考えている』のと『放っておく』のとは、患者の側からすると非常に似ているよね。先生が考えて、何にも治療しないのと、もうどうでもいいやと思って放っておくのと、患者の側から見たら区別がつかない。少なくとも患者の生体の側から見れば区別がつかないよ」と言ったけれども、この先生は何にもしないから、少なくとも中ぐらいの医療はしているわけだ。

今は、すばらしい治療技術が開発されて、薬も非常に切れ味のいい薬がたくさん出ています。みなさんが医者になったときには今よりももっとシャープな薬が出来ます。ですが、効き目がシャープな薬は副作用もシャープなの。だからどんなに用心しても必ず失敗や間違い、予想もしないような変な結果が出ます。長く医者をやっているボクでも、やっぱりそういうことが起きます。だけどそれが出たときに、一時間でも半日でも早く気がつくのは、感覚なの。「あれっ、変だ。この病気の経過にしては、何か異質な症状が出たぞ」と感じるのは〝勘〟なんです。

ボクは実際を知らないから、空想だけで言っているんだけど、和歌山のヒ素カレー中毒事件のときもおそらく、口に入れて「おいしくない」と思って吐き出した人がいるはずなの。口に入れて、「このカレーはなんだか食われん」と吐き出した人は必ずいたはずです。「おいしくなかった」とテレビで言ってた人がいたからね。でも「私はカレーが好きだもんね」と思って、「カレーが好きだ」というのは概念だから、感覚がなくて、概念で食べた人はみんな救急車で運ばれた。

そして文藝春秋で賞をもらった中学生が書いていたように、「吐いて苦しそうだから」と、吐き気止めを出された患者は死んだの。そして、「何か変なものを食べたんじゃないか」と、「何か分からんけれども、胃から全部出して、それから考えよう」と思って、胃洗浄をしてもらった患者さんは助かった。

それで、その中学生が「犯人は二人いる。一人はカレーにヒ素を入れた人で、もう一人は吐き気を止めた医者だ」という論文を書いて、賞をもらって、本も出ています（一六頁参照）。

情けないでしょう。中学生に、国家試験を受けて免許証を持っているお医者さんがボロクソに言われている。あれは大きな事件だから表に出ているけれど、似たようなことがいっぱいあるのよ。

そしてどういうことになっているかと言うと、整体をやっている人とか、お祈りをやっている人とか、新興宗教の人たちが、「医者にかかって治らなくて、かえって悪くなった人たちを私たちが治した」とか、「ゲルマニウム水でガンが治った」とか言っています。このなかの、かなりのパーセントは、医者が悪くしていたのを、ただ無益無害な治療に移したのでよくなっただけでしょう。さっき言ったように、治療で悪くしていた症状は、治療を止めればすぐによくなるからね。そういうのが、かなりのパーセント入っているんだよ。

そして、これを言っておかないといけない。そうしたことを自分が起こさないということは不可能ですが、起こしたときに、一時間でも二時間でも早く発見するようなお医者さんになるために、「徒手空拳」の感覚を磨いてほしい。今日はそれを言いに来たの。

ボクが他の人よりもそういうのを早く見つけるようになったのは、やはり精神療法の経験からだと思うの。精神療法は、数値も何もありません。勘だけでやるしかない。「あれっ、何かが起こったぞ。昨日、何かあったんじゃない？」というのは勘だけです。

その勘を養ったことと、もう一つ、小野寺先生に惚れ込んで、ずっと先生の言葉を守ってきた。だけど精神療法をやるようになった理由も、小野寺先生に惚れ込んだ理由も同じです。感覚でやるのが好きだから。手品が好きなのも同じね。

そういう勘がボクの中心なの。だからCTなんかもよく読めないで、脳波もあまり分からんからしょうがない。みなさんはそういうのを勉強していくけれども、ボクみたいに片寄ったことをやっている人の話を聞いて、少しでもいいから感覚を育ててください。やっぱり医者は徒手空拳であることが大事なの。

このあいだ、東京から帰ってくるときに、飛行機の中で急患が出て、「お医者さんはいませんか？　急患がいます」とアナウンスがあった。それで行ってみたら、うめいて倒れていたけど、もう三人もお医者さんがいて、三〇代ぐらいの先生と、年取ったと言っても、ボクより若い先生がバイタルを採って、「これは心配ない。空港に救急車を呼んでおけばいい」と話し合っていた。

ボクの出番じゃないと思ったけれど、じーっと見たら、左の尿管の下半分のところに結石が嵌頓《かんとん》してる。そういうことは、まず間違いなく分かるんです。それはこうして見てたら、尿管のそのあたりにいちばん苦しいところがこれぐらいの大きさであるから分かる。そこから上が苦しくて、腎臓の形に邪気があったから、「これは尿管結石の嵌頓だ」と思ったけれど、先生たちが一所懸命に診てるから任せた。

そういうように飛行機の中であるとか、青年海外協力隊でどこかへ行ったときとかには、機械も薬も何もないでしょう。何もなくても診断ができて、治療がいくらかでもできるようになりたいという夢をボクはずーっと持ってるの。

カンボジアに行って、地雷で足を吹き飛ばされた子どもに立派な義足を作ってやってもだめなのよ。成長するからね。半年も経ったら身体が変わって、その義足は合わなくなる。それで、竹を切って義足の真似みたいなものを作るのを工夫してあげた賢い人がいるのよね。義足の作り方を教えてあげて、子どもがそれを大まかにでも習えば、あとは自分が大きくなったら、また竹を切ってきて作れるじゃない。そのほうがずっと偉いのよ、医療者としては。

立派な義足を作る人は日本にいればすばらしいけれど、カンボジアでは役に立たないの。どこにいても、医者として診断ができる、何かが患者のためにできるということを夢見て、やってください。

それでボクの話は終わるけど、あとは質問ない？　ボクは質問に答えるのが好きなんだな。精神療法をやっているから、質問がないと面白くない。変な話でしたから、質問は出ないかな？

黒木　どうですか？　感想でもいいけど。

神田橋　何か全然違う話でもいいです。

黒木　どう？　感想でも何でもいいですよ。昔のことを聞いてもいいし。

質問者1　先生は、気で悪いところを見つけられるっておっしゃったんですけれども、それはどうやったら身につくんですか？

神田橋　ああ、いい質問をしてくれたね。それは、見たい、見つけたいという夢がもちろんあるわね。そして今、ここに患者さんがいるでしょう。その人にこの薬を出して害があるだろうか、ないだろうか、あるいはよくなるだろうかというのは、してみなきゃ分からんものなの。ボクは患者さんにいつも「医療というのは結局、全部人体実験をやるのよ」と言うの。それはしてみないと分からんから。結果を見て、またその次を考えてやるんだからね。

だけど、それじゃ情けないじゃない。少しでもこっちのほうがよりいいと分かるようになりたいと、なんとかならんかなと思っていたら、O-リング・テストというものがあることを知ったのね。ここにも知っている人がいるかもしれない。O-リング・テストは本人に指でOKサインを作らせて、それをこっちが両方に引っ張って、開き具合で指の力の強さを見るの。何かいいものが身体にくっつくと、指の力が強くなる。

日本バイ・ディジタルO-リング・テスト協会というのがあって、医者は身体の診察ができるけれども、医者以外の人は医事類似行為で身体の診察はできないから、薬剤師とか鍼灸師のなかにとてもO-リングに熱心な人たちがいて、その人たちが学会を作ったの。

O-リングというのは、指でOの字を作ってするからO-リングかと思ったら、そうではなくて、大村恵昭先生という人が、自分が発明したから「O-リング」という名前をつけたんだって。その大村先生が考えたO-リング・テストというものを、ボクも好きでやってたんです。だけど、くたびれるでしょう。薬が三〇種類もあって、「これはどう？　これはどう？」とやっているると、やるほうもくたびれるし、精神科の患者さんに「やりましょう」と言っても、嫌がったりして、そしたら全然できない。

だから、引っぱらせたりしなくてもできるようにしようと思って、自分なりにいろいろ工夫して、こうやって睨んで、「この薬と相性がいいかな」とやっているうちに、だんだん気が分かるようになったの。そして「これはいい」と思って、気功を習ったりして、だんだん気の感知がうまくできるようになりました。

これは本当かどうか分からん話だけど、今、ロスアンゼルスに留学していて、日本にいるときにボクがちょっと整体してあげた人のお母さんが一昨々日、駆け込んできて「子どもがぎっくり腰を起こしまして」と言うから、「ロスアンゼルスから電話をさせなさい」と言ったら、一時間ぐらいして電話をかけてきました。それで電話で気を送ってやったら「ああ、よくなった」と言うから、「ほんとかな？」と思うけど、でもまあ「よくなった」と喜んでいました。気功は電話でもできるみたいね。

ボクは何も恐ろしいことをしようと言うんじゃなくて、気功の本なんかを見ると、そんなことはできると書いてあります。暇つぶしに読まれるなら、五木寛之が『気の発見』（平凡社／幻冬舎）とかいう対談の本を最近出しています。気功でガンも治すという、なんか不思議な気功師と対談した本です。一時間くらいで読めるから、興味があったら読んでください。

まあ電話でやっても害はないだろうと思ってね、ボクはときどきするのよ。電話で話しながら、その人の身体のイメージを思い浮かべて、気を送って、柔らかくしたりする。たいてい「よくなった」と言うから、なにか怪しげだけれども、まあいいよな。根拠はなくても、向こうが「よかった」と言うんだから。今、それに凝ってるの。

カイロプラクティックでは一時間ぐらいかけてあちこち診て、骨を治したりするけど、ボクは五分ぐらいでやるの。「本当かな?」と思うけど、「ありがとうございました」とか言って、喜んで帰って行くからね。このあいだは「ぎっくり腰をやって、もう半年以上になるのに、どうにもよくならん」と言って、車椅子で来た人がいました。ボクは「何でも治す先生」ということになっているものだから、そんな人が来るの。それで、ちょっと整体をしてあげて、「立ってごらん」と言ったら、パッと立って、「嘘っ」とか言って、歩いて帰った。嘘ということはないだろう、自分で立てるようになったんだから。でも、そういうのは楽しいね、すぐ効果が出るから。どうなるか分からないけれど、だんだん年を取ったら、そっちのほうをやろうと思っています。

たとえばね、あなたは左の腰が悪い。それは左の足首が硬いから、左の腰に来てるんだと思う。それを今、治すわけにはいかないけど、もしやりたければ後で治療しましょう。

黒木　先生、私から質問ですが、卒後研修でどうも大学病院は人気がなくて、みんな大学以外の病院に行きたがるんですが。

神田橋　大学病院は、どういう理由で人気がないんですか?

黒木　プライマリー・ケアをやっていないということがあります。

神田橋　ああ、それはいい。いいと言うのは、みんな、本当に新鮮な臨床をやりたいということなんだね。

黒木　ただですね、その研修医の四人に一人がうつ病にかかっているという報告があるんです。

神田橋　それは、外に行った人たちが?

黒木　ええ、全国の病院に行っている人たちです。今日のお話とちょっと関係するんですが、どうやったら研修医のうつ病を予防できるかということを……。

神田橋　ちょっと雑談だけど、ボクが知っている人の子どもさんで、進学校でトップの成績だった人がいてね。「一番だから東大に行ったらよかろう」と言って、東大の理Ⅲに行って、半年ぐらいしてね、「うっかり忘れていた。私は医者が嫌いだったんだ」と退学した人がいた。

みなさんも成績がいいから医学部に来た人もいるだろうけど、大半の人は医者にあるロマンを、夢を託して来たんだと思うんだな。なかには「家が借金して、大きな病院をやっているから、誰かが跡を継がなきゃいかん。仕方がない」という悲しい、うつ病親和的な状況で来ている人もいるだろうけど、たいていの人はそうじゃないんだよね。

そのロマンがだんだん潰《つい》えていくように、医学部の勉強とトレーニングがなっているんじゃないですか。「こんなはずじゃなかった。もはや逃げるわけにもいかない。入口から間違っとった」と思って、無気力になっている人たちがいるんじゃないかなあ。

そういう人たちにぜひ言っておきたいのは、医学は、本質として理科系の中で最も文科系に近いものなんです。それは人間を扱うから。人間は科学だけでは扱い切れないありようだから、それを考えて、文化系の素養をたくさん身につけるようにしてください。そうすると、ずいぶんうつ病が防げる。

だけど医者になることのロマンを持ったりするような人はある程度、文科系の資質がある。ボクの子どもは二人とも医者になっていますが、二人ともそうだった。だから「医学部は最も文化系に近い要素があるから、まあ行ってみて、だめだったら文化系に替わればいい」と言いましたけれど、今のところ、そう言ったことがよかったのか、案外、不快な感じはなくてやっています。

うちの次男は九州大学の麻酔科にいますから、みなさんも知っているかと思いますが、「なぜ麻酔科を選んだの？」と聞いたら、「検査の結果が来る前に決断しなきゃならないのが素敵」とか言ってました。学生のときにそう思ったんでしょうね。検査の結果が来てから判断をするというのは、やっぱり検査結果の奴隷のような感じで面白くないでしょう。麻酔科は検査の結果を待っていたら、もう手遅れになる。特に救急医療の場合は、患者の状態がどんどん変わるから、検査の結果が来たときは、採血なら採血をした時点の状態が分かるだけで、今の状態はもう分からん。「それが素敵なので、麻酔科へ行って救急外来をしたかった」というようなことも、うつを防ぐ。うつになるような状況を避けるための一つのヒントです。

うつ病の発生率は、大学にいる人と、外に行った人では違うの？

黒木　それはどうか分かりませんが。

神田橋　医学というものの歴史、われわれが基礎医学と呼んでいるものが実は医学の歴史なので、そういう医学の発展史にいつも注意を向けていることが、うつ病を減らすと思います。

それから躁うつ病（双極性障害）とうつ病は違いますから。うつ病になるのはどんな人かと言ったら、人間国宝になるような人。この道一筋で追究している人たちは自分の技術が、知識じゃないですよ、自分の身についている技術が日々伸びていくことが実感できている間は、まずうつ病にならないです。だから人間国宝の人たちは、一日に一二時間も染め物をやったりして、やり過ぎてうつ病になったということはないの。パチンコもやり過ぎてうつ病になった人はいないでしょう、あれも技術が向上するから。一所懸命やっていると技術が向上するし、充実感があればうつ病になりません。

うつ病が起こってくるのは、集中して、長時間同じことをやって、それに徒労感が加わらないとうつ病にならないの。「空しい」「無駄だ」という徒労感。だからドストエフスキーが書いていました。レンガの山をこっちに作って、それをあっちに全部運ばせて、運び終わったら、今度は全部こっちに運ばせる。それが懲役のなかでいちばん残酷な刑罰だと。それを一日中させる。それは最も残酷で、うつ病を引き起こすのと同じような徒労感なの。一所懸命、力を使ってやっているけれど何にもならない、無意味という設定がうつ病を引き起こす。

その結果、ボクの主治医である鹿児島大学の丸山征郎先生が「医者になってくれたらいいなと思う人、医療にロマンをかけて、一所懸命やって技術を磨こうとする人、そういう人は、みんな医学部の授業で留年する。こんな人が医者になったら、機械部品を扱うようにしか患者を扱わないで困ったものだと思うような人は、成績もよくて、国家試験だってすっと通って、お医者さんになって、この人がどこの科に行くんだろうかと思ってはらはらするような現状だ」と嘆いておられたような状況になっている。

留年した人は尊敬に値するよ。医者をするのに適性が高い。ともかく先は長いから、うつ病にならんように、楽しくやれるように、自分の医学の道を歩んでください。臨床でも研究でも、とにかく楽しくなるようにして、やってください。一度しかない人生をもったいない。はい終わりましょう。

黒木　どうもありがとうございました。

〔二〇一三年追想〕

精神療法の講義なんだけど、放談集みたいになってしまった。こんな話をしているときがいちばん楽しい。学生の精神療法になっているかもと自分への言い訳にしたりする。

精神療法とは

二〇〇五年五月二四日

神庭　先生のお話は、去年の講義のなかで最も評判のいいお話でした。じゃあ先生、どうぞよろしくお願い致します。

神田橋　君たちは五年生かな？　四年生？　今は、臨床の講義が若い学年へ下がってきているみたいね。臨床で教える内容が多いからね。

「精神療法」の講義は、眠いのよね。ボクは医者をもう四〇年以上もやっていますが、半世紀ぐらい前には、ボクも「眠かった」という記憶があります。でも、「精神療法とは」というところからお話しすれば、あまり眠くならないと思います。

えっと、今までに大きな病気をしたか、入院したか、あるいは現在も病気を持っている人は、ちょっと手を挙げてみて。えっ、少ないね。みんな健康なんだ、すごいねえ。入院したこともないし、持病もないし、あんまり大きな病気をしたこともないの？

みなさんは、高等学校のときに習って覚えているかもしれないけれど、『徒然草』の中で兼好法師が「体が丈夫で、あまり病気をしたことのない人を友達にするな。そういう人は無慈悲で人の痛みが分からんから」というようなことを、どこかに書いています。困ったね。医者は健康でなけりゃ務まらんけれども、病人の身になってみることができなきゃいかんのよね。

ボクが大学生だったとき、偉い先生が病気をして、しばらく休んで出てこられたときに、言うことは決まっていました。どうしてあんなに決まってるんだろう、と思うぐらいに決まっていた。臨床の先生が言うの。「自分は今まで学生や医局の人たちに、『患者の身になって、患者の心を思いやって診療するように』と言ってきたけれども、そして自分も、それがやれているつもりだったけれども、いざ自分が患者の立場になってみると、自分は全然、分かっとらんかったということをしみじみ思った」と、必ずそう言う。

「必ずそう言う」というのは、あれは流行りではなくて、医者という役割の中にいることが、実に感受性の鈍磨というか、そういう構えを作っているということなの。だから例外なく、みなさんがそう言うんだろうと思うの。ですから、今、手を挙げた人はそうじゃないだろうけど、手を挙げなかった人は用心してください。

「客観化」あるいは「客体化」あるいは「対象化」――、ボクは今、言葉を黒板に書いたけど、これを書き写してもしょうがないのよ。書かなきゃならんということはつまり、こういう言葉がいい言葉ではないということです。文字を思い浮かべなければ分からない言葉は、よくない言葉なの。これについては、あとで話します。よくない言葉だけれど、今はちょっと使います。

客観化、客体化、対象化、これは主観の排除です。主観を排除して、普遍性を求める、その動きが臨床医学の中で急速に広がってきています。一つはＩＣＤ*、あるいはＤＳＭ**なんかがそうです。それからエビデンスに基づく医療、ＥＢＭ（Evidence-Based Medicine）、これはもうみなさん、聞いたかな？　今から習っていくと、どんどんそういうものが出てきます。

* International Statistical Classification of Diseases and Related Health Problems『疾病及び関連保健問題の国際統計分類』

＊＊ Diagnostic and Statistical Manual of Mental Disorders『精神障害の診断と統計の手引き』

全部、主観が排除されて、そして均一な、あまり変なことが起こらないような医療をしようという運動です。これは別の名前で呼ぶと「医療のファーストフード化」。ファーストフード店のハンバーガーはどのお店へ行っても、そんなに変なものは食わされない。だいたいどこでもお金を出しただけのことはある。

そういう医療になっていきますと、ハンバーガーの場合は、まずければ「しまった」とか言って、食べなきゃ済むことですが、医療の客体化、対象化の場合は、「患者の身にならない」というセンスを強くしていきます。

どうしてか。患者の身になるということは、きわめてロマンチックなことであって、事実としてはそんなことはあり得ないからなの。違う人なんだからあり得ない。だから「患者の身になったような気になる」ということで、もっと正確に言うと、「患者の身になって、もう少し分かるといいなあ」という、そういう願いなの。その姿勢、構えが、だめなものとしてどんどん排除されていく。

ネコの子が雨の中で捨てられてニャーニャー鳴いていたら、みなさんが子どもの頃は「可哀想にね」と思った。だけど、それがだんだんと「このぐらいの温度のときに、このぐらいの雨に打たれていたら、この個体はだいたい予後は二週間ぐらいだろうな」と予測できることがちゃんとしていることになって、予測が当たらなかった人は、「君はネコの生体というものについて、よく分かっとらん。こういう状況においてはだいたい三日で死ぬと考えるのが正しい。それが普遍性のある科学的な認識だ」と言われたりして、「みなさん、そういうふうに考えましょう」というようになったりしていくの。

そうすると「ニャーニャーって鳴いて、可哀想にね」と思い入れをするような医療はだめだという気風が急速に広がっていきます。その結果、今、ものすごいことが起こっています。

以前、おばあさんの患者さんが来て、「腰が痛いんです」と言うの。整形外科に行ったら、レントゲンを何方向からも撮られて、お医者さんから「レントゲン写真では正常です。腰が痛いはずがありません」と言って帰されたんだそうです。痛いはずがないから、幻の痛みだというわけ。

「でも、痛いんですよね」とそのおばあさんが言うから、ボクがちょっと整体をしてあげたら、五分くらいで「ああ、よくなった」と言って帰られました。でも、こういうのはレントゲンを撮っても何にも変化はないと思うの。何か分からないけれども、おそらくレントゲンに写らないような筋膜の緊張とか、そういうことがあったんだろうと思う。だけど科学的に言うと、それはないことになる。同じようなことがいっぱいあるよ。

歯医者さんに行って、麻酔をして歯を抜こうとしたら痛い。でもお医者さんは「麻酔をしたんですから、痛いはずがありません」と言う、とかね。すべて、主観の排除です。「痛い」なんていうのは主観的なものだから、それを排除する。その結果、実に機械的で、患者の側から言うと放ったらかしのような医療が行われる。だけど自分が病気の体験をしたら、そういうことが分かる。

みなさんは忙しいでしょうが、ぜひ買って読んでほしい本があるので、それを紹介します。お医者さんになるみなさんにとって、医学概論を読むよりもはるかに役に立ちますから、ぜひお買い求めください。これをボクに教えてくれたのはボクの主治医で、鹿児島大学の丸山征郎教授です。ボクはずうっと半世紀ほど高脂血症、高コレステロール血症で丸山教授に診てもらっているの。薬を飲むと副作用が出るから飲まない。薬は飲まないで、検査と生活の助言をお願いしています。

ＡＬＳ（Amyotrophic Lateral Sclerosis　筋萎縮性側索硬化症）について書かれた『ＡＬＳ　不動の身体と息する機械』（医学書院）という本で、立岩真也先生という医療論や医療保健論が専門の立命館大学の教授が書かれたものです。

筋萎縮性側索硬化症は、みなさんもご存じのように、まったく精神が冒されない。筋肉だけが選択的に動かなくなっていく病気です。昔、ルー・ゲーリック[*]がこの病気になって、ゲーリック病と言われたこともあります。ホーキング博士[**]もこの病気です。

＊　米、ニューヨーク・ヤンキースの野球選手。
＊＊　英国の天才的な理論物理学者。

だんだん身体が動かなくなっていって、放っておくと最終的には呼吸麻痺で死んでしまう。呼吸も筋肉運動ですから、呼吸ができなくなるんです。この「息する機械」というのは、機械的に肺を動かして息をさせる装置のことです。この呼吸補助装置をつければずうっと生きられる。この呼吸補助装置をつけて、目の動きや瞬きで「イエス」「ノー」を示したりするような状態にだんだんなっていって、最終的にはそれもできなくなり、まったく閉じ込められたロック・イン状態が起こってきて、瞳孔がかろうじて動くだけになる。そして、それもついには動かなくなって、ただ、じーっとしているだけになってしまう。だけど脳波を取るとちゃんと出るから、脳は正常という状態なわけです。

で、この先生はそういう人たちに注目して、何をしたか。

この病気の人たちは精神がまったく冒されませんので、ロック・イン状態になる直前まで、患者としての立場から、自分の主張や体験談について、いっぱい本を出しています。われわれはそれを読み切れないけれども、この立岩先生は自分の研究課題だから全部読んで、著者にインタビューしたり、座談会を催したりして、当事者であるALSの患者さんたちのいろんな意見、受けた医療についての患者の側からの体験、そのよかったこと、よくなかったこと、それから自分の行く末について、いろんなことが語られているのを一冊の本にまとめてくださったの。

あんなにたくさんの本を読むわけにはいかないけれど、この本はそれらをまとめてあるし、立岩先生は学者なので引用文献もきちんと書いてありますから、もっと読みたければ、その本をまたたどっていくことができます。文献検索の本としての価値もありますが、こんなに厚いから、これ一冊を読むだけで十分です。医療者は、患者の側から見るとどんなことをやっているのか、どんなことをやった場合にどういう落とし穴があるのかについて考えることができます。まれに見るいい本ですからお薦めします。

なかなか精神療法の話にならんね。精神療法の講義は眠いからね。あっ、そうだ、「眠い」ということを考えてください。「眠い」というのは身体が反応しているわけだ。だからなんとか目を開けて起きていようとするのは、「学生は講堂に来たら話をちゃんと聴く」という文化の虜になっているからです。それは患者の側からではなくて、医療する側からの考えに自分が閉じ込められているのと同じことなの。「なぜ今、自分はこんなに眠いんだろうか」と考えるのが、患者の側からの見方。眠いことが講義と関係がなかったとすれば、講義が終わった後もずっと眠いはずだよな。

ボクは学生時代、講義中はほとんど寝とって、「神田橋君はそんなに寝るんだったら、学校に来んでもいいがね」と同級生みんなから言われてた。だけど、講義が終わるとパッと目が覚める。これは明らかにこちら側の要因だけじゃなくて、「講義」というシチュエーションがボクを眠くならしめていたんだ。

講義はなぜ眠いのか。ボクはなぜ眠いのか。その視点に立てば、これは結局、治療で言えば副作用の問題ですね。そんなにむちゃくちゃに悪い講義があるわけがなくて、講義内容にはいい面もある。いい面のほうが多くて、だけど眠いなら、ボクの生体にとって副作用があるわけだ。しかも講義の内容はいろいろあるにもかかわらず、ほぼ同じように眠くなる副作用が起こってくるから、これは内容以外の何かだ。「内容」とは、言葉によって記述されたもの。それじゃない。

そうすると「眠くない講義にはどういうのがあるか」と思って、講義のときにずっと気をつけていた。すると、みなさんは名前ぐらいしか知らないだろうけど、精神科の池田数好先生*、九大の学長になられて、九大出身者で珍しく勲一等をもらわれた先生だけど、池田先生がその頃は精神科の講師で、その講義だけが面白くて、眠くならんの。何がそうさせるんだろうと考えて、まあ当時は分からなかったけれども、「精神科の講義が眠くならんのだから、精神科がいい」と思って、ボクは精神科医になったの。

＊　九州大学教育学部教授、同大総長、佐賀大学学長を歴任。専門は精神病理学、教育カウンセリング。

それは今にして思えば、池田先生が話をしている精神医学という学問と、しゃべっている先生本人がいるでしょ。この間が格闘している、悩んでもいる。この格闘が話されるから眠くならなかったんだろうと思います。

「こういうふうに精神医学ではなっているけれども、しかし例外としてこういうことがある。それをどう考えたらいいか？」とか、「自分なりに考えてみて、とりあえずはこういうふうに考えるけれど、それでいいんだろうか？」と、こちらに問いかけたりする。だから、そこに精神が格闘している姿をわれわれが見ることができる、それに触れることができるので眠くならないんだと、今にして分かる。「今にして」と言うのは、それから何十年も経ってから分かるようになったからなの。

そうすると、他の講義は知識をあっちこっちから集めて、それを担いできて、「はい、はい」と配る運搬の人の話だから眠いんだと今は思うようになりました。だから運搬人じゃない人の話は眠くなくて、運搬する人の話は眠いんじゃないかと思って、講義のときに見てください。

だけど講義中に眠くならない人もたくさんいるのね。眠くならない人は特殊なんだろうと思うの。

一つは、ボクの同級生で教授になった人たちはみんなよく勉強する人たちだった。そういう先生方は学生時代、どうしていたか。自分でよく勉強しているから、先生が何か言うと、自分の中で「いや、あの本にはそんなことは書いていなかった」とか、「この先生はあの立場だな」とか、講義と自分自身が、先生が持ってくる知識と自分の中にあらかじめ勉強している知識とが格闘するわけ、バトルがあるわけです。それでエキサイトして眠くならんのよ。

ボクみたいに何も勉強しないで、ただ教室に行って座っていると、ものすごく眠いわけだな。その上、一本調子で話されるとすぐに寝てしまう。

何の話をしていたのかな？　ああ、そうだ、本の話からの続きだ。

この本に書かれているのは、医療を患者の側から見る姿勢です。新しい視点だから、読んでいて眠くならないよ。これは珍しい視点なの。従来の精神療法の講義は、治療者の側から見た精神療法が語られるから面白くない、眠くなるんだ、とボクは思うんです。

それでボクは、治療される側から精神療法を見たらどういうことになるかを話したいの。ジョークだけど、不眠症の学生に誰かが講義をして眠くなれば、それは精神療法だね。よく眠れて、「夜、眠れないけど、あの授業に出るとぐっすり眠れて健康にいい」となると、健康にいいのはやっぱり精神療法、治療だ。

治療される側から医療を、精神療法に限らず医療を見てみると、たいていの病気は何もせんでも治る。風邪をひいても、放っとけば治る。生体には必ず自然治癒力というものがあるの。自然治癒力でたいていよくなります。

たとえば失恋すると、悲しかったり、何かしらあるけれども、放っとけば「時間が薬」でだいたいよくなる。あとに少し心に傷が残るようなことはあっても、ＰＴＳＤ（心的外傷後ストレス障害）というほどにはならない。多くは自然治癒力でよくなるの。

だけど友達が来て、一緒に酒でも飲んだり、話を聞いてくれたり、慰めてくれたりすると、もっと早く心が癒される。これは精神療法。お月様を見てよくなるのも精神療法。金も払わんし、オフィスにも行かないし、難しい言葉もないけれども、やっぱり精神療法。治るんだ。

非常に仲のよい、心が通じ合っている親友だと、「今、失恋して参っている」と分かっていても、ただ雑談したり、雑談もせんで、一緒にお茶でも飲んでいる。それだけでいいの。

ボクの話は古いから、みなさんは分からんかもしれんけど、フランク永井という歌手の「そばにいてくれるだけでいい　黙っていてもいいんだよ」「僕のほころびぬえるのは　同じ心の傷をもつ　おまえのほかにだれもない」という歌*が、昔、すごく流行ったの。

＊「おまえに」岩谷時子作詞。

黙っていてもいいんだけど、ふつうはやっぱり何か言うのよ。そのときに「ばかだね」と言う人もいれば、「いいよ、いいよ」と言う人もいる。「泣きなさい、泣きなさい」と言う人も、「もう泣くのはよそうよ」と言う人もいる。いろいろな言葉を言って、正反対だったりもするけれど、どれもピタッと合って、よくなるの。素人の人がやっても、たいていよくなる。

それについて、コミュニケーションの学問がだんだんと証明してきたのは、人と人とのコミュニケーションでやり取りされる情報の七〇パーセントはノンバーバル、つまり言語を介したものではないということです。目つき、態度、身体接触、それから言葉の場合は音声、音の調子などです。

たとえば失恋している人を慰めるときには、たいていある特定の音調なのね。「ばかだねえ」とか、「いいよ、いいよ」とだいたい同じような音調です。「くよくよ考えてもしょうがないよ。まあ寝ようよ」という感じの穏やかな音調。元気に「寝ろっ！　くよくよ考えても、しょうがないだろっ！」と言うと、同じ言葉でも励まし、叱咤激励の音調になる。

たとえば地震があったときに、「揺れていても、怖くはないんだよ」と穏やかには言わんでしょ。緊急事態のときには緊急事態の音声がある。「大丈夫だ！　危なくないところに行け。しゃがんで、しゃがんで」と緊急事態のときの音声で言う。それは、緊急事態のコミュニケーションだということを音声で表しているの。だから言語は何でもいい、「わあ」「きゃあ」でもいいわけです。

インドネシアの人がここにいて地震が来たら、言葉は通じなくても、「わっ、きゃあ」と言えば、身振りと音声で伝わる。「インドネシア語で地震は何だったかなあ」とゆっくり考えて、しゃべっていたんでは間に合わないけど、「わっ、きゃあ」でちゃんと精神的に伝わるわけ。大事なところの七〇パーセントはノンバーバルで伝わる。それを極端に言えば「そばにいてくれるだけでいい　黙っていてもいいんだよ」ということです。

その次に言葉があって、そして言葉に音調があるけれど、音調にはまだ意味はなくてもいいの。「そお、う〜ん」「いいよ、いいよ」というような、意味言語でない音調までがノンバーバルです。これで人は癒されるわけで、これは精神療法なんです。

なぜこのことを大事に言うかというと、みなさんはほとんど精神科医にはならんでしょ。あんまり精神科医が増えても困るしね。増えすぎると、精神科医公害になる。今、カウンセラーがすごく増えているけれど、まもなくカウンセラーも公害の状態になるんじゃないかな。いろんな事件が起こるものだから、スクールカウンセラーが必要だと、国が予算を出してやたらカウンセラーが増えているけれど、ちゃんとした育成をできる人が足りなくて、下手くそばっかり増えたら、どうしようもない。

何の話をしてたんだっけ、あっそうそう、みなさんは精神科医にはほとんどならない。ならないけれどね、みなさんも精神療法をするんだ、ということを言いたかったの。

今日、鹿児島からのバスの中で、看護の大学院の人の修士論文を読みながら来たの。ガンの患者さんと面接をして、その患者さんはどういう体験をしてきたかを記録した論文なんだけど、そこに、お医者さんがインフォームド・コンセントするときのことが書かれていました。

「インフォームド・コンセント」という言葉は聞いたことがあるよね。まあ告知です。ちゃんといろんな情報を伝えて、合意した上で治療が進められることがいい、だまして治療したりするのはよくないということで、インフォームド・コンセントが大事だということが言われています。

この『ＡＬＳ　不動の身体と息する機械』の本には、インフォームド・コンセントが必ずしもいいとは限らないと、「言わないでいてくれたらよかったのに」と思う患者もいるという話も書いてあります。

それはともかくインフォームド・コンセントで、診断名、予後の見通し、これからの治療法などを告げますが、そのときのお医者さんの音調、ジェスチャー、話の持っていき方、微妙な態度によって、ガンの告知を受けるときの心がどんなに癒されたか、あるいはそれによって、「よし、頑張って治療をしよう、このお医者さんに任せてみよう」いう気持ちに変化するか、ということが書いてありました。そういうものなんです。

だから、診断を告げたり何かをするときに、この音調までのところを、医者はみんな必ずやるわけ。これが下手な医者は、状態を悪くする精神療法を患者にやっていることになるの。

医者が「私は、精神療法はしません」ということを言っても、患者の側からすると、そんなことはないの。やるほうからは「私は精神療法のことなんか何も知らないし、する気もないし、あんなのは嫌いですから、やりませんよ」と言っても、患者の側からすれば、「下手な精神療法家」あるいは「優れた精神療法家」の効果がちゃんと与えられているんです。

だから精神療法をやっている人たちにとっては、何々療法、何々療法とブランドみたいなものだけど、受ける患者の側から言うとそうではなくて、お医者さんはみんな精神療法的なことをやっているの。「悪い精神療法」や「下手くそな精神療法」や「上手な精神療法」なんかをいろいろやっていることになるの。そのことをいちばん言いたかったんです。

そして、「ばかだね」とか「いい経験だったね」とかいろいろな言葉を言う音調が同じだったら、あまり効果は変わらんのだけれど、やっぱりどの言葉を使ったらいちばんよかったかには多少の違いはある。

ノンバーバルの七〇パーセントがだめだったら、あとの三〇パーセントがよくても大したことはないんだけど、それでもやっぱり多少違いがあって、「いい経験だったね。これがまたあなたを大きくするよ」と言うのもあるし、「泣きなさい、泣きなさい。泣くことはいいのよ」と言うのもある。相手の状態によって、どの言葉が今、最適かということはあります。それが上手にできれば「あの人はなかなか人の心がよく感じ取れている人だ」となるわけ。

それは三〇パーセントの世界のことで、ここを発展させてくると、ブランドとしての精神療法が登場する。それで、肩に手を当ててやるのがいいとか、何かかんか出てくるわけ。だけど、せいぜい三〇パーセントのことなんです。

というところで一段落して、そういうことだけで精神療法の基本構造ができるんだけれども、これは失恋とか、そういうようなことでしょ。就職に失敗したとか、ガンの告知を受けたとか、一年休学しなきゃならなかったとか、そういうようなことで起こってくることの場合はこれでいい。

だけど、精神科に来る多くの患者さんたちは、こういう無理もない出来事のために調子が悪くなっている人はむしろ少ないんです。そうじゃなくて、たとえば「私は講義のときに寝てばかりいる。これじゃ学生としてどうしたもんだろうか」と思っているうちに、寝てばっかりいるので試験の成績は欠点で、「もう落第しなきゃならん。困ったことだ」というようになってくる。

これは何か。「成績が悪い」とか「寝てばっかりおってしょうがない」とか「人間はいかに生きるべきかということを考えても答えは出ない」とか「親がいがみ合って仲よくしてくれないものだから、私は板挟みになってどうにもならん」とかいうような、これは環境、状況と自分との調和の問題。つまり、状況とうまくやっていく、あるいは何かを切り捨てるという態度決定が、いろいろな事情でうまくいったり、いかなかったりして、それで調子が悪くなっている人が実はたくさんいるの。

そういう人たちは、さっき話したいちばん基本的な方法ではよくならない。なぜかと言うと、状況との調和の問題が解決しないとよくならんから。失恋したと言っても、それはだんだん過去になっていく。だけど環境と自分との関係というのはなかなか過去にならない。

居眠りばっかりしてしょうがないし、大学の成績もだめだから、「よし、医者になるのをやめよう」とすれば、原因が解決して、晴れ晴れとなる。だけどなかなかそうはいかん。「せっかく勉強して来たしなあ」とか、奨学金も借りてるし、父の跡継ぎも期待されているしと、いろいろなものがゴチャゴチャあって、その人の中にあるものは、原因のレベルでの解決がなかなか難しい。

こういうことに関係しているものは文化なんだね。「友達は早く部長になったのに、自分は課長どまりで残念だ」とか、「俺のほうがよく働いたのに、会社はなぜ俺の力を認めてくれないんだろうか」とか思う。それは文化なの。部長になるのが幸せかどうかは分からないんだけれども、そういう文化が持つ圧力、文化が生み出してくる人間だけにしかないような世界、価値観の世界がある。

そういうものを受け入れて生きていくことが、なかなか自分の中でうまくいかないので、「こうしたら、ああしたら」と悩んで、それが原因になっている場合は、解決がなかなかできない。ここをどうにかしないといけないので、精神療法のいろいろな理論が出来てくるわけです。

ここで一つ覚えておいてほしいのは、文化によって「ああだこうだ、こうだああだ」と言うのは、それは迷い、悩みなんだね。で、迷いや悩みによって病気が起こるのではないの。迷いや悩みからはむしろ創造が起こる。われわれが知能を持っている、考える力を持っているということは、迷って、悩んで、新しいものを創り出していく作業ができる、その能力が備わっているということなんです。

それがうまいこといかん、あるいは創造ができるまでの間に身体の調子が悪くなる。無理が内側に入ってしまうの。創造ができると、原因がある程度解決するから、体調、たとえば眠れなかったこともよくなる。最終的に自然治癒力が働いたの。

そこから、こんなふうに考えられる。文化と関わっている純粋精神の部分は病むこともないし、自然治癒することもない。ただそのときに、迷って、悩んで、創造して、そこを突き抜けていく、この活動を支えきれないぐらいに生体自体が弱ければ、生体が参ってしまってうつ病とかになるの。だから、うつ病はあくまでも脳の病気なんです。

ですから、天才的で体調もいい人は、たくさん悩んで、たくさん立派な創造をする。そういう人は病気にはならんのよ。少し体調が悪くなるかもしれんけど、創造を完了したら、体の調子もまた戻ってくる。よく眠れるようになって、ご飯もいけるようになって、イライラもしなくなる。

だから、そういうものは全部生体の反応であって、この生体の反応の部分は、われわれが動物と共有している部分です。そして純粋精神の部分は人間という変な生物だけが持っているものです。

この純粋精神の部分をどうかしようとするのが精神療法なの。どうかしようとするのは、純粋精神の働きです。この部分は自由自在だから、「こう考えてみたらどうだろうか。ああ考えてみたらどうだろうか」といろんな作業ができる。

いちばんラジカルな解決、現代社会で最も根本的な解決は、公園で段ボール箱の生活をすることです。そうすると、地位も、貯金も、家族も、そういう文化的な桎梏《しっこく》になるようなものが何もかもパーになる。種田《たねだ》山頭火《さんとうか》＊だね。そうすると体調がいい。

＊　放浪と乞食、泥酔と無頼の一生を送った有名な漂泊の俳人。「昭和の芭蕉」と呼ばれる。

東京でボクがいつも泊まるホテルの前は大きな公園だけど、あの辺を朝、散歩すると、段ボールのお家に住んでいる人がたくさんいるの。この間は段ボールで作ったお家に、どこかで拾ってきたんだろうね、立派な木のドアをつけて、住んでいる人がいました。豪邸だ。あれは仲間内で自慢だったかもしれないね。

朝は拾ってきた弁当なんかを食べたりしているけれども、仲よくして、ニコニコして、屈託がなくて、みんな幸せそうにしています。その周りを出勤しているサラリーマンたちの顔つきのほうが全然よくないの。「不幸な顔つきだなあ、耐えているなあ」と思える。その対比が、リアルにすべてを表しています。それが「乞食は三日したらやめられない」ということの意味なんです。

段ボールの家に住んでいる人たちは、桎梏を生み出してくるいろいろな文化から離れてしまった世捨て人です。それがとてもいい。だけど、なかなかそこまでは踏み切れないから、どこかを解決したり、ものの考え方を変えたり、愚痴を言ったり、そういう形で本人が耐えられる程度に文化の桎梏の部分の辻褄合わせをするのが精神療法なんです。

だから、精神療法は文化の中の辻褄の合わない部分を少し修正して、辻褄が合うようにすることが一つ。それから文化が生み出した考えが生体との間でぎくしゃくしているから、両者の調和を作るということがあります。

そういうふうに、生体には、もともと持っている体質や気質というものがあります。それと文化とが合わないと、中途でやめたりすることになる。あるいはものは考えようで、ボクのように、あんまり医者は好きじゃなかったけど、精神科ならあまり医者らしいことはないから、そういう道を選んだりする。

それから、これもまた考えようで、「医学部に来たけれども、生身の人と接するのは、あまりにも不確実なデータが多過ぎて、こんなにすっきりしない臨床の世界は面白くない。不確かな毎日を暮らすのは嫌だ。研究者のほうが自分に向いている」と思ったら、研究者の道を歩いていくことになる。

他にもいろいろな考え方があります。「いや、今の医療はまだ金が儲かるから、ともかく蓄財のために一所懸命やるんだ」と考えを変えれば、医療は面白くないけれども、蓄財のために経営学を勉強して、優秀なお医者さんを雇って、自分は理事長になって、いい病院を作るという道もある。「いい病院」とは、患者さんがたくさん来る病院で、そこでお金を儲けて、株を買ったりする、というふうに生活を変える。

その人の生体、気質、持っている遺伝負因と、その人を取り巻く文化とが調和するようになってくると健康なの。それまでイライラしていて、アル中だった人が酒を飲まなくても済むようになる。酒を飲むのもまた一つの治療です、薬物療法。アルコールという薬物で治療していたけれど、それも要らなくなる。そういうものがすべて精神療法です。

だから精神療法のいちばんの基本はノンバーバルなものを持った癒しの構造なの。そして特殊化した精神療法とは、文化と生体、生体というのは大きく言えば資質だから、文化と資質の間の調和を作っていく作業です。

文化には内在化された文化がありますね。これは価値観や習慣です。出席して、出欠ボードに名前を書かされるというのは外の文化。「学生たるものは、やっぱりちゃんと授業に出席しなきゃいかん」と本人が思い込んでいるなら、これは内在化された文化です。この内在化された文化と生体との間がぎくしゃくしないことはないよね、可哀想だけど。でも、できるだけぎくしゃくが減って、その内在化された文化からいろいろなものが創造されてくるようにすることが精神療法なんです。

だから、精神療法は治療者の好みで、治療者もやはり資質があるから、自分に合った「この精神療法をやっていたらいちばん体調がいい」という精神療法をやって、患者さんのほうも、自分の生体と文化との調和を作るのによさそうな精神療法をそこから選んで、そうしてやっていくのがいいのです。

だって精神療法自体もまた一つの文化だから、それとの相性があるからね。相性が悪い内在文化との治療をするために、またさらに相性の悪い文化と付き合ったりしたら、めちゃくちゃになる。そういう精神療法の副作用が今、巷にいっぱい溢れています。

カウンセラーが増えたからね。カウンセラーも増えたし、それを求める人も増えたから、当然、副作用も増える。そういう人がたくさんいます。薬と同じで、何でもちょっとやってみて、「副作用が出たな」と思ったら止めて、またよそに行くというふうに、精神療法は選ぶ時代になった。たくさんあればコンビニと同じで選べるの。

もしみなさんが「この人は精神療法が必要だなあ」と思ったら、以上のような、助言をしてあげてくださ い。頑張って、一つに徹してやるというものではありません。

個々の精神療法はいろいろあります。名前がついている精神療法だけでも何百とあります。この間まで三〇〇とか言っていたけど、おそらくもう一〇〇〇ぐらいあります。これからまだ、どんどん出来てきます。文化の数ほどあると言うよりは、治療者の好みの数ほどある。治療者が自分の資質に合うように、精神療法のやり方を創造するからね。その創造したことは、創造した治療者にとってはきわめて健康的なものだけれど、それが別の人にとって健康的であるかどうかは分からないの、やってみないとね。

そういうものが精神療法であるということを頭に入れて、精神療法の本は「これはこういうタイプの人に合うんじゃなかろうか」と思いながら読むようになさってください。それぞれの治療のやり方は、本を読めばいっぱい書いてあります。今のような視点で本を読まれると、いくらか読みやすくなって、眠くならないでしょう。

あと三〇分あるから、質問があったら、どうぞ。

話は変わるけれども、毎年来るたびに女子の学生さんが増えているね。女子学生が増えて、特に精神科にたくさん来てくださるといいなと、ボクはいつも思っています。どうしても男女には気質の差がありまして、まあ男らしい女の人もいるけれども、どちらかと言うと、やはり男のほうがデジタル思考的で、女のほうがアナログ的で、精神科の患者さんのちょっとした変化をキャッチして、それに反応していく能力は断然、男性よりも女性のほうが優れていると思います。精神科医になってくださる女の方が多ければいいなと思います。

たとえば、教条的になる人は女の人には少ないのね。天理教がそうでしょ。天理教は中山みきさんという教祖がいて、その人がアナログ的に思いついたことを、誰か男の人がデジタルな思考体系にまとめ上げて出来たらしいね。クリエイトする力は女の人のほうが本来的にあるし、デジタル思考の世界には男性のほうが向いていると思います。

質問はないかな？　だいたいいつも、質問は帰り道に思いつくのよね。まだ時間はちょっとあるけれども、終わりましょう。それじゃ、みなさんご苦労さん。

〔二〇一三年追想〕

『「現場からの治療論」という物語』の骨格がほぼ出来上がったのがこの時期であった。論述のレトリックを構築するのにずいぶん年月を要したことを思い出す。

プラセボ・エフェクト

二〇〇六年五月三〇日

黒木　昨日の浜先生[*]もそうでしたが、神田橋先生もなかなか普段の医学部の講義では伺えないお話をしてくださると思います。おそらく今日も精神医学や医療にとどまらない、みなさんが先々、医師としてどう生きていったらいいかという根本的な問題に触れるお話が聞けるのではないかと思います。

＊　浜　清。元東京大学教授、岡崎国立共同研究機構長。学士員会員。

神田橋　ちょっと遅れたのはね、高速バスで鹿児島から来る途中でパンクしているトラックが道を塞いでいて、渋滞してたからなの。ごめんなさい。

これを回してください。ここに書いてあることに異論がありますか？　みなさんは異論も何もまだ分からないかもしれないですね。

＊　＊　＊

『現代精神医学定説批判——ネオヒポクラティズムの眺望』書評

八木剛平著、金原出版、二〇〇五

一般には知られていないが、医科大学では治療学の授業は行われていない。卒業し、国家試験に合格して医師免許を得たのち、先輩に指導され、自身で経験から学びながら治療法を身につけてゆくのが、医師の職業人生である。したがって、最新の知識などは知らず、免許の再審査制度が発足したら不合格確実の、評者のような老医のほうが八割がたの病気の治療については、大学の先生より上手なのである。

大学の授業で学ぶのは、著者の言う「発病論的治療観」に基づく、病因を突き止めてそれを治療するという、悪者退治の治療方針である。たとえばインフルエンザが流行すると、原因となっているウィルスの型を突き止めて、それへのワクチンを作り予防を図る。できればウィルスを退治する薬品を開発したいと考える。

他方、ウィルスは蔓延して住民全員が感染しているのに、一部の人しか発病しないし、経過にも個人差が大きいのはなぜなのか、ウィルスを退治するとなぜ病気が治るのか、に目を向けると、著者の提唱する「回復論的治療観」「病人の自己回復力を前提とする……ネオヒポクラティズム」の医療論が登場する。

感染症の病因と見なされたものは外部からの侵入者だったから、悪者退治の治療論が成功し、その治療観が医学全体のモデルとなった。だが、感染症以外の多くの分野では、うまく行かなかった。その理由を列挙すると、①ウィルス感染症においてすら、インフルエンザという「病」の発症を単一病因に帰せられないのだが、多くの病では発症の条件はいっそう多岐にわたっている。治癒への条件はさらにいっそう複雑である。②発症条件の多くは生体内部にあるので、悪者退治の姿勢では、生体内のあるいは訴えの中の異常部分をことごとく敵視する医療が出現する。虱《しらみ》潰し医療である。新たな検査を受けるたびに、なにかを訴えるたびに、持ち帰る薬袋が大きく重くなってゆく外来風景は、その典型である。③自己回復力の動きは揺らぎながら進むので、一過性には異常な外見を示すことがあり、それを病因の類と見なして虱潰しすることは自己回復力を潰すことである。風邪による熱を解熱剤で下げると回復が遅れることは、すでに証明されている。

②と③が合わさると、発症条件も回復条件も、すべて虱潰しに退治してしまい、ほどほどに治っているが永遠に完治しない宙ぶらりん、別名「慢性化」という医療の囚われ人が完成する。

本書の表題を見て、精神医学に限定された論説だと即断しないでほしい。著者は精神科の第一級の臨床家でありかつ精神薬理学の先端を歩いている。それゆえ、掌中のものである精神医学を焦点にして論を進めており、表題に偽りのない内容である。病因を探索する発病論の姿勢は、テクノロジーの発展に助けられて、脳内にさまざまの異常を発見し、それをもって精神疾患脳病説の証拠とみなし、それを退治して正常化することを目指す治療方針を邁進しているが、回復論の視点からは、それらの異常を、自己回復力の活動としての揺らぎとみなす十分な根拠があることを説く。

だが評者は、むしろ、著者の論述が前述した現代医学全体の問題点をも剔抉《てっけつ》していることを強調したい。試みに、第三章「うつ病は治療で治るのか」の、七一頁「現在、うつ病はどのように理解されているか」と、九四頁「病気とは何か」に目を通してほしい。わずか六頁の中に、現在の医療の根源的な問題点が指摘されている。皆さんの誰もが、うつ病状態の近くにいる。それに限らず、医療の現状は他人事ではない。

（初出「こころの科学」一二六号、一二九頁、二〇〇六）

＊　＊　＊

医師免許証を取りたての人は治療はできないですね。大学には治療学という講義がないのを医師はみんな知っているけれど、世の中の人は知らないからね。みんな、医学部で治療を教えているだろうと思っているけれど、治療学はありませんという話を書いたの。

今日これを配ったのはね、ボクの授業は精神療法について話すことになっているんだけど、そんな話をしてもしょうがないんですよね。心療内科の授業で精神療法の話はするのかな？　しないのかな？

黒木　北山修教授が精神分析の話をされます。

神田橋　ああそう。みなさんはほとんどが一般科のお医者さんになられるか、研究者になられるでしょう。みなさんが一人前になられる頃には、もう今の心理学理論は古いものになっています。使えないかもしれないし、時流に合わないかもしれない。精神療法の技術的なものを覚えても、試験には役に立つけれど、あとは何の役にも立ちません。だから話してもしょうがないの。

ボクらの恩師だった中尾弘之名誉教授*が「終生、古くならないことを学ぶように」とおっしゃっていたので、今日は終生古くならないだろうとボクが思うことをお話しします。それが精神療法の根本にもつながると思います。

＊　元九州大学医学部精神科教授。

最近はここでもみなさん、パワーポイントで講義をされますか？　それから、電子カルテが導入されますね。この二つによって医者の技術が急速に低下します。必ず低下しますし、もうすでに低下しています。そのことを考えてみてください。

ボクは医者になってはじめの二、三年はスライドを使っていたけれど、それ以後、この四〇年間ぐらいかなあ、嫌いなのでスライドは一切使いませんし、せいぜい黒板にちょっと書くぐらいです。

それは何だか変だからなんです。スライドや、特に最近の優れた機器であるパワーポイントが出てきますと、話し手と聞き手との間に交流というものがないからなんです。俳優さんが「生の舞台が好きだ」と言うでしょ。テレビや映画にばっかり出ていても、どうもつまらない。「やっぱり生の舞台がやりたい」と言う。落語家もそうです。それは聴衆の反応によって芸が微妙に変わってくるからなんです。そこには関わり合いがある。

ところが聴衆と話し手との間にスライドやパワーポイントがありますと、スライドやパワーポイントにはそれ自体の流れがあるでしょ。情報伝達の流れがあって、それが厳然として動きませんから、関わり合いによって起こってくる微妙な変化を阻害します。

浜先生の講義はどんなでしたか？　たくさんスライドが出ましたか？

黒木　浜先生が九大の医学生のときに長崎の原爆被爆者の救援に行かれたお話で、長崎の被爆の写真のスライドがほとんどでした。

神田橋　写真だとまた違うんです。写真は情報がいっぱい詰まっていますから。パワーポイントやスライドで示される数字は蒸留された情報ですから、違いますね。写真だといいの。映画みたいになるともっといいでしょうし、立体映画ならもっといい。情報の量がどんどん増えていきます。

だから実物がいちばんいい。昔は実際の患者さんに来てもらって臨床講義をやっていました。しかし患者さんの人権問題があるから、今はもうできないですよね。で、情報の質がどんどん低下してきています。学者になる人にとっては影響はそうでもないんです。なぜかと言うと、学問と違って臨床医学は行き交いだから。向こうから来るものがあって、それにこちらが返していく。行き交いは、そのほとんどがしゃべっている言語内容みたいだけれど、コミュニケーションの科学が証明しているのは、言語内容で伝わる、あるいは交流されている部分はだいたい三〇パーセントくらいらしいの。一つひとつのコミュニケーションの中にやり取りされている情報のビット数は、七〇パーセントは言葉の内容ではないものでコミュニケートされている。そういうものはパワーポイントでは全部、排除されます。そうすると、コミュニケートされない医療になります。

今、新聞の投書やら何やらによく出てくるのはね、「コンピュータの画面を見ているよりも、患者のほうを見ている時間のほうが長いお医者さんを選びましょう」ということ。みなさんはまだ臨床の場に出たことがないのかな。おそらく、検査データでもレントゲンでも、コンピュータの画面に出てきますよね。ポンポンとキーボードを叩けば、次々に古いデータも選り出せますから、お医者さんはずーっとそれを見ているわけです。そうすると検査を見る時間のほうが長くて、目の前の患者さんはちらっと見て、処方箋も機械で打ち出せますから、お医者さんはほとんどコンピュータの画面ばかりを見ています。

そこに電子カルテが導入されますと、話し合ったりしたことのポイントだけを打ち込んで、患者さんと医者との間に機械があって、ほとんど生身の触れ合いというものが出てこない。みなさんはパソコンに非常に慣れた世代なので、その感覚がないかもしれないね。

たとえば、ボクはやらないけれど、話に聞くと、チャットとかいうのを使ってみんなでディスカッションのようなことをしたりするでしょう。それで物足りなくなると、オフ会とかいうのをやるらしいんだな。機械をのけて、みんなで集まる。

オフ会をしたい方向へ欲求が進んで行く人はまだ救いがある。つまりチャットは三〇パーセントでやっている。あとの七〇パーセントが欲しいという欲求が高まってくる人はまだ生命体として生きているけれども、チャットの世界だけで充足している人は三〇パーセントのコミュニケーションで充足している人だから、生物としてはだいぶ、どっちかへ行っちゃっている人だ。そのことを考えてください。

近頃、こんな人がいるね。ボクも見かけたけど、喫茶店で向かい合って、お互いに携帯を持って、話をすると周りにうるさいからだろうかな、ときどき顔を見ながらメールで会話をしているの。情報はだんだん情緒的な要素を排除して、言葉が伝える意味だけをやり取りするようになっていく。

そうすると、生体は五万年前と大して変わらん心身を持って生きているわけで、そんなに進化しませんから、必ず飢餓感が生じてくる。言葉の表面上の意味から取り残された部分が、飢餓感を抱く。そしてその飢餓感を埋めようとする症状が今、精神科に非常に増えています。

多くの嗜癖がそうで、食べ吐き、それからリストカット、そういう言葉にならない生体の欲求、飢餓感を埋めようとする病状は今後どんどん出てきますよ。

さっき鹿児島からのバスの中でニュースを見ていたら、公安二課の捜査官の人が八〇〇円の品物を万引きして逮捕されていました。八〇〇円の物なんか盗まんでもいいでしょう。だけどネットで物を買うのに比べたら、パッと盗る万引きには狩猟の楽しみがあります。釣り堀と、海で魚を釣るのとの差です。あるいは注文して鮎が来るというようなお取り寄せより、やっぱり生体が求めている飢餓感を埋める作用が万引きにはある。今、万引きがひどくて、本屋さんなんかは大変で、参っているんだけれど、万引きはスリルがあって、やっている人には楽しいんだろうと思います。

ボクらが子どもの頃は、隣の畑でキュウリを盗って食べたりしていました。追っかけられて、わっと逃げて、怒られたり、そういうのが充足になる面がある。それらの遺伝子が充足されない生活では、万引きでもしないと健康が保てなくなる。社会的には困ったことだけれど、本人にとっては自発的精神療法です。

コンピュータを使って、電子カルテでやるような医療がなされますと、きっとみなさんの中で欲求不満が起きるだろうと思うんだな。医療を志したときの、ある心意気があるでしょ。機械の世界じゃなくて、人間と接する世界に向かう初志のニーズが必ず飢餓を起こします。

もちろん治療に来ている患者さんのなかにも、自動販売機で薬を買うようなつもりで来ている部分もあるけれど、そうではなくて、困ったことを誰かに聞いてもらったり、あるいは優しくしてもらったりしたいニーズがある。その二つともが欲求不満になります。

医療にコンピュータが全面的に導入されると、お医者さんの不祥事が必ず増えてきます。奇妙なことが起きる。だからみなさんがお医者さんになって、人に言えないようなことを医療の中で、あるいは医療の外でしでかしそうな気分が湧いたときには、「ああ、これはパワーポイントや電子カルテやパソコンによる入力や、そういうことにたくさん時間を取られて、それで生活するようになったせいで、自分の医療者としてのニーズが欲求不満を起こしてるんだ」と思って、もう一度、原始の感性を取り戻すように、自分で工夫をしてください。たとえば薬物乱用、ギャンブル嗜癖、あるいはセクハラとか、そういうことをやるお医者さんがどんどん増えてきています。無論、その人が悪いんだけれども、可哀想な病気なんだ。

病気だけれど、精神療法を受けたりする必要はおそらくないと思います。多くの場合は、原始のニーズが再活動するようなことを導入すればよくなります。おそらく、みなさんのなかにも何割かの人に奇妙な飢餓感が生じて、その飢餓を埋めようとする行動異常が出ています。最近、とっても多いです。これは電子カルテが入ってくると、急速に増えるだろうと思います。

そして好ましからぬニーズが出てきたら、「ああ、私は医療者としての思いがとても深くて、細やかだったんだ。それが荒々しい機械化された世界に閉じ込められたので、こういうふうになったんだ」と、「本当は精神療法に近い医療に向いている素質だったのに、可哀想に」と思って、なんとかそっちのほうに行くようになさってください。

どうしたらいいのかね。電子カルテにしないと、保険診療の請求上、困るんだよなあ。弱ったな。どうしたらいいのか分からんけど、まあ二重帳簿みたいにするしかないかな。一応、銭もうけのほうは電子カルテでやって、自分の健康のためには生の患者さんと接する。そういうふうになさってください。

それでは、ぼつぼつ精神療法の話をしましょうか。

このあいだいい本を見つけたから、紹介します。精神療法についてのしょうもないと言うか、頭でっかちの本を読まないで、この本を読んでください。みなさんはもう知っているかもしれない。ボクは偶然見つけて、感激したので、みなさんに紹介しようと思って、持ってきたの。

『もしもウサギにコーチがいたら』(大和書房)という本です。著者は伊藤守さんという人です。著者の伊藤さんは、いろんな企業で困っている人たちに問題解決を教えたりするコーチ会社みたいなものを創って、経営している人です。日本でただ一人、アメリカのコーチ・トレーニングのライセンスを持っているトレーナーだと書いてあるけれどもそんなのはどうでもいい。これはいい本です。

中に書いてあることを一つ教えます。これは精神療法に対する皮肉じゃないかと思いますね。ウサギがイヌに追いかけられて、一所懸命逃げる。またイヌが来たら、また逃げる。逃げることしかできない、ワンパターンではだめじゃないか。発展がないじゃないか。もう少し反撃する方法も覚えたらどうだ」と、あるコーチが言ったの。それでウサギが「いえ、私には爪もありませんし、肉食じゃないから、噛みつくこともできないんですよ」と言うと、コーチが「それは君が最初から諦めているからいけないんだ。やる気だ。何でも努力すればできるんだ。少しずつ肉を食べる練習をしてごらん。そうやって噛みつくことができるようになったウサギを知ってるよ」と言うのね。そしてウサギが「そうですか。それじゃ、私もひとつやってみますかね」という話なんです。

そんなコーチが多いと伊藤さんは言うのね。ほんとに多いですよ。「それはあなたにやる気がないんだ。やってごらん。やればできる」と言うコーチはだめだ。そういうのは悪いコーチ。

いいコーチというのは、ウサギが走っているとね、「あなたはイヌよりもずっと足が太いから、それでパッと逃げる。上半身は軽いから、高速Uターンができるんじゃないかな。やってごらん」と言うと、だいたいウサギというのはできるらしいんだな。それで、高速Uターンをすると、イヌは高速Uターンができないので、あっちへ走って行ってしまう。そしてまた追っかけてきたら、またUターンすれば、そのうちにイヌのほうがくたびれる。そういうことです。

その他に、その個体ができること、そして常々やっていることの延長上にいちばんしやすいことがあるんだということなんです。

話はまたちょっとずれますが、今からもう四〇年以上前、ボクがみなさんぐらいだった頃に『臨床と研究』（大道学館）という雑誌があったの。今もあるかな？　ボクはあの雑誌が好きでね。授業に出ないで、あれのバックナンバーを図書館で読んでいたことがあったの。三年生の頃に「医学部でどうしようか、精神科に行こうかなあ」とか迷っててね。

そうするとその『臨床と研究』の古い号に、いろいろな薬が載っていて、治験も、これがものすごく効いたとかいっぱい出ているの。その頃から一〇年ぐらい前の雑誌にね。ところが、そこに載っている薬が、ボクが学生の時代にはもうほとんどないの、消えてしまっている。なぜそんなに効いている薬がなくなったのか。もちろん今もないです。それから、当時の手術法も今はありません。

それは結局、時代の流れの中で検証されて、そのときは効いているようだったけれど、結局、効かなかったということです。有名なロボトミー*というのがあるでしょ、こめかみからサジみたいなのを入れて、キュッキュッと脳を切ると、当時の精神分裂病、今は統合失調症と言われていますが、そのなかの凶暴な人がおとなしくなるというので、それを発明した人はノーベル賞をもらったんですね。だけど、今はそれが最も犯罪的行為だと言われています。

＊　前頭葉切裁術。開発者の一人であるポルトガルの神経学者、エガス・モニスは一九四九年にノーベル医学・生理学賞を受賞した。

つまり、おとなしくなるのは一種の認知症のように人格の破壊をきたして、ロボットに近い状態になったためで、悩みもなければ、興奮もしなくて、ただぼんやりしているようになって、そして社会の片隅で朽ち果てていくということだと分かり、これは犯罪的な行為だと考えられるようになったのです。

だから今、出ている治療法のこれがいい、あれがいいと言っても、それはウサギに肉を食べる練習をさせるようなものかもしれません。狂牛病*もそうなんじゃないかな？　ヒツジの捨てる部分をすり潰して牛に食べさせたら、タンパク源としてすごくいいと言って、一時は非常にいい発明だと思われていたの。廃物利用で牛もどんどん大きくなって、だけど狂牛病が出てくることになった。長い時間が経たないと、本当にいいかどうかは分からないの。

＊　牛海綿状脳症（Bovine Spongiform Encephalopathy: BSE）。ヒツジのスクレピーやヒトのクロイツフェルト・ヤコブ病と同じく、異常プリオン蛋白が病因と考えられている。

医学部の三年生のときにそういうことを考えていたら、ある教授が臨床講義で、「新薬が出たら、それが効く間にできるだけたくさんの患者を治しなさい。すぐに効かなくなるから」とおっしゃったの。偉い先生はちゃんと当時から知っていたんだね。新薬は出たときはよく効くけれど、しばらくすると効かなくなる。それはなぜか。

結局、何が言われているかと言うと、プラセボ・エフェクトなんです。偽薬効果。おそらくみなさんは、プラセボ効果があると科学的におかしいと、勉強して知っているでしょう。だからプラセボ効果をいかに排除するか、二重盲検法や何かでプラセボ効果が起こりにくいようにして、それを排除して、引き算して、薬の薬効を決める。そうすると科学的だということを知っています。それはその通りですね。

しかし、これを治療される患者の側から見ると、プラセボによって治ったから価値がなくて、本当の薬効で治ったら価値があるということはないのよ。よくなりゃいいんだから。受益者のほうから見たら、プラセボにも副作用はあるけれども、やっぱり少ないから、プラセボでよくなればいちばんいいんです。「鰯の頭も信心」でよくなれば、それがいちばんいい。

そうすると、プラセボ・エフェクトとは何か。これは結局、本人の精神的な部分が身体に影響を及ぼして、あるいは身体が勝手によくなっている、ということです。何かの理由でよくなっているんだから、これはもちろん自然治癒であり、暗示療法、心身相関で、患者にとってはより幸せなんです。三〇パーセントから五〇パーセントぐらいは、プラセボ・エフェクトで治療の効果があります。

そして、このプラセボ・エフェクトこそが、精神療法の中心なんです。プラセボ・エフェクトも副作用がときどきあるけれども、副作用が少なくて、そしてよくなって、あんまり金もかからんし、いちばんいいの。これが精神療法の中心です。これだけを覚えて帰れば、今日の講義を受けた価値があります。

そして「プラセボでよくなったんだから、これは価値がないんじゃないか」とか思わないでね。プラセボの研究結果で、お医者さんによってプラセボ・エフェクトが多く出る人と、あんまり出ない人とがあることが分かっています。

もちろん患者さんにもよりますよ。患者さんも「ああ、ありがたい」と信じて、飲んで、よくなる人もいるけれど、その差よりもお医者さんの差のほうが大きい。患者さんは一〇〇人でも、一〇〇〇人でもたくさんいて、それに関わるお医者さんは三人とか四人とかだから、お医者さんの差がはっきり出る。プラセボ・エフェクトがたくさん出るお医者さんと、あんまり出ないお医者さんとがいるわけです。薬効は同じなんだから、それにプラセボ・エフェクトが入るのと入らないのとで、患者の側から言うと、名医とヤブとが出てくるの。

名医とヤブとの違いは、一つは見立てが合っているか、間違っているかというのもあるけれども、同じ薬を同じように使っても、よくなるお医者さんとよくならん、つまり薬の効きめ以上に何もプラスアルファされないお医者さんとがいる。名医は、精神療法の勉強なんかをせんでも、すばらしい精神療法家です。

みなさんは、精神療法の勉強をしていろいろ知っている人がよく治すと思うかもしれませんが、全然そんなことはない。精神療法の勉強をたくさんすると「精神療法」という一つの考え方になってしまって、それは理論化されているから、効果も出るけれど副作用も出てくる。強力な精神療法には強力な副作用があります。

精神療法のなかでいちばん強力なものは、おそらく行動療法でしょう。行動療法は強力で的確に効果があるので、たくさんの人が勉強します。そしてたくさんの副作用が出ています。山上敏子先生は近頃、会うとね、もううんざりして怒っているよ。「行動療法」と称しているけれど、全然、下手くそで、むちゃくちゃしていて、何もしないほうがよかった患者さんがたくさんいるって。優れた力を持つ治療法は、下手が使えば優れて悪くなるの。でもプラセボ・エフェクトでよくなる人もあります。

行動療法でも他の精神療法でも、やっている人はなかなか止めません。どうしてかと言うと、たまにうまくいって、よくなることがあるでしょ。プラセボ・エフェクトでたまによくなったりすると、悪くなったり、失敗したりしたことをすぐに忘れてしまうんです。自分の健康法として、悪かったのは早く忘れて、よかったことだけ覚えているから、なかなか止めない。

イチローがこの前の試合でようやく打率三割を超えましたけど、三回打席に立って一回ヒットを打てば三割打者だな。あとの二回はいらない。野球選手なら終生三割を打ったら大したもんだ。

でもお医者さんは、よくなるのが三割ぐらいだと困るんだよね。せめて五割ぐらいはいかないとなあ。それにはプラセボ・エフェクトをいかに賦活するかなんです。

プラセボ・エフェクトには絶大な力があります。そうでなかったらシャーマン・ドクターはあり得なかった。古代社会のシャーマン・ドクターは、今から見たら変なことをやっているわけだ、何かを焚いたりね。今はほとんど駆逐されたけれど、彼らが絶大な力を持っていたのは、いろいろなプラセボ・エフェクトを賦活する方法を知っていたからだろうね。

それで、プラセボ・エフェクトを賦活する方法として、「医者は権威を持たなきゃいかん」ということが、一時期言われていました。だけど今は、権威を持つというやり方は効果がないのね。それでも、「カリスマ何とか」って呼ばれるお医者さんがいることはいるけどね。だけどプラセボ・エフェクトを高めるための方法として、そういうことを今からお話ししようとしているわけではないんです。

ボクが今度、出した本*では「ファントム」と言っていますけれども、「ファントム」は説明するのが面倒臭いからやめて、「心身相関」で話します。心身相関は、患者さんの心が身体に働きかけて、おそらくプラセボ・エフェクトと同じことが起こっているわけです。そして、ここに治療者がいます。みなさんは治療者になるわけですが、この治療者が、プラセボ・エフェクトがより十分に起こるように何かしてあげる、その意図で心に働きかけるのが精神療法です。

＊『「現場からの治療論」という物語』岩崎学術出版社

薬物は体に働きかけるのですが、精神薬は「心に働きかける」「心に効く」とも言われる。だけど、あれは嘘。そんなことを言ったら、頭が混乱して、訳が分からんようになります。そうじゃなくて、脳は身体の部分、臓器です。精神薬は脳に働きかけて、そして脳が変化した結果が心に映し出されるの。

では精神療法はどういうことをするのか。プラセボ・エフェクトがまず心に働きかける。心に働きかけるという意味では、さっき言った「権威」は、それに「ゆだねる」ということでしょう。ゆだねる、それから安心、信頼。

「あなたのお医者さんを信頼しなさい。信頼しないとよくなりませんよ」と言うでしょ。それで一所懸命信頼すると間違えますね。信頼するという努力によって作った信頼は、不信感を押さえ込んで作った信頼ですから、無意識のところに不信感があって、意識のところに信頼感があって、ぐちゃぐちゃになる。そうではなくて「湧いてきた信頼」が治療に役立ち、プラセボ・エフェクトを賦活します。

そして「この先生に任せてみようかな」という安心が出てくるために、一つには情報の開示があります。情報開示は、みなさんは「インフォームド・コンセント」として習っていると思います。

ボクが胃カメラで検査をしてもらう先生はたいそう名人でね、精神安定剤を少し打って、すーっと胃カメラを入れながら、「今、食道の上半部分に入れていますよ」とか、テレビのモニターで解説しながら入れていくんです。ボクは、入っていくカメラが映した映像を術者と一緒に見ている。質問もできるわけです。「今、何か白いところがありましたね」と聞くと、「あれは粘液ですよ」とか答えてくれる。ずうっと入っていって、「幽門のところを映しますね。ちょっと動かすから、変な感じがしますよ」とか言われる、「あ、何か動きましたね」とボクが言ったりして、という感じでやりますから、すごく安心ですよ。

下手くそな先生は、入れるときに痛かったり、変な感じがしたりすると嫌だから、麻酔して眠らせといて、終わったあとで写真を見せて、説明します。そうではなくて、やっているときにリアルタイムに見せてくれると、そりゃあいいです。手術も全身麻酔をしないで、お腹を見せて、説明しながらしてくれる先生もいるらしいから、病気によってはそうすると非常にいい。

それはどういいことかと言うと、ドクターの目がある位置に患者の目もあるということです。これは情報開示です。インフォームド・コンセントは口で言うわけだから、ドクターからのまた聞きのようなものです。実際に現場でそれを見せてもらっていると、とても安心感があるの。「ゆだねる」と言うよりも、むしろ「共に」という感じだね。このことを覚えていてください、「共に」ということ。

そうすると臨床の場で実際にどういうことが行われているかと言うと、たとえば血圧を測るとする。多くのお医者さんは、血圧計を自分のほうに向けて、見て、「一三六ですね」とか言う。これをちょっと患者さんも見える方向に置いてあげて、水銀柱がちょっちょっと動くのを一緒に見ながら、「一三六ですね」と言うと、血圧を測っている作業の中に一緒にいる。それが心に対して、すごく精神療法的な効果を及ぼすんです。共に、安心、ゆだねる、という雰囲気がその瞬間に生じる。

近頃は検査ばっかりするようになって、あまり触診をしない。触診をよくするのは漢方医です。漢方のお医者さんはお腹を触るけれども、いろんな所見があるときに、漢方の先生もほとんど「こうですよ」と患者に言います。

そのときに患者の手は遊んでいるわけだから、ここに所見があったら、患者さんの手を誘導して、「ほら、ここに感じるでしょう」と触らせたらいいのにね。そうすると患者は診察される身体でありながら、ここで医療に「共にある」雰囲気が生じる。漢方の先生たちもそうしたらいいだろうと思うけどね。いろいろな所見を患者が触って分かるようにする。

ボクは大動脈弁に少しカルシウムが沈着して、閉鎖不全があるんです。それはエコーで分かっている。ボクの主治医は、エコーも「今、こういうふうに逆流しているでしょう」とやりながら説明してくれますから、すごくいいですよ。診察室で、「逆流するのは音でも分かるんですよ」と言って、聴診器を渡してくれると、シュッシュッという逆流音が聞えるの。

それから脳動脈の硬化を見るために、頸動脈の雑音を聞いたりするでしょう。そういうのもその瞬間に患者に聞かせれば、それがうんと精神療法になる。「共にある」という、それです。これはいろいろなことに応用できます。いつもできるだけ今、その場で治療者と患者が共にモニターするのです。

そうすると、これは診断に関したことだけれど、治療に関したところでも、「共にある」ことができるわけです。お薬を出したときに「この薬はここからここまでの間で、増減を自分でやってみてください。その結果をまた知らせてください」と言う。あるいは「この薬にはこういう副作用があると言われているんだけど、あるかどうか見ていてください」と言う。

「私が出した薬をちゃんと飲んで、その結果を私が判定するから」と言わずに、治療についても「そうしてください」と言って、治療の効果判定と、薬を少し増減することも、危険のない範囲で患者に委託すれば、患者は治療行為も共にやっていることになります。

そのことは患者である人たちなら、誰でも分かる。みなさんも患者になれば分かります。病気をしたことがない人は分からんだろうな。

もう一つの証拠は、『医者からもらった薬がわかる本』というような本が、いろんな会社から出ています。そういう本を患者はこっそり見ています。だからこっそりじゃなくて、お医者さんが「この本がいいですから、これを見て副作用のことなんかを勉強してください。私も忙しいから、いちいちこれはこういう副作用があってと言えないから、自分で勉強してください」と言うと、これは一見手間を省いているようだけれど、治療という行為の中に患者を誘い込んで、そこで共に見ていることになります。

さらに芸が細かくなってくると、患者が何かを見ているとするでしょ。今度は逆に患者の目があるそこに、ドクターが目を持っていけば、これもまた、共にある雰囲気になります。子どもはよく「見て、見て」って言うでしょ。そのときに大人が「そんなのどうでもいい」と言うと、共にいる雰囲気がないの。「どれどれ」とか言って、子どもの顔の近くに行って、「あら、本当だね。お日様が見えるね」とか言うと、子どもと共に見る雰囲気ができて、親子関係がよくなるの。育児の本なんかを読んでいろいろやるのはだめよ。子どもと接するときは、同じ位置に目を持ってくるの。

これを少し練習すると、「離魂融合」というボクの技法になります。たとえば今、みなさんはそっちからボクを見ています。だけど、人間は特にイメージ能力が発達していますから、そっちからイメージで自分をボクと同じ位置に持ってくるんです。講義をしているボクのここに持ってくると、みなさんはこの講堂がイメージの中にあるから、「ああ、あそこに立って、手をこう動かしながらマイクを握って、教室を見ながら話しているのはこんな雰囲気だね」と想像できる。

そうすると、今の学生さんはあんまり質問をしないけど、そういうイメージを持ちながら質問してくれると、ボクと波長が合いやすいの。

これが「離魂融合」という技法です。いちばん的確な例を挙げますと、神経内科の先生が、患者さんが歩いてくるのを見て、「この歩き方は何々だ」と判断するのはまだ初心者で、神経学の大家になると、患者さんが歩いてくる姿に自分を重ねて、イメージの中で歩いてみる。歩いてみる雰囲気で自分を重ねると、「これは詐病だな」「あ、これは基底核の障害だな」と分かったりする。ただ見ているときと違って、自分の体を重ねて一緒に歩いている感じにすると分かる。ずっと感知力が明細になってくる。その感じです。

これをうんとうまくやれるようになると、もうシャーロック・ホームズです。「あれはおかしい。あれは嘘をついてる。こっちを隠している」と見抜けるようになります。

もう一つは、身体というものは五万年前からほとんど変わらないけれど、心はどんどん変わっているということです。現代人は、パソコンをやったりするようになった。そして今、いろいろな問題が起こっているのは、この心というシステムから、もはや処理しきれないほどにいろいろな課題、作業を身体に課しているからなの。

たとえば電子カルテの導入なんかはもう、ボクみたいな、いくらかボケてきだした脳にはとてもついていけないわけ。それについていこうとしたら、必ず身体の具合が悪くなる。身体の具合が悪くなると、心が拒絶反応を起こして、イライラしたり、がっくりしたりする。だから電子カルテなんかが来たら、もう医者を辞めようかなと思う。

有名な精神科医の中井久夫先生もそう言ってらしたけど、もう辞めちゃった。精神療法家として非常に著名な成田善弘先生*も、先生の勧めているクリニックに近く電子カルテが導入されるそうで、それを機会にクリニックを辞めて、「自分はそういう医療からは撤退するんだ」とおっしゃっています。

＊　元椙山女学園大学教授。精神科医。著書に『精神療法の深さ』（金剛出版）など。

ボクはどうしようかと思っていますが、一つの逃げ道は電子カルテ記載係をつくって、自分は診察しながら、その人がパソコンに打ち込むというふうにする。これを実行して、「電子カルテはいいですねえ。電子カルテになってから、診療がはかどってしょうがない」と言っているお医者さんが、もう七〇歳か八〇歳ぐらいの人だけど、何かの雑誌に載っていました。しかもその先生は、打ち込み係が疲れるから、二人雇って、午前と午後で交代にしているんだそうです。そして「自分は診察時間中、ほとんどずっと患者を見ております」と書いていました。

ボクもそれを採用しようかなと思ったけど、おそらくそうしないと思います、面倒臭いから。辞めるのもしない。どうするかと言ったら、相変わらず手書きでやろうと思います。それで、どこからか文句が来たら辞めちゃう。「知ーらない」とか言って、辞めます。

何の話をしてた？　ああ、そうそう、そういうふうにして、ボクの心が身体を大事にするわけです。できないこと、無理なことはもうしない。ボクも年だから、心が身体に過剰なことをさせないの。ウサギに肉を食べさせるようなことをしない。向かないことはやめて、向くことをする。

たとえばボクは、小さい頃から全然球技ができなくて、ピンポンをすれば空振りだし、野球はでっかいバットを振っても球に当たらんし、変だなと思ってたの。走るのも遅いからずっと運動から遠ざかってきたんですが、イチローが出てきて初めて分かった。「イチローは動体視力が優れている」と新聞に出ていて、「そうだ、自分は動体視力が非常に劣ってたんだ」と分かってね、安心したの。どこに欠陥があるんだろうと不思議だったから。

つまり、動いているものと自分の身体とをマッチングさせる能力が生まれつき劣っているんだね。だから運転も下手ですよ。家内が運転する横に乗っていると恐ろしいけど、だいたいみんな、あんなふうにできて、ボクの運転がのろいだけなのよね。でも、自分で分かっていますから事故は起こしません。そういうふうに、ウサギであるボクは肉を食べないようにして暮らしてきたわけです。

心が身体のことを案じて生活するようにしないといかんでしょ？　今、居眠りしている人がいるけど、ボクも医学部の学生の頃はほとんど居眠りしてた。「神田橋君はずっと寝とるなら、出てきてもしょうがないじゃないか」と言っていた人たちは、今はみんな名誉教授だ。そういう人たちはもちろん成績優秀なんだけど、ボクも大して苦労もしないで、落第もせずに卒業した。

なぜかと言うと、寝ているけれども、ときどき目が覚めて聞いたところだけが試験に出たからなの。それはボクの不思議な能力、才能で、大事なところだけ目が覚めるようになっていたの。だからコーヒーでも飲んで、目が覚めるようにしてやっていたら、きっと病気になっていたでしょうね。やっぱり居眠りをするのは養生で、命を養うということが大事なんだよね。

そのために一つ、これだけ覚えてください。「身体さん、身体さん、あなたの声を聞かせてね」といつも自分に言うようにしてください。自分自身にもそうだし、患者さんにもそうです。身体の声を聞く。

薬も飲んでみて、おいしいかどうか自分に聞いてみる。「良薬は口に苦し」というのは、あれは嘘なんだよ。ほとんどの薬は自分の身体に合っていれば、飲み心地がいいんです。「飲み心地がいい」と言っても、錠剤じゃ分からんけれども、嚙み潰して飲んでもいい薬は、潰して飲んでみると、喉を通るときに、「ああ、効きそうな感じ」と分かるんです。ほとんど分かります。そして、いらなくなると味が悪くなります。

それを中井久夫先生は「飲み心地」とおっしゃっています。「飲み心地」というのは、飲んでいるときと、その後の身体の感じです。それにいつも注目するように、そちらのほうに感覚を向けるようにと患者さんを指導するの。

たとえば整形外科で温熱療法とか電気磁気療法とかを受けている患者さんが来たら、「その治療をしたあと、どう？　その晩はよく眠れる？　気持ちがいい？」と聞いて、「かえって痛いです」と言うなら、「やめたら？」と言ってあげる。

ただし、それは当たらんこともあるの。歯医者に行くとかえって歯が痛くなるもんね、いじるから。「歯が痛くなるんだったら、その歯医者に行くのをやめたら」と言うわけにはいかんよな。仕方のない副作用があるからね。抗ガン剤でもそうでしょ。そこはなかなか養生の難しいところだけれども、しかし基本は身体の声を聞くことです。

身体というものは、イヌでも、サルでも、アブラムシでもそうですが、非常に長い年月の間に作られた調和した総合システムです。

心はそうではなくて、次々にいろいろな情報によって膨らんだり縮んだりするようなものですから、整った総合システムではないんです。だから精神のあり方についての本がいっぱい出たりする。

でも身体のあり方についての本は出ないの。身体のあり方については快食、快眠、快便。おいしく食べて、気持ちよく眠って、いいウンコがきちんと出ていればだいたいいいんだと、その程度です。身体はもう五万年前にすでに完成された総合システムです。

それをあまり乱さないようにする。病気がそれを乱しますけれども、身体はそれを修復して、治っていこうとする系統を持っていますから、それを援助するようにしてください。

無理なことをさせない。「これがいい」とか言って、させてはだめです。リンゴダイエットとかいって、おいしいわけでも何でもなくて、リンゴばっかり食べていると、たいてい病気をします。

そういう情報に惑わされて動くのはまた、心というもののいいところでもあります。情報処理のいいところだけれど、それを確実にするためには、やってみて、身体のほうはそれをどう認知しているのか、身体の声を聞いてみることです。

三日間、リンゴばっかり食べてみて、「身体さん、身体さん、どう思いますか？」と聞く。それで、身体が前より疲れる感じなら、そこで「精神一到何事か成らざらん」などとせんで、「ああ、や〜めた」とやめる。「三日坊主が大事だ」と患者さんに教えてあげたらいい。

それは結局、身体という五万年前に完成しているシステム、それをいつも尊重してやっていくということが精神療法のいちばん根本であり、かつ、治療のいちばん根本だということです。以上で終わります。質問があったらどうぞ。

黒木　昨日の浜先生、今日の神田橋先生と、非常に脳を攪乱させるような話だったと思います。神庭先生からのメッセージですけれども、浜先生と神田橋先生の講義が、精神医学の臨床講義のメインであるということでした。ほかのことも覚えておくことに越したことはないんですが、最後のこの二つの講義が、どうやったって試験に出そうにないという点でも、いちばん大事だというメッセージです。

何か質問はありますか？　神田橋先生の話に興味のある方は、出たばかりの『「現場からの治療論」という物語』という本をお読みください。それをご覧になると、今日の先生の話がもう少し理解できるでしょうし、みなさんの中でいろんなイマジネーションがさらに広がると思います。

学生　講義を聞いて、ちょっと思ったんですけれども、先生は、身体は心を表現するもの、体現しているものという考えはお持ちですか？

神田橋　身体が心を反映するというのはね、それは現象としてありますよね。たとえば講義が終わると、居眠りする人の数が減るんですね。講義は身体に向けてあまりやっていなくて、心へ向かって話しているので、それが終わると、パッと目が覚めたりするのも、身体が心を反映しているんですね。心身相関とはそういうことなのね。

学生　どちらが上位か、という関係は考えていますか？

神田橋　それを解決しようとして、今度の本を書いたの。いい質問をしてくれてありがとう。というのはね、簡単に言うと、「心」ということでやっていますと、今のことが整理しにくいの。それで心を「心の身体部分」と「ファントム」の二つに分けたの。身体部分というのは、感覚とか情動とかいうものは心の身体部分として全部、身体のほうに入れちゃって、そして代わりに「ファントム」というものを規定したの。

で、「ファントム」というのは、脳の働きの現れである心が作り出した「イメージ」が中間段階で、このイメージが記述言語によって命名されたものを「ファントム」と呼んで、これを別枠にしたの。

これを別枠にすることによって、イヌやネコには身体部分としての心があるの。だけど言語によって命名されて作られた「ファントム界」というものは人間にしかない、というふうにすることで、心身問題をなんとか乗り越えようとしたんです。今の質問をしてくださった方は、ボクの本を読んでくださると楽しいと思います。

「心」というのは、その身体部分と「ファントム」とボクが命名した部分とが混ざっていまして、そしてこの二つはすっごく行き交っています。たとえば今、質問してくださった方は、言葉で質問しておられるから、ほとんどファントムとして質問されている。で、ボクもほとんどファントムとして答えています。

もしメールでやり取りしていれば、ファントムにファントムで返事をする。だけど今、ボクとあなたは生で話をしているから、ボクの身体である心部分と、あなたの身体である心部分も交流している。だから、そんな診療をしてほしいの。

そうすれば言語レベルでは納得できなくても、そこに関わり合ったという確かな体験が生じることによって、治療になります。だけどメールでやり取りしている治療では、ファントムだけをやり取りしているので、納得ができることを通してしか、治療が生じない。ちょっとそこのところに無理が出るの。

黒木　よろしいですか。みなさんが、身体について学ぶ医学そのものが全部、言葉で出来ている。それを乗り越えて、本当の身体を診られるようになるということが、これからのトレーニング、来年以降のベッドサイドのトレーニングになります。じゃ、神田橋先生、どうもありがとうございました。

〔二〇一三年追想〕

心身問題に自分なりの回答を作り得て、長年引っかかっていた喉の骨が取れたような安堵感がある。しかも、回答はその後、現場での「技」を創案するガイドになっている。

講義という名の精神療法

二〇〇七年九月四日

神庭　神田橋先生は年に一度、講義に来てくださいまして、学生諸君に数々の貴重なことを教えてくださっています。神田橋先生の講義を聞けることは、全国の医学部学生のなかでも非常に恵まれた貴重な機会です。先生は『精神科診断面接のコツ』（岩崎学術出版社）をはじめとして、数々のご本を書かれていますので、ぜひ参考にしてほしいと思います。では、先生、どうぞよろしくお願いします。

神田橋　もう長いこと学生さんの講義をしているんだよね。どのぐらいしているんだろう？

神庭教授が本を紹介してくださったけれど、ボク自身としては『「現場からの治療論」という物語』という本を昨年出していますので、それを買ってほしいと思っています。厚さは半分ぐらいで、値段も半分で一五〇〇円ぐらいです。あれを学生さんが読んでくださるとうれしいなと思うんです。

「心身相関」ってよく聞くでしょう？　「心身相関」の「身」が「心」に影響を及ぼす話はみなさん、よく聞くわけだ。器質性精神障害というでしょう。脳の障害によって精神的な異常が出てくる。だから「身」から「心」では明らかに「心身相関」は説明できるし、事実もいくらでも挙げることができる。

「身」から「心」については、「心身相関」を考えないと、辻褄が合わないような現象がいろいろあるから「心身相関」と言っているけれども、ところが「心」が「身」に向かってどういうふうに影響を及ぼすのかということについては、仮説的な論すらなかったから、それを作ってみたの。「心」から「身」へのキーになっているのは「言葉」であり、人間は「言葉」を獲得したことによって、「心」から「身」に影響が及ぶようになったという仮説を作ってみました。

もちろん証拠はないんです。だけどそう考えることで、精神療法やいろんな医療についてのわれわれのものの考え方を整理できると思って、ボクとしては治療学総論のつもりで書きました。だからこれは精神科に限らない本です。

先ほど神庭先生と話していたら、少しずつこの「心」から「身」に向けての影響、つまり心の働きが変化するとどんなふうに「身」、ここでは脳だ、脳に影響を及ぼすことになるかのデータが蓄積されているそうです。脳の機能として生み出されているのが精神現象ですが、逆に精神現象をいじることによって、脳のほうに遡行的に影響を及ぼすことが可能であり、実際に行えるという事実が、少しずつ分かってきているそうです。

ボクは、ボクの言語を使っての治療、すなわち精神療法をもとに仮説を作ったんですが、心身相関について関心を持つ方が読んでくださると面白いと思います。精神科医のために書いた本ではないんです。

もう一つ本を紹介します。この本（『ＴＥＸＴ精神医学』南山堂）を見たことがある人はいますか？　手を挙げて。ははあ、神庭先生はシャイだから、自分が編集した本をあんまり宣伝したくないということらしいので、これを宣伝します。これは今、出ている教科書でいちばんいいと思います。何がいいかというと知識が新しいことが一つあります。

それから「ここだけはぜひ覚えてね」とかいうのがあるでしょ。教科書というのは国家試験対策でもあるから、受験参考書の形式で、ここだけは必須、覚えていてほしいとマークをつけてくださってるのは、とても親切だと思います。こういう親切は、今までの医学書にはあんまりなかった。これは学生に対する愛情だと思います。それが二つ目です。

そして三つ目は、みなさんは昔、使った受験参考書を、もうどこかに捨てちゃって見ないでしょう？　蔵書として置いてないんじゃない？　それはやはり受験のための本はそれだけのもので、表層を掬ったような感じで薄っぺらだから、「何回も読むものじゃないや」と思うんですよ。知識を掬い上げるためには読むけれど、読んでいて大して楽しいものではないよね。特にものをよく考える人、優秀な人にとってはあまり楽しいものではない。

その楽しくないところを埋めるために、この本にはいろんなコラムが入っています。中川彰子先生も書いていますけれど、それぞれの専門分野の人が「こんなことは分かっていて、こんなことは実は分かってないのだ」とかいうことを一所懸命に書いています。この部分はとても高度な読み物でして、勉強していくときに、これを読むと「研究する人たちもみんな、なかなかやっとるわい」という感じで知的な充足があります。

この三つがバランスよく組み合わされているのは、神庭先生がおられるところで言うと恥ずかしがられるかもしれないけれど、先生の読む人たちへの愛情だろうと思います。これは推薦します。

これは分担執筆ですが、分担執筆としてはいちばんいい形で書かれています。精神医学はなんじゃもんじゃというところがあって、結局、ボクならボクが本を書きますと、ボクの考える精神医学の世界になります。つまり精神医学にはまだそれを論じる人たちの個性がずいぶん生きている部分があって、その意味では客観性が欠けている。客観性を持たせるために非常な努力がなされて出来上がった本は、読んでいて眠い。そういうところが精神医学というものの特徴なんでしょうね。

だから、一人の人が全部書いた精神科の教科書には、なかなかいいものがあります。いちばんお薦めするのは、もうずっと前に亡くなられた西丸四方先生の教科書（『精神医学入門』南山堂）と、新福尚武先生の教科書（『新精神医学』医学出版社）がお薦めだと思いますが、これは精神科に趣味のある人が買う本で、趣味のない人にはお薦めしません。以上が講義の付録で、本題に入ります。

何から話そうか。うちにイヌがいまして、このあいだ雷がどわっと鳴ったら、とても怖がるんですね。臆病で、雷が怖くて縮こまって震えている。しょうがないから玄関に入れてやったら、とても安らいだ表情をしていました。雷はやっぱり聞こえてくるけれども、飼い主の姿が見える玄関にいると、何かほっとしたようで、硬くなっていたのがリラックスした様子になりました。

これは広い意味で精神療法ですね。薬を飲ませているわけでないし、マッサージをしているわけでもない。何もしていない。ただ環境を調整しただけで、この個体がよくなったわけですから、これは精神療法です。

ボクがこの話をいちばん最初にしようと思ったのは、みなさんが本屋に行ったら、精神療法についての本がうわーっとあって、精神療法の流派が何百ってあるからです。それを全部は勉強できませんから、これとこれとつまみ食いをするか、「これ一本だ」とユング心理学だとか行動療法だとか、そういう派閥に入らなきゃいかん。それじゃつまらんでしょう。

精神療法が何百もあるようではどうしようもないということで、「これじゃ趣味の世界だから、統合しなきゃいかん」という考えが出てきて、みんなが「統合」を考えるようになっています。それが近年の精神療法の業界なんですが、「統合」を考えるときに、これは何科の場合でも当てはまりますから、みなさんが将来、医学をされるときに考えてくれたらいいけれど、こういうことです。

たとえば釈迦族の王子だった釈迦が出てきて、仏教をこしらえた。それがどんどん分派してくるわけですよね。はじめは一つだったんですが、今では分派で出来上がったものがいっぱいある。

精神療法は残念ながらフロイト先生、ユング先生とか、それからその辺のおじさん、おばさんの生活の知恵とか、そういうたくさんのところから出てきてやっているから、もっと分派が激しいの。

で、仏教の場合は「いろいろ出てきているけど、結局、仏教とは何なんだ。統合しないといかん」という考えを持つ人たちがいると、これが全部、源流へ戻るわけです。だから、原始仏教。もともとお釈迦様はどう言ってたんだろうかと、元へ、源へ戻る。統合するときには源流回帰が必ず必要なんです。それ以外に手はない。

もっともお釈迦様の言葉というのは、残念ながら怪しいんですね。なぜかと言うと、お釈迦様が亡くなって、みんながいろいろなことを言い出したので、「これはやっぱりお釈迦様の言葉をちゃんと残しとかないといかんね」とみんなが思って、それで集まって、いろいろ言い伝えられているなかから、やっぱりこれはお釈迦様がおっしゃったことじゃろうというのを集めたものだからです。そして「釈迦の言葉」というのが出来上がったのが、釈迦の死後、だいたい五〇〇年ぐらい経ってからだと言われていますから、釈迦に会ったことのない人たちが集まって、自分の先生の先生のそのまた先生が、「先生が『先生から、お釈迦様がこう言っておられたというふうに聞いた』と言っておられたよ」と「聞いた」という伝承を集めて作ったのが、今、手に入る唯一の釈迦の言葉です。

原理原則のところに戻らなければいけない。イスラム原理主義というのも同じよね。「コーランに書いてあるとおりに生活しようじゃないか」と言ってやると、あんな話になる。だけどイスラム教にはコーランがあるからやれる。

ところが精神療法には出てきた源がどっさりあるから、これを元に戻ってみてもだめなの。そうするとフロイトは、ユングは、ロジャーズ*は、山上敏子先生の師匠のウォルピ**さんは、「そもそもどういうことで始めたんだろうか」ということを、なんとか元に帰っていくと、結局、いちばん最後のところは「悩んでいる」とか「困っている」人がいて、「それをなんとかしてやらないといかん」というところまで戻るしかない。そこまで考えてみないことには、原理原則で統合する、統合の核となるものが見当たらないのよ。

＊　カール・ロジャーズ。米国の心理学者。来談者中心療法を創始し、カウンセリングの理論と技法を確立した。

**ジョゼフ・ウォルピ。南アフリカ共和国出身の精神科医、行動療法のパイオニア。系統的脱感作法などの技法を開発。

それでボクはもう二〇年ぐらい前から、いやもっと前かなあ、そんなことを考えていて、今のところ、こういう考えになっています。

ここに「生命」というものがあると思うんです。生命というものは、いろいろな刺激に対して、いろんな反応をちょっとやりながら自己保存し、種族を保存していく、こういうありようがすなわち生命ですから、その生命に何か障害が、あるいはひずみと言ってもいいな、ひずみが与えられたときに復旧しようとする活動は、これは生命のありようそのものです。

外側の影響からやや独立した半閉鎖的なエネルギー体系をこしらえているのが生命ですから、その切り離されたエネルギー野を維持しようとする動きが、つまり生命の動きです。同じことをフロイト先生も言っています。

したがって生命の営みと、自然治癒力と呼ばれているものは同じものです。これは一個の細胞であっても、そうです。そして細胞の集合体である多細胞生物でも同じことです。

細菌を培養するときには、うまく培養されるように環境を整えるでしょう。温度と栄養物とかそういうものを、その細菌にとって最も好ましいように環境を調整します。その環境と生命体とは別ですから、生命体に直接に介入をしないという意味で、環境調整が精神療法の原点であるとボクは考えます。

薬を飲ませたりなんかすると、薬が生命体の中に入っていきますから違います。だけど、この区別もなかなか難しいんだ、区別というのはすべて人工的なものだから。たとえば熱を加えると、熱は中に入っていきます。適切な温度をシャーレの中につくることは程よい熱の状態を作るということだから、熱は環境だけど、熱は中に入っていくじゃないか、というところまで突っ込まれると、この区別の理屈は破綻するんだけど、ま、それは理屈です。

そう思って一応、環境と生命体を分けてみます。そうすると環境調整は精神療法の原点です。生物学的な、直接的な治療の外側を整えるという意味で、精神療法の最も原理的なものです。そしてたとえば食事療法とか、いい水を飲ませるとか、生活のリズムを作るとか、そういうさまざまな環境の調整は本質としては精神療法で、その原点であるわけです。

だけどそれは普通、「精神療法」とは呼ばない。なぜ呼ばないか。

ここに環境があります。ところが環境と生命体の間に「学習されたパターン」があるんです。これも複雑に言えば、免疫も学習されたパターンじゃないかと言える。そうですよね。免疫も学習されたもので、それは生命体の中にあるんじゃないかと言えるけれど、そうすると話が難しくなるので、今は免疫とかそういうものはあんまり考えないで、「学習された行動」だけを取り上げます。

たとえば雷がうわっと鳴ったときに、つながれていないイヌなら、雷があんまり怖くないような場所に移って行く。自ら環境を選んでいくのは「学習された行動」です。それから暗い夜道は歩かないようにすること。無知だと暗い夜道を歩いて襲われたりなんかするから、「それはいかんよ」と言われて、学習する。「暗いあの辺の道は危ないらしいよ」というような情報を言葉で教えてもらって、そこは避けて行くとか、あるいは護身術を身につけるとかして、生命体を守っていく。それが学習されたものです。

そして通常、この学習された行動パターンに関わる部分を、狭い意味で精神療法と呼んでいます。だけど少し丁寧に考えてみれば、この学習されたものは環境との間を調整するんですから、環境と生命との間のバッファーですね、衝撃緩衝ですね。環境の影響が直接、生命体に及んでいくのをできるだけ和らげて、生命体を保護するバッファーとしての部分に関わるものが精神療法だというのが、ボクの今のところの位置づけです。質問はない？

で、ここをなんとかしようといろんな方法が出てきて、「果報は寝て待て」とか「焦るな」とか「慌てる乞食はもらいが少ない」とか、そういう言葉は全部ボクに言わせると精神療法です。格言も全部、精神療法の言葉です。

で、少し専門的な精神療法ではどういうことを行うかと言いますと、学習とは経験が繰り返されるパターンです。「学習された」というのは繰り返し使うからなので、もう二度と使わないなら、それは学習という概念に入らない。学習とは、経験から身につけたものを何回も繰り返し使うということです。

こんなふうに学習とはある過程で学び取られるわけですが、繰り返し経験するだけではなくて、「一発学習」というのもあるんです。一発学習がなければ、何回も強盗にあわないと、暗い夜道を歩いたらいかんということが身につかないことになる。

そんなことはなくて、一発学習があって、「蛇に噛まれて朽ち縄に怖ず」と言うでしょう。蛇に噛まれたので、その次から縄があっても、びっくりして後ろに下がる。これは一発学習ですよね。三回ぐらい蛇に噛まれたからそうなる、ということではないの。蛇に噛まれたら、もうその次から、蛇に似たものがあると「わっ」と言って逃げる。

大震災にあったりすると一発学習が起こります。こうして揺さぶると不安が心に起きて、「うわっ」となる。頭では、これはただ揺すっているだけだと分かっている。「地震が来た」と誤解したんじゃなくても、ただ揺れるものを見るだけで、不安・興奮が出てくるような一発学習が起こる。パッと交感神経の緊張が高まって、いつでも逃走して、身を守る方向にすべての心身の機能が動員されるように準備が整うわけです。それは一発学習でいいんだと思います。

他にも例はいくらでもありますが、そういうふうにして、事態が分かっていても恐怖、緊張が出てくるというのは学習されたパターンだからです。

一発学習ではなくてもよくあるのは、ボクが今こうして話をするでしょう。聞いている人は分かると思うけど、ボクの話は筆記してもしょうがないじゃない、ね。だけどつい鉛筆を持って、「何か書こうかな」と思ってしまうし、「書くことはないな」と分かっても、握った鉛筆をなかなか離せない。「いつかは筆記するに値するようなことを聞くことになりゃしないか」と思って、こうして待っているでしょう。これは、今の状況にふさわしくない行動だよね。

今の状況は認知しているけれども、講堂で教壇に人が立って、何か話をするという、その状況が過去と類似しているものだから、「書くような内容は来ないな」と分かっていても、他の条件が全部揃っているものだから、なかなか改まらない。これが不適切な学習パターンですね。小学校からずーっと今日までのあいだ、かつては、みなさんにとって学習された適切な行動パターンであったけれども、ここで雑談のような何か分からない話を聞くときには不適切な行動パターンになるの。

だからと言って、今までのものを全部やめたのでは、せっかく身につけたものが無駄になるでしょ。だからここにもう一つ、「書かないで、ただじっと聞いていたほうがいいような講義に対する対処」という、新しい行動パターンを身につけないといかんの。別な言い方をすれば、講義室に座ったら必ず鉛筆を握るということが「ばかの一つ覚え」になっているから、この「ばかの一つ覚え」になってしまった不適切なものが少し壊れて、全部なくなるんじゃなくて少し壊れて、また新しいものがくっつくということなの。こんな話は書かんでもいいんだよな(笑)、考えながら聞いときゃいいんだから。

そして、われわれの行動というものは実は、そんなふうにして、何かを覚えては、それを一部分、壊していく積み重ねなんです。たとえば「先生のことを尊敬する」と思ってやっていたら、「しょうもない先生もいるんだ」ということが分かって、じゃ「しょうもない先生と尊敬すべき先生はどこで見分けるのか」と、はじめは見分け方をいろいろ工夫しても、なかなかそれがうまく的中しなくて、「これは違った」とか「あれでやってもだめなんだなあ」とか言って、「やはり先生の日常生活を見ないと分からん。教壇に立っている様子だけでは分からん」というようなことが分かって、だんだん情報が増えてくるにつれて、学習されたパターンが多様化して、それが自在に使えるようになっていくわけです。

ところが今の情報過多社会では、こういう場合もああいう場合もあって、これもあってあれもあって、その時々にどれを使うか、どの情報を役立てるかということの見極めがなかなか難しい時代になって、それが今のみなさん方の状態です。先生からいろいろなことをいっぱい習う。それで患者が来たときに、「自分は聞かれれば何でも質問に答えて、試験は一〇〇点だけど、こういう患者にどの情報を使えばいいのかというのは分からん」となる。

医学の場合はそれでいい、と言うか、医学もそれでいいことはないんだけれど、誰か先輩に聞けばいい。だけど人生全体のそのときそのときに、新局面が起こってくるの。価値の多様化だ。

そうすると、もうくたびれてしまって、ほどほどに頭のいい人は誰かにすがる。ですから何か宗教の教祖とかそういう人が来て、「これです」と言ったら、「あっ、それで行こう」というようになる。そうなると自分が持っている情報の中の選び方について、「これは価値があって、これは大したことはない」とか、「これをまず優先して」とかいう価値体系を作ってくれる人がいるから、とても安心なわけだ。

それはべつに悪いことではなくて、そういうガイドが必要になってくるの。観光ガイドみたいなもので、「まずここから行きましょう。たくさん見るところはありますから、ここともここは押さえておきましょう」とやってくれるガイドがいると安心で、教科書はその典型です。

たとえば、最近なら「あなたの前世は……」とか言っている人がマスコミによく出ているけど、その人なんかそうですね。このあいだ、その人の話を聞いたけれども、好きな人は趣味であああいう人を好きになるといいと思います。教祖と芸能人との中間の人で、われわれの古い概念では、教祖と芸能人とは分かれていましたけど、みなさんぐらいの世代では芸能人と教祖が一緒で、あなたたちよりももっと若い世代ではさらにそうなっている。教祖と芸能人の区別があんまりないようになっています。

歌手のような人を崇めたりするようになって、その人の言うことを全部「真実だ」と信じるようになっている若い子はたくさんいますが、ボクが話を聞いた人もそのような感じでした。芸能人のようで、魅力があり、言っていることもミステリアスで、「何となくいいいな」という感じ。話を聞きに来ている人たちは、みんな信者のような人たちですね。

そういう人の話を聞いたことがある？　ボクが聞いたのをちょっと実演してみせると、その人のやっていることのコツは、何でもいいように、いいように言うことなの。その人の本をよく読んでいる人ばっかりが来てましたので、こう言うんだね。「もしみなさんが結婚して、厳しい意地悪なお姑さんがいたとしたら、さあ、みなさん、どうしますか？」と言って、こうして手を広げて、合図するんだよね。そしたら「チャンスー」ってみんなが言うの。すると、「そうです、そうです。チャンスです。そういった人と付き合う能力はちゃあんとみなさんの中に生まれつき備わっています。そして生まれてきて、それが花開くように神様が与えてくださったのです。ですからみなさん、そういう能力を持っていない人に神様は、意地悪なお姑さんを決して与えてくださらないのです」って言う。そこがあの人のすごいところだな。「だから、そういう人と出会ったということは、神様がそういう能力があると思ってくださったんだから、チャンスなんです。幸運なんです」って、そういう話をずーっとされるの。いいように、いいように考えるという話。ボクは終わりの半分ぐらいは寝てた。半分聞けば、パターンが分かるからね。

で、悪口も言うのよ。「近頃は聞くに耐えないような雑音が、音楽と称して流れています。私は分かりませんが、私の知人がそうおっしゃいます」とか言ってね、悪い面を指摘したのは全部、知人だ。「あの人がそういうふうにおっしゃっています」と。だから何かちょっと厳しいこと、「政治家はなっとらん」とかは、「……と、あの人がおっしゃっていました。私には分かりません」と、自分の意見としては全部いいように

いいように言う。それであの人の、そうだな、七割ぐらいはだいたい分かるな。で、あとは「神様がそうしてくださったんだ」という考えです。

そして、テレビでは、何かを見抜いたりなんかするんですよね。見抜いたりするのはちょっとした技術があって、ボクもできますが、少しずつちょっちょっと言って、その反応で「あ、ここが当たり所だ」と分かって、そこをまたちょっと突いて、当たり所でやっていくんです。催眠の技法にそういうのがあります。

昔、天才的な集団催眠家という人に会ったことがありますが、その人は、一人二人サクラを出しておいて、催眠をしてみせるんですね。そうして、みんなが「おおっ」と思ったところで「集団催眠をかけます」と言って、「はい、体が揺れてきます。はい、腰が抜けて座ります」と言う。すると、パタパタパタッと何人かが座るよね。その座ったことで、被暗示性が高い人が分かるでしょう。それを「はい、あなたとあなた、来てください」と一〇人ぐらい、引っぱり出して、ステージに並べて、そこでまた倒れるとか何かやる。そうすると、そのなかでいちばん言うとおりになりそうな人が分かる。その人を残して、あとの人は「ありがとう。帰って」とか言って、その人に「はい、あなたは鳥になりました。空を飛びます」と言って、飛ぶ動きをさせたり、「針を刺しても痛くありません」と言って、針を刺したりするわけです。そうすると、そのときはアメリカ人のパーティーでみんな知っている仲間だったから、「ああ、あの人があんなふうになるんだ」というので、みんな感服したわけ。

それで今度は、その人を帰して、「もう一度集団催眠をかけましょう」と言って、「みんな寝てしまいます」と言うと、パタパタパタッとみんな寝てしまう。でも、ボクはかからないのよ。英語がよく聞き取れないから（笑）。「だいたいそんなような意味だなあ」ということは分かるけれど、ちゃんと英語が聞き取れないと催眠はかからない。

これは今、授業の時間を使って雑談をしているようだけど、そうじゃないんですよ。精神療法の話なんです。

昨日、診察していてたら、看護学校の学生が来ました。男の学生。しばらく全然来ていなかったのに、半年ぶりぐらいに来た。最初に来たときは看護学校の一年生で、主訴は「中学校のときにいじめられて、誰も助けてくれなくて、みんないじめる側に回った。先生たちも、誰も助けてくれなかった。それでもなんとか中学と高校を通り過ぎて、看護学校に入ってみたけど、いじめられたときのことばっかりがパッと思い出されて、全然勉強についていていけないし、どうにもならん」ということだった。

それで、お母さんが本人を連れてきて、「この子が、自分をいじめたその中学校の教室に行って、首を吊って死にたいと言って聞かんのです」と言ってね。怒りと悲しみが織り混ざったような何か変な状態で来て、「もう死んだほうがいい。自分の人生は全部めちゃくちゃになった。恨みを晴らすために、そこで首を吊って死ぬ。そうすればみんなも少しは反省するんじゃないか」というようなことを言います。

そこで精神療法をしないといかんでしょう。「薬を飲みなさい」と言ったってしょうがない。そのときにボクがした精神療法は、「そういうふうに考えるのは、とても正常な考えで、まったく間違っていない」と言ってあげたのね。そしたら、その人の肩の力がふっと抜けた。つまり彼には、そういう恨みとか、「もう死んでやりたい」とか思う気持ちを誰からもサポートされないということがある。その誰もサポートしてくれないことは、中学校時代に孤立無援であったことと重なるの。だからここで「そうだ」と、「あなたは何も間違っておらん」と言ってやるのがよかろうと思って、そう言ってあげたの。これは「サポート」という心理療法です。

で、それから先は何をしたかと言うと、本人の脳のあたりを見たら、フラッシュ・バックがあるのが分かった。「フラッシュ・バック」って知ってる？　突然、過去の記憶がパッと出てくる。それがあると、本人の脳を見ていたら分かるんですが、あなたたちには分からないだろうから、今、話してもしょうがないね。

ボクはそれが見て分かったので、「君はちょっとしたことがあったりすると、過去のいじめられたときの言葉とか、そのときの様子がパッと頭に浮かんできて、パニックになるでしょう?」と聞いたら、「はい、そうです」と言うから、「それはボクが発明した漢方薬*の組み合わせで取れる。この漢方を一カ月飲んで、それが効いてくれれば、まだ先の見込みがあるから、首を吊らんで、それまで待たんかね」と言って、漢方薬を二週間分出したんです。

＊「桂枝加芍薬湯＋四物湯」、「桂枝加竜骨牡蛎湯もしくは小建中湯＋十全大補湯」など。

二週間経って来たときには、フラッシュ・バックはだいぶ軽くなっていました。もう安心だから、そこでもう一度「あなたがいじめられて悔しいと、死んででも恨みを晴らしたいというその気持ちは全然病気じゃないのよ」と、「そうじゃなくて、フラッシュ・バックが病気だから、これを治そうね」と言って、それからさらに二週間分の漢方薬を出した。

そんなことをして、本人はよくなって、看護学校に行けるようになったんですね。行けるようになったから、そこからもう一つ次に、「あなたは、いじめられたことの辛さが分かっているから、病気の人の辛さもよく分かるだろう。いい看護師になりなさいね」と言って、治療は終わったのよ。フラッシュ・バックもだいたい出なくなったから、四回ぐらいで終わったの。

それから半年経って、昨日、来たの。なぜ来たかと言うと、「看護学校の授業で、発達障害の講義を受けた」と言うんだ。そして「自分は小さいときから、球技がまったくできない。ボールとの距離をとらえて、取ったり投げたりすることができないので、球技についてはまったく不器用だった。それから、文字を同じ大きさで書けない。大きくなったり、小さくなったり、基線から文字がずれていったりする。文字がきちんと書けないことで先生に叱られて、一所懸命努力しても、なかなかそれができなくて、今もできない。そして球技ができないことで、仲間外れにされていじめられた」と、そして授業で発達障害を知って、「自分は結局、発達障害があったためにいじめられたんじゃないか。いじめた人たちはもちろん許せないけれど、自分はそういうふうに、他の人がちゃんとできることができない発達障害を抱えていたんだと思ったので、それを確かめに来た」と言うんです。

で、本人がいろいろと書いたものを見せてくれた。見たら、やっぱりそうなの。発達障害です。で、「あなたは、自分で自分の病気の本態をつかまえることができたねえ」と言った。それで「自分はこれからどうしたらいいのかという目標もできたね」とボクは言ってあげたのね。

本人が自分の病態を捉えたことを、本人の一つの業績として価値を与えるということは、「よくできました」と言うことだよな。『はじめてのおつかい』とかいうテレビ番組の最後に「よくできました」と出ます。あれは精神療法ですよね。

だけど、もう一つ大事なのは、講義をしてくれた先生がいるよね。先生が発達障害ということを教えてくれた。教えてくれたから、本人はそれを発見することができたんだから、知識を与えるということは「技術のいらない精神療法」なんです。本人が知らなかった情報を与えられることはすごい精神療法なの。

特に、現在のように情報がどんどん多く出てくると、情報を持っている者と持っていない者の間に、情報化社会の中で力の格差が出てくる。情報を持っている者はその情報を用いて、持たない者を操ることができるような時代が急速に来ているものですから、情報が公開されずに占有されると社会の不平等が起こる。情報公開が要求されているのは、情報を得ることによって、人は力を得るからなの。

何を言おうとしているかと言うと、インフォームド・コンセントの話。インフォームド・コンセントとは患者に力を与えるわけ。どんな力を与えるか。自分で自分の病気について考えてみる力を与えるの。

ボクのところに来た看護学生は、「発達障害」という知識を得たことによって、自分のこれまでの歴史を、その知識を基に再点検して、そこから「ああ、自分はそういうことだったんだ。いじめもそういうことで起こっていたんだ」というプロセス、いちばん最初にボクのところに来たときの、首を吊ろうと思ったことに至ったプロセスを自分で解明できた。それは本人がしたわけで、そのきっかけになったのは発達障害という、こういう障害があるんだという知識を得たことで、それによって考えられるようになった。

これが本来のインフォームド・コンセントの意味でなきゃいかんのよ。つまり、ここに病があって、病人がいて、治療者がいて、インフォームド・コンセントが行われて、病人が病についての知識を得ることによって、病と病人が一体であったものが、病と病人が切り離されて、そこから病人はこの病を治療者と一緒に眺めて、いろいろと意見が作れるようになることが、本当はインフォームド・コンセントの主たる目的なんです。

だけど今のインフォームド・コンセントはそうではなくて、「きちんと言っておかないと、あとで裁判になったときに負けるから言っておく」というようなものになった。これはインフォームド・コンセントの悪用です。

インフォームド・コンセントの本来の正しいやり方、情報を共有した二人が病について意見を出し合うためのインフォームド・コンセントという使い方、根本の姿勢を覚えておいてください。これはいつでも役に立ちます。

いつでも役に立つというのはね、たとえばこんなのがありますよね。血液を採るときに、採血管を三本用意して、「これはこのための採血で、こっちはこのための採血で、これはこのための採血なんですよ」と説明すると、そこで知識が得られて、「なぜ三本なんだろうか?」という不安は減るでしょう。これは知識を与えることによって、不安を取り払うことになるわけ。よく説明をすることは精神療法なの。そこから「いろいろな面から血液を採って調べるんですね」と知識を得て、不安が減る。

しかし患者さんがたくさん来るから、ボクはもう面倒臭い。そこで方法があります。みなさんも活用してください。「あなたは、インターネットができますか？」と聞いて、「できます」と言ったら、「じゃ、インターネットで調べなさい」と言うの。「この言葉とこの言葉で検索すると、これについて何でも載っていますから。ボクが知らないことも書いてあるかもしれんから、この次、プリントアウトして持ってきてね」と言うと、本人は一所懸命、調べて持ってきてくれますから、見て、「これは知らんかった」とか言って、「あべこベインフォームド・コンセントですね」なんて、こっちも勉強ができる。

それから、本人なりに、プリントアウトしたものに線を引いてきたりするの。そうすると本人の関心事が分かるでしょ。それを見て、「これもそうだね」とか、「ここはまだ分かっとらんみたいだよ」とか教える。こっちが知らんことがあったら、こっちも覚える。

こっちが教えてやって対等になるというのは、どこか対等じゃないのよね。だけど、こっちが教えてやって、向こうもこっちに教えてくれたら、ギブ・アンド・テイクだから対等です。その形で医療をやると、まず訴訟にはならんよ、二人でやっているんだからね。

「病人と病とを分けて」と言いましたけれども、本当は分かれるわけがないよなあ。病人は「病気になった人」ということだから、これを分けることは人間じゃないとできないの。イヌなんかじゃできない。イヌぐらい高級な動物でも、なかなか「君の病気と、君の病イヌとしての何とか……」というのはできない。これは言葉があって初めてできるイメージの世界です。これを使うのが精神療法の狭義の、つまり末端の技術です。

いずれあなた方は行動療法を習うから教えておきますが、行動療法は主として、病んでいる人の中から「病的なパターン」を抽出してやっていくのが行動療法なの。この「病の部分」を明確に抽出するのが行動療法です。

そしてボクがやっている話し合いによる精神分析や、そういうカウンセリング的な精神療法では、「病人の部分」を抽出するの。それはどういうことかと言うと、目の前の人から、話し相手になる病人の部分を抽出していく。

たとえばここに不眠の人が来るでしょう。不眠の患者が来たら、行動療法だったらどうするか。何時に寝て、何時に目が覚めて、どんなときに不眠が起こってと、その不眠について細かく、細かく聞くの。そしてその不眠をイメージ化して、輪郭を明確にしていく形で、この病人の不眠というものを病のパターンとして抽出していく。そういう面接のやり方です。データ収集だ。

対話による精神療法では、「あなたは不眠のとき、今までどうしてきたの？」とか「不眠があるとどんなふうに困るんですか？」とか「ほかのことよりも不眠がやっぱりいちばん困るの？」とか「不眠のときはどんなことを考えたりするの？」とか言って、不眠というこの症状に対するこの人の感想や対処法や、不眠の原因についての本人の思い巡らしとか、それから不眠をこの人はどういうものと感じ取っているかというところを明らかにしていく。

不眠の例では、違いが分かりにくいかもしれないな。昔、ホモセクシュアリティの人が治療に来られて、なかなか頭の優れた人で、「先生はホモセクシュアリティの治療ができるとしたら、ヘテロセクシュアリティをホモセクシュアリティに治療するということもできますか？」というような議論を吹きかけてきた。ボクは「ほう、それは難しいね」と答えた。

どうして難しいかと言うと、治療というものは、これをあっちにやり、あれをこっちにやるものではないからね。前に話したように、自然治癒力というものが進んでいこうとしている方向、それがブロックされていたりしている、そこのところを自然治癒力がスムーズに進んでいけるように解きほぐすのが対話による精神療法の治療です。

この観点に立つと、「ホモセクシュアリティはおかしい。オスとメスがおるんだから、個体は常にヘテロセクシュアリティのほうに行こうとするのが自然治癒力の目指している方向。だからホモになるのは、ヘテロセクシュアリティになっていく傾向を何かブロックしているものがある。それを外してやって、そっちに自然に行くようにしてやる」というのが一般的な治療の考えなんでしょう。

ところが当時からボクは、ホモセクシュアリティとヘテロセクシュアリティで自然治癒力がどっちかの方向へ向いているというふうに思わなくなっていたのね。で、その人の精神療法を一年半ぐらいやって、いろんな母子関係のことやら、何かかんか、この人が抱えている病人としてのこれまでのことを考えてきて、そして出た結論は、本人は「ホモセクシュアリティとして生きていくことが自分にはいちばんいい」と、「その人生が、自分としていちばん納得できる」ということになった。

やっぱりマイノリティだから、いろんな社会の偏見があったりなんかするわけですが、「今まで自分がホモセクシュアリティということで悩んだりしていたのは、これは社会の側の偏見の問題であって、私の問題ではないんだとよく分かった」ということで、これで、ホモセクシュアリティというパターンを自分で引き受けていくことになって、治療が完成した。「ありがとうございました」と言って帰りました。

でまあ、今はあんまり、ホモセクシュアリティを病気としては治療しないんですね。だけどホモセクシュアリティの人のなかには治療ができると言うか、治療したほうがいいケースがあります。それはホモセクシュアリティが代償的なものであって、本人の中にヘテロセクシュアリティに行く、異性への願望欲求がある場合です。

たとえば夢とか空想の中に異性への願望があるのに、それが行為として出せない、社会行為に移していけない。ソーシャル・アンザイアティと言うかな、社会化していくことに、自分の欲求を社会の中に実現していくことに恐怖や不安がある結果、ホモセクシュアリティのほうに行っている場合があります。

たとえば異性恐怖とかいうのがあって、そっちに行けなくて、代償としてホモセクシュアリティになっている人がいますので、そういう人の場合は話を聞いていけば、本人のニーズが「ホモは嫌なんだ。ヘテロに行きたい欲求はこのようにあるんだ」というのが出てきます。そういう場合は、ホモセクシュアリティの治療になります。

そういう場合のホモセクシュアリティの治療は断然、行動療法のほうが優れています。ニーズがきちんとあって、ただある一線を行為として越えることができないという場合は、行動療法のほうが、断然優れているの。実際、精神分析でよくなったという例でも、最後の治療の成果のところは行動療法的にしか説明できないような、たとえば断行訓練*のようなことが自発的に行われています。

* 行動療法の技法の一種で、適切な自己主張のスキルを習得する。アサーション・トレーニング Assertion Training ともいう。

これで、だいたい話そうと思っていたことは終わったかなあ。あ、そうそう、もう一つ。

さっきの発達障害のある看護学校の生徒の場合に、いちばん最初に来たときにボクがもしこの子を丁寧に診察していれば、「この子は発達障害があるんだ」と分かったと思うんです。分かれば、彼はもうちょっと早くいろんなことが分かったかもしれないけれど、自分で発見した喜びやその達成感は、そこで永遠に失ったわけです。ですから何でも、本人が達成するというほうがいいに決まっています。

これは少し精神療法の臨床に立ち入ったことだけれど、将来、精神科じゃなくても臨床家になったときに役に立つから教えますが、たとえばイヌが雷に震え上がって、キャンキャン鳴いてるから環境を変えてやる、調整してやると、向こうはしてもらうだけでしょ。してもらうだけじゃだめなの。それじゃイヌ並だ。本人は何もせんから、その結果、本人は「やったーっ」とは思わないんだ。「ありがとうございました」と言うだけだ、イヌは「ありがとう」と思うかどうかは知らんけど。だから、してあげてもいいけれど、できたら本人が自分で環境を選んで、自分で変えることができるようにしてあげれば、そのほうがいいでしょ。

ところが自分で環境を選ぶ能力が学習障害や何かでできないとか、あるいは周りにいろいろ障害があってしてくれないというときに、「こんなのは自分でやるといいんだよ」と言っても、できなければくたびれて参ってしまう。能力がなければできない。それから環境が変えられない場合がある。環境が変えられる場合はそんなに多くはありません。

多くの場合、環境は変えられないから、環境となんとか折り合っていかないといけない。それで折り合う方法をこっちが教えるとなると、多少、教祖様がかってくるでしょう。「こうしなさい。人はこうだよ」と教えると教祖がかってくる。

環境と折り合う方法を自分で発見すると、もっとぐっといいじゃない。自分で環境と折り合う方法を発見するように、何か手助けしてあげる。「この辺が目のつけどころじゃないの？」とちょっと示唆だけ与えて、あとは自分でやれれば、本人にとっては、こっちのほうがうんといいのよ。

でも能力がない人に「こうじゃないの？」とか、「君、人生というものはねえ」とか言ったたって、ちんぷんかんぷんで参ってしまうでしょ。だからいつでも、本人が自分でできる方向と、難易度にできるだけ合わせてやることが自尊心、自分という感覚を強めていく精神療法です。本人に、もともとそういう能力がないのに、「君はオリンピックに出たら自信がつくだろう」とか言われたらかなわんでしょう。できないのにさせられたら、ただ挫折体験だけ増えていくわけですから。

だから本人の中にある、潜在力というものが読めなきゃいけない。それが診断です。潜在力が読めて、そしてその範囲内で、できるだけ自尊心が高まるようにしてあげることが大事なんです。

最後にちょっとつまらんことかもしれないけれどももう一つ。

ボクは二〇年以上、漢方の勉強をしていて、師匠がいたんですが、一〇〇日ぐらい前に八〇数歳で亡くなられました。その師匠がおっしゃったことをときどき思い出すんですが、師匠はこういうことをおっしゃったことがあったんです。「『良師は規矩《きく》を教える』という言葉があるよ」と。

「規矩を教える」というのはどういう意味か。「規矩」というのは物差しです。物差しとはどういうことか。師匠が弟子に知識を教えると、弟子はその知識をもって、「ああ」と納得してそれをやる。ところが規矩を教えると、規矩というのは物差しだから、物差しを習った弟子は自分でいろいろなものを見て、「これがいいんじゃないか」とか、「これとこれを組み合わせてみようかな」というような方法論を学ぶ。

そして、それを使って自分の知識や情報の世界を築き上げていく。そして最終的には、この方法論で自分の世界を築き上げて、そして師匠とは違う世界が出来てくる。だけどまあ、そこまではまだ弟子なの。

そして、その弟子のなかのほんのわずかな人が、師匠から学んだ規矩を捨てて、自分が築き上げた世界から新しい規矩を作り出す。新しい方法論を作るようになったときに、その弟子を「出藍《しゅつらん》」と言うのね、藍《あい》です。「出藍の誉れ」というのはそういう規矩を、方法論を超えることができた弟子のことです。そういうことを覚えておかれると、何かのときに役に立ちますでしょう。

そして自分で発見できるようにしてあげること、自分で勝手にできるようにしてあげることが、つまり「規矩を教える」ということなんです。

そういう人は必ずみなさんの中から出ます。どの人がそうなるかは本人自身も分からんですが、まあ一所懸命やってください。質問があったらどうぞ。

ない？　終わります。

〔二〇一三年追想〕

医学生のひいては若手医師の多くが、窮屈なマニュアル医療に閉じ込められる結果、萎縮したり、無意欲になったり、人生を逸脱したりするとの危機感にとらえられて、ボクは、講義という形式の精神療法をしようとした。そうすると、アジ演説の味わいになることに気づいた。

底流としての精神療法

二〇〇八年九月二日

今、みなさんは四年生ですか？　昔は四年生の頃は、臨床と言えばせいぜい内科診断学を習ったぐらいです。三年生ぐらいから臨床のガイダンスがあって、四年生で講義が始まる。

われわれの頃は、卒業したあとインターンというのがあって、そこで初めて臨床のトレーニングをして、患者さんに接して、そして試験に通って医師免許証をもらったんです。だから卒業したときには臨床の能力なんか何にもなくて、医学の知識があるだけでした。

それじゃいかんということで、だんだんベッドサイドということになったの。* みなさんはベッドサイドは五年から始まるんですか？　まだやってないの？　六年目で始まるんですか？　みなさんも三年もすれば医者になって、スーパーローテーションで各診療科を回ることになります。

　＊　現在、日本のほとんどの医学部では、四年生で客観的臨床能力試験（ＯＳＣＥ）と学力試験であるＣＢＴに合格した後、五年生より臨床実習（ベッドサイドラーニング）を始める。

そうした流れの中で、夢を持ってやっている新人のお医者さんたちの四人に一人がうつ状態になっているんだって、全国的に。張り切らなきゃうつ状態にならんかもしれんけど、みんな張り切って、医学の知識はあっても、治療に役立つ知識がなくて船出したから、うつ状態になるんです。それは、マニュアル医療だからです。今、医療の中でどんどん力を持ってきているのが、このマニュアル医療です。

ハンバーガー・チェーン店のマニュアルはすごいよ。知ってる？　誰かアルバイトしたことありますか？このあいだ見せてもらってびっくりした。ハンバーグを焼いて、パンにはさんで出すでしょう。で、ここに焼く鉄板があってね、鉄板に確か九個、丸印がしてあるんです。二個の注文があったときは、二個のところにハンバーグを置いて、上からピシッと鉄の蓋を落として、そして何秒とタイマーを入れたら、時間になると切れる。四つのときはここと、ここと、ここに置いて、それで何秒と入れる。六つのときはここと、ここと……って決まったところに置いて何秒というように、全部マニュアルがあって、その通りにやるとちゃんとハンバーグが焼ける。鉄板に与えられる熱量が決まっていますから、それで計算して、経験をもとに作ったマニュアルがあって、アルバイトについたらすぐに誰でも、一応のことができるようになっているんです。

それとそっくりの現場医療が多い。はじめは楽しいわね。マニュアル通りにやって、次、はい次とやって、「ああうまくいった」と思う。それでずっとやっていたら、まるで果物の選別をしている機械だ。

機械も近頃はいいもんね。流れてきた果物を大きさやキズで分けて、糖度まで分けることができるようになっています。複雑な作業をどんどんやっていけるようになって、数をこなすようになった。それと同じように、数をどんどん処理できるような、そういう医療に近頃なっているの。

ここに一人の患者が流れてきます。患者さんが流れてくるんだよ。ここで診断した医者は次に申し送りをして、それで入院になると、また次の医者に申し送りをして、手術をすることになると、手術場の医者に申し送りをして、こうして文書が回されて、最後に退院になる。もう最後のあたりの医者は、この患者がいったいどんな訴えで受診したのか分からないの。書類があるから調べていけばわかるけど、それは物好き、時間の無駄遣いになる。次の患者が流れてくるからね。

昔の自動車を造っていたときと同じような流れ作業の医療になっていて、そして「昔の」となぜ言ったかと言うと、今は自動車の工場も流れ作業はしないからなの。なぜか。

流れ作業で部分、部分をやっていた時代があって、ボクはその頃はもう精神科医になっていたけど、その工員たちのなかから、大量に精神障害が、うつや神経症に近い精神障害がどんどん出てきたんです。「病気になるやつは勝手になるんだから現場からはずしゃいい」と思うかもしれんが、それだけじゃなくて、製品のミスが非常に多くなったんです。

それで流れ作業はやめて、流れ作業でできるところは全部ロボットに替えた。ロボットは擦り切れるだけで、うつ病にならんから二四時間でも働く。そして五人なら五人の工員が、一台の車を責任を持って、最初から最後の仕上げまで造ることにしたの。そうすると、みんなでチームを作って、一つの車を最後の出荷するところまで一緒に仕上げるので、そういう喜びが出てくる。すると、製品のミスがすごく少なくなって、かつ工員たちの精神障害の発生が少なくなるということで、今は自動車工業では、昔の流れ作業はやっていません。

だけど医学は今、その一昔前、二〇年ぐらい前の自動車工業と同じレベルにいます。ですから、四分の一ぐらいの研修医の人がうつになっている。意欲がなけりゃいいのよ、なけりゃうつ状態にはならんから。へたに意欲があるとうつ状態になるので、はじめから意欲を持たないようにしようという、賢い先の見えた人も出てきたりする。

そういう二つのタイプのお医者さんが増えてくると何が起きるか。製品ミスが、ということは、バカみたいな医療事故がどんどん起きているでしょ。ボンベを取り違えたとか、管をつなぎ間違えたとか、ひどいね。ガンの診断を受けて手術を受けるはずだった人の隣の患者さんをその人と取り違えて、胃を取っちゃったとか。これは医療ミスというけれど、すごく単純なミスなのよ。そういうミスがどんどん増えてくる。それは人々の精神がずっとそういう環境に置かれて、耐えられないということが一つあるだろうね。

それから文書では引き継ぎされ得ないものが医療の中にはいっぱいあるということです。それはずっと継続して診ていくことによって、そのお医者さんの中で小さなひっかかりだったものが、次のデータが来るとぷうっと大きくなって、「それじゃ、あそこで見過ごしていたことをもう一度見直さないといかん」というふうになったりして、これが膨れたり、小さくなったりして、一人の医者の心の中であっちに行ったりこっちに行ったりしていく。その作業は文書ではなかなか伝わっていかないんです。

そういうことで、医療はひどく悪い状態になっています。このことをどこか頭に留めておいてください。みなさんがスーパーローテーションで回るようになったときに、何か思うところがあるでしょう。あるいはうまくいけば、神庭先生たちの努力によって、そういう医療システムに若干でも変化が起こるような日が来るかもしれません。

この話をどうしてしたかと言うと、スーパーローテーションの中で意欲あるお医者さんたちがうつ的になっていく、あるいは他の症状が出てくる、あるいは「ああ、今日の勤務は終わった。あとは気晴らしに何かしよう」とあまり芳しくない、これは、みなさんは当事者に近い年齢だからだいたいどんなことか想像がつくような芳しくない行状のほうに行くと、それは健康維持のための逸脱行動になるわけです。そこに今からお話しする精神療法のエッセンスが全部入っているからなんです。

これから精神療法の話をするわけですが、その前に治療学がないという話を少し補充しておきましょう。「治療学」がないんです。さっきも言ったように治療に役立つ知識がないの。足したり引いたりする治療はあるのよ。だから血糖値が下がったから糖を補充するとか、酸素分圧が下がっているから、酸素をどうかするとか、そういう足したり、引いたりすることは、みなさんはちゃんと講義で習っています。

ところが現場に出てみると分かりますが、この足したり引いたりする治療というのはすべて、本質としては緊急処置なんです。急ぎのときの処置。だからこれは本質としては短期間行う緊急処置であって、医療の中で中心になってはいけないものなんです。付け足し、ぜひ必要だけれど付け足しなの。それをずっとやっていたらどうなるか。

ナルコレプシー*という病気は今のところ治療法があまりないものですから、メチルフェニデートという覚醒させる薬をずうっと飲ませるでしょ。これは緊急処置だけど、ずっと飲ませて、目を覚まさせておくしかあまり手がないんです。

* 日中の過度の眠気、情動脱力発作、睡眠麻痺（金縛り）、入眠時幻覚などを主徴とする過眠症。

新聞に載っているように、それと同じような治療がうつ病の人に行われていて、メチルフェニデートを出すと元気が出るのよ。ちょっとやる気が出てくる。でも、それは緊急処置なの。だから、それはよくなるということじゃなくて、麻雀をやっていて眠くなったら覚せい剤を打って、また一晩ぐらい徹夜でやれるというようなことと同じで、緊急の足し、緊急処置です。

それを、どうしようもない精神科医がずっとメチルフェニデートを出したりするから、どんどん量が増えていって、だんだん嗜癖になる。それで今度、禁止になりました。

禁止になって大変なんだよ。官庁はこれを禁止しましたが、医療で作られた嗜癖患者が大量にいますから、その人たちはブラックマーケットでメチルフェニデートを買って使うしかない状態で、今、医療現場で非常に困っています。出した医者は自業自得と言えば自業自得なんだけれど、目の前にうつの患者がいて、メチルフェニデートを出したら少しよくなったというので、「ああよかった」と思ってそれをずっと使っていた。そういうお医者さんたちは、緊急処置という治療法しか知らないわけだから、よかれと思ってやって、そして嗜癖を作っている。

では本当の治療とはどういうことか。その根本に置かれなければならない治療とは何かと言うと、それは自然治癒です。

医学が発達していない頃に、「医学がないから、人類は滅びました」というのなら、今、みんなはここにおらんでしょ。医学なんかなくても、治る人は治ってたんです。

五千年前のアイスマンというのを知ってる？　アイスマンというのは近頃、氷河が溶けていくもんだから、アルプスの氷河の割れ目の中から見つかったのね。猟師、狩人らしいのよ。弓なんかと一緒に見つかった。それで調べたら、五千年ぐらい前にそこのあたりで狩りをしていた人らしい。とりあえず名前をアイスマンとつけて、いろいろ研究をされた。ミイラと違って氷漬けだからね、ものすごくいろいろな情報が入っているわけです。

その人は高血圧だったんだろうとかね。骨折の自然治癒した跡もあった。猟師だからね、骨折なんかもあるだろう。虫歯もあった。それからリウマチのような疾患があったらしくて、関節の変形もある。

五千年前には医療はそれほど発達していなかっただろうし、ステロイドもなかっただろうから、たいていは自然治癒でしょう。それで元気にやっていたのが、不幸にも割れ目に落ち込んで死んだんでしょう。まだ中年の男性だった。そういう人たちはみんな自然治癒でよくなっているわけだ。

病気になるときは、あんまり徐々にならん、割に急速に病気になる。そしてそこから自然治癒で戻っていくわけです。どこに戻っていくかと言うと、その人の命の本来の流れに戻る。戻るまでが病です。治療はせずにな。本来の流れの終点は死だから終点に近いところに戻ったり、とうとう戻れなかったりすると死んでしまう。

風邪を引いたとか、お腹をこわしたとか、ほとんどのものはこれで戻っていく。そしてこの経過は自然経過です。すべての病気はそれぞれに特有の自然経過があって、その自然経過を把握して、それを少しでも応援するのが、本当の治療です。

たとえば四川の大震災で被災した人たちが困っていたら、「家を建ててやることはできんけど、食料でも送ってあげれば、元気が出て、自分たちで立ち直る力が増えるだろう」と送ってあげると、これは何かちょっと足してあげることになる。それから阪神大震災にあった子どもたちが、「四川の人たちも同じように困ってるんだろう」と思って、絵を描いて送ってあげて元気づけるとか、そういうのも精神療法です。病を消すとか、病の状態を持ち上げるとかいうのではなくて、自分でなんとかして持ち上げていこうとする生体の営みに対して、少しでもよさそうなことをしてみようというのが治療なんです。それが、本当に中心となる治療です。

そうすると、たとえば地震で子どもたちが絵を送ってくれたりして、いくらかでも元気が出て気持ちが生き生きしてくれれば、病に落ち込むことの予防になるかもしれません。あるいは治療の時点でも役に立つものもあるかもしれません。

それからメタボというのがそうです。メタボは病気じゃないけれど、病気になるような状態だから、食生活を整えて、運動して、少し痩せるとかいうのを「養生」と言います。その養生の連続線上、その延長のような位置にあるものが、最も理想的な治療の中心、核でないといかんのよ。

養生のためにステロイドを毎日少しずつ飲めば、リウマチの予防になるというようなことはないのよね。あるいは生まれたときから、高血圧の薬をずっと飲んでいれば将来、高血圧を予防できるということはないの。そういうのは全部、緊急処置。

小さいときから、あるいは年を取ってくるにつれて、心がけていればよさそうな「養生」と質的になめらかにグラデーションでつながっているものが治療の中心でなきゃいけない。その治療学が教えられてないでしょ。みんな、全然習っていない。

なぜか。教えにくいからなの。昔からそういうものは技術であり、職人芸だから。それはうまい治療者のそばについていないと学べないの。本当の治療学というものは、うまい治療者のそばについて、自然と伝わってくるものです。だから治療技術は「学」になりにくいの。

なぜ「学」になりにくいのか。それは生体に限らず、自然界というものは複雑系だからです。特に生命が関与するところは複雑系なの。「複雑系の科学」って聞いたことがあるでしょ？　複雑系というものは、原因があって、結果があって、そして結果がまたこっちの原因になって、そしてその結果がこっちの原因になって、またこの結果がそっちの原因になって、とごちゃごちゃにつながっている。

食物連鎖もそうじゃない？　ある植物が減ると、それを食べている動物が減って、その動物が減ると、またそれを食べている動物が減って……と、そういうのがあるの。結果がまた次の原因になって、グルグル回って、ある調和が取れているのが複雑系で、生命体というのは、やや自然界から独立して、その複雑系がグルグル、グルグル回っている。

簡単な例で言えば、夕べ、あまり寝ていなければ眠いでしょ。それで講義を受けているときに居眠りして寝る。寝ると脳の疲れが取れて、その次の授業のときには元気が出て一所懸命話を聞く。すると、今度は疲れてしまって、その次の授業のときにはまた居眠りするとか。そういうふうにして、プラスとマイナスを繰り返しながらやっていく系が、それも一つの系ではなくて、あれもこれも、おそらく四次元、時間経過まで含めて組み合わされているものが複雑系です。

ところがわれわれの認識、特に因果律の図式では、たとえば「メタボになると血圧も上がって早く死ぬ」とかいうのを、統計を取って「これがこうなったから」と結果として出てくるのは、複雑系のどこか一部分を切り取って、因果図式にしているわけです。

たとえばこういうことがあるでしょ。社会的に大きな業績をあげている人は、だいたいメタボな人が多い。特に実利的なこと、学問の業績とかではなくて、大きな事業を起こしたりする人はお金が入って、いいものを食べるから太っていて、それで早く死んだりするとしばしば言われるけれど、実はそうではないの。

そうではなくて、糖尿病の遺伝子を持っている人たちはしばしば尿酸値が高くなる体質で、日常、普通に検診して尿酸値が高い人は社会的アクティビティが高いんです。これはどういう因果関係なのか分からないけれど、経験的にそうです。

それから躁病の遺伝子を持っている人も尿酸値が高いことが多い。尿酸値の高い人は社会的アクティビティが高いから、睡眠時間が短くて、活動的で、事業を起こして、お金を儲けて、派手にやっています。そして、いいものを食べて痛風になる。

痛風が「帝王の病」と言われていたのも、帝王はいいものばかりを食べて、運動をしないから痛風になるのではなくて、いいものを食べて痛風になるような人は、王様になりやすいの。絶対にそうなの。

そうするとメタボに対峙して、いつもジョギングなんかして痩せていれば、社会的活動はあまりしないので、その人は帝王になれないかもしれない。その種のことが、いろいろとあるわけです。

それから、メタボを治そうと思って一所懸命やっているうちに、メタボ治療の方法とかを発明して、メタボになるような人はそれを売って金儲けをしようとするから、自分のメタボ治療よりも人々をメタボ治療という世界に誘うことで、自分は金儲けをして、その結果、またメタボになったりするかもしれん。

今のは分かりやすいように例を引いただけで、複雑系とは、そういういろんなものの組み合わせなんです。

複雑系、つまり機械でないものの正しい進み方は、さっきのメタボの例で言ったように、メタボ治療をやろうと一所懸命やったら、体重も減ってかえって元気がなくなった。ところがメタボ治療をやっているうちに何かを見つけて、それでお金を儲けて、活動性が高くなって、また体重が増えて、そしたら「こりゃいかん」と体重を減らして、そうこうするうちに糖尿病になって元気がなくなって、と揺れ動いている。総体的に言って波打っているのが、自然治癒力のフィードバック機構が働いている、生体の正しい健康なあり方なの。

だから、みなさんがお医者さんになったときに、たとえば血圧が今日は、上が一五〇いくつで、下が九〇いくつとかいう結果が出たとするでしょ。すぐに「こりゃいかん」と降圧剤を出したりせんのよ。「今日はたまさか高かったのかもしれませんから、またこの次も測ってみましょう。おうちでもよく休んだ後、朝、起きてすぐに測って、しばらく様子を見てみましょう」と言うのがいいの。それは、こういうふうにいろんな条件で検査結果は動くからです。

それから「ちょっとしばらく様子を見てみましょう」と言うと、「けしからん医者だ」と文句を言われるんじゃないかと思いますけれど、そういうことはないのよ。「しばらく様子を見てみましょう」と言うのが名医なんです。「このぐらいだったら様子を見てもいいから、様子を見てみましょう」と言って、それで「あとは知ーらないっ」じゃなくて、様子を見ておく人が名医なの。ちゃんとしたお医者さんです。

検査成績が悪かったらすぐに薬を出したり、患者が「痛いです」と言ったら、「あら痛いですか」と痛み止めを出したりする人は素人。「痛いです」と聞いて、すぐに痛み止めを出したら、痛みが分からんようになって、かえって悪いことがある。様子を見てみなきゃ。

これは前にも話したんだけれど、和歌山ヒ素カレー事件では、担ぎ込まれた病院によって、治療法があべこべでした。ヒ素を飲んだ人は吐くのよね。毒だから、たいてい生体の自然治癒力で吐く。げえっと吐いていると、苦しそうに見えるでしょ。それで、吐き気止めを出したお医者さんのところの患者さんは死んだの。ところが、吐いているということは、何か悪いものが身体の中に入っているんだろうと、胃洗浄をした病院があった。そこに担ぎ込まれた患者さんは助かった。そりゃそうだよな、ヒ素が胃の中に入っているんだから、胃洗浄してもらったほうが助かる率がずっと高い。

これは「自然治癒力に沿う」ということを典型的に表しています。ここまでが治療の話。次に精神療法の話をします。

心療内科で精神療法は習う？　心療内科の講義は、今やってるの？　心療内科ではいろんな精神療法、行動療法とか認知療法とか精神分析とかカウンセリングとか、そういう話を聞くと思いますが、ボクはそういう話はせんの。今の話の続きをします。

みなさんのなかのほとんどの人が、精神療法やカウンセリングを受けに行ってないんだよね。そういうところに行った経験のない人は、じゃあ精神的にきわめて安定した状態で、安らかで生き生きとした充実した日々を送っているかと言うと、そんなことは全然ない。みんな若いうちは悩みがあったり、それで飯が食えなかったり、イライラしてやけ酒を飲んだり、何やかんや逸脱行動をしたりしているはずだ。

そしてそれは複雑系の揺らぎの一環なの。その生体が選んでいる揺らぐ形の中に、治癒へ向かう生体のいろんな傾向が含まれているの。

だけど、「ミラーマン」とか言われているらしいけど、駅の階段なんかで手鏡を出して、女性のスカートの中を覗いて捕まる人がいますね。その人にとってはすごくいい治療法だろうけれど、法に引っかかることだから捕まってしまう。「もう何度もやっている」って報道されたりしてるでしょ。あれは止められないと思うんだ。どんな気がするのか、ボクはしたことがないから分からんけど、そういう気持ちが、きっとその人にとっては、心の中の何か虚しいとか、生きている意味がないとかいうようなことを癒しているんだろうと思います。

だから法に引っかかって、逮捕されて気の毒なことだけれども、しかしおそらく法で許可されていれば、治療効果がないかもしれないのね。有名人で、カッコイイことをテレビで言ったりなんかしている人が捕まったりしてるでしょ。その人はもうちょっと無法の世界に向いているように生まれついていたのかもしれん。それが、きちっと背広を着て、口当たりのいいことを理路整然と言う生活に入ったために、少し法を逸脱するようなことをやれば、ちょうどバランスが取れてよかったかもしれん。

医者というのは通常はケアしたり、人を助けたりする仕事でしょ。ところが、みなさんのなかに、ごく少ないだろうけれども、ただ成績がいいもんだから、「医学部に行け」とか言われて来ている人が何人かはいる。そういう人は可哀想よ。

幸い医学部は幅が広くて、研究者の道があるからね。「患者なんか知ーらないっ」とか言って、研究一筋のほうに行けば、勉強以外に取り柄がないような人にはいい。いつも、そういう自分の素質を考えてくださ い。研究者はあまり儲からないけれども、有名になるからね。

だから「自分は研究者に向いている。人の面倒を見て、爺さん婆さんに嘘か本当か分からんようなことを言って、慰めてやったりするようなのはあまり好かん。もっと正しくすっきりしたものをやりたい」と思う人は研究者になることをいつも考えて、そして医学部にはなかなか優れた研究者の先輩がたくさんいらっしゃいますから、そのなかから自分が弟子になろうと思うような研究者を見つけるといいよ。そうせんと健康に悪い。

そういう純粋研究をやりたい人にとって、臨床の場というのは面白くないんだよね。なかなか純粋研究ができないからね。「この人はこの薬が効くはずだけど、効かない薬を飲ませたらどうなるか?」とかいうことはできんの。こっそりやれるかもしれないけれど、発表できないでしょ。「効きそうな薬を使わない場合と、効きそうな薬を使った場合とではどう違うでしょうか」とはなかなかできない。だから科学的な研究者として生きるようにしたらよろしいです。

えっと、何の話だったかな?　あ、そうそう、そういうふうに動いている中に必ず自然治癒の動きというのがある。自然治癒の動きによる揺らぎは、イヌやネコでもあるんだよね。だからイヌでも「今日はご飯を食べないようだけれど、様子を見ておけば、また明日か明後日になったら食べるようになりゃせんかね」と思って、毎日、様子を見て、それでだめなら獣医さんのところに連れて行ったりするわけです。そういうふうに「様子を見る」ということがあるのは、動物はみんな揺らいでいるからです。

ところが人間はちょっと複雑です。人間にも動物としての特性の部分がありまして、それを取り囲んでいる学習とか、経験とか、言語によって押し込まれたような心の世界がある。これは動物にはないというわけではなくて、学習と経験の世界は動物でもちょっとはある。だけど人間はイヌと違って、本を読んだり、講義を受けたりするから、心の世界、精神の世界がうんと大きい。

それでたとえば、あなた方はボクの話を聞いていても、今までに自分なりに勉強したいろんなこと、文学を読んだりしたことや、科学的な勉強をしたりしたことが入っているから、ボクの言葉が来ても、選択したり、フィルターをかけたりして、話を聞くわけですよね。

だから人間は簡単にはだまされない。だます人たちは、このフィルターを突破するような、いろんな考えや言葉を使う。「言葉巧みに」というのはそういうことだよな。人々が持っているこのフィルターを突破するように言葉を操ることが「言葉巧みに」ということです。そういう世界がある。

それはだます言葉に限りません。たとえば温度が下がって寒いでしょ。寒いと、動物は「わあ寒い！　大変だ」と慌てるかもしれない。それでまた穴の中にもぐったりする。それが人間は「朝だから寒いんだ。昼になって、日が照ってきたら、また暖かくなるよ。それまで、一刻のことだ」とか言って慌てない。それは、人間が知識というフィルターを通して外側で起こっている事象に対処しているからです。

先日の大臣の辞任でも、あの人が辞めるとは思っていなかったのに、急に辞めたりすると「ええっ⁉」とか言ってびっくりする。だけどテレビを見ていたら、ある人が「そう言えば、あの人はときどき癇癪を出すことがあった。癇癪を我慢していたので、爆発してしまって、辞めたんだろう。そう思って見ると、何となくほっとしたような、『やったぜ』というような顔に見えないこともない」とか言っていました。

そういうふうに、あの人が辞めたことを自分なりに解釈して受け取れば、「結局、そういうことだったんだろう」と納得して、びっくりは消えるわけだ。びっくりが消えれば、動物としての部分にショックがないわけです。

だけど「自分は、あの人に日本の将来がかかっていると思っていたんだ。どうしたんだ？」というような受け取り方をすれば、ショックが残る。そしてご飯がうまくない、とかいうようなことが起きてくるんですね。

人間はそういうふうに心の世界がすごく大きいから、それで、生物としての部分にいろいろ働きかけることによって何かする。それは「ものも見よう、考えようだ」というようなことです。

たとえばさっきの辞任のことで言えば、一〇〇歳まで大臣をすることはないわけだから、いつ辞めるかということが常にあります。ですから、「本人が言うように、今がいちばんいい辞めどきだというのは確かにそうだよね」と考えれば、それで納得したことになる。

そういうふうに、ある事態について、新しい解釈や意味付けを持ってくることによって、動物としての世界が大きな影響を受けないようにする、というのが精神療法の中に一つあります。

それは全部、みなさんがもう日常でやっていることです。やっていて、納得の形が成り立っているの。解釈をして、納得をしていこうとすることは、知性とか心とかを持っている特殊生物である人間はみんなやろうとしていますから、これに対して援助をするのが精神療法としてあるわけです。

そのときに、またさっきの話に戻りますが、これに足したり引いたりすることができるだけ少ないようにすればするほど、いい精神療法なわけです。いちばん最初に治療論のところで話した、いい治療です。

そうでなくて、「お前のそういう考え方が間違ってるんだ。そもそもこの世を作りたもうた、あのお方はそんなことを言っておられない。そういう考えを捨ててこちらに来なさい」と言うと、これは引くことを強烈にやって、新たに足すことを強烈にやっているわけです。これもやっぱり精神療法で、緊急事態ならいいけれど、平和な時代にやると、精神療法としてはボクはあんまり質がいいと思わない。

それは胃潰瘍の人が来たときに、「胃があるから潰瘍になる。胃さえなければ胃潰瘍は絶滅だ」とか言って、胃を切り取って、食道と十二指腸をくっつければ永遠に胃潰瘍にならなくなる、というようなもので、そういう治療はよくないの。

あるいは人工の胃というのが出来て、「これに取り替えましょう。これはいいですよ。人工の物質で作られた胃ですから、絶対に胃潰瘍になりませんよ」となったとしたら、それはあんまりよくないの。もうすぐ人工の心臓が出来るらしいけれど、「それにどんどん置き換えましょう」というのもあまりよくない。

そういうのは、精神療法で言えば洗脳です。そういう洗脳的精神療法はよくないの。

みんな、その人が持っているもの、高い知能を持っている人には知能が高いなりのやり方で、勇気のある人には勇気のあるような解釈をするし、勇気のない人には勇気がなくてもいいような解釈をする。それで、なんとか身が立つように助けてあげる。つまり足すと引くをできるだけ少なくしたような精神治療が、身体医療の場合にもいいの。

そうすると、いちばん足したり引いたりが少ない治療というのは、「ああ、それはなかなかよさそうやね」とか言って、本人のやり方を認めてあげることなんです。だからもう応援団。「それはいいね。そっちに行けばいいよ」と言ってあげる。

中国の「加油」と言うのは、「フレーフレー」という意味なんだよな。これはちょっと足し方が多いような気がするな。だけど日本語の「頑張れ」と言うのはもっと悪い。「頑張れ」という言葉を日本から追放するのはなかなか難しい。だけど、そうか、追放せんでいいんだ、過去形でやるといい。

アフガニスタンでペシャワール会の伊藤和也*さんが殺されたときに、同僚や家族の人が「お前はよく頑張ったね、と言ってやりたい」と語っておられました。だから過去形はいいんだよ。「よく頑張ったね」と言うのはいい。

だけど「よく頑張った。さらに頑張れ」と言うのは、いかん。オリンピックで賞をもらった人は不幸だよ。あとに地獄が待っている。「この次はもっと頑張って、色の違うメダルを取って」とか、可哀想になあ。

＊　二〇〇八年八月、アフガニスタン日本人拉致事件の被害者。

みなさんもよく生き抜いてこられて、学校の勉強をよく頑張って医学部に入られたんじゃないかなと思う。だけど頑張らんで、ほどほどにやって入った人もいるんだよな。それはただ受験の世界に向いていたからで、そういう人はいる。頑張ってきた人は「頑張ったね、そろそろ休もう。もうこれでいいよ」と自分に言うといいです。

だから「頑張ったね」と言うのはいいけれど、「頑張ってね」と言うのはいかんのよ。「頑張る」が目標になるから。オリンピックの記録を出すために頑張ると、もう「柔道一筋で映画も見たことがない」とか、「身体のコントロールのために、うまいものを食ったことがない」とかになって、常に「食品は、私の運動者としての肉体にとっての餌である」となる。エネルギーと体調のコントロールのためだけに食事をしているというようなのは楽しくないでしょ。それでも本人が楽しけりゃいいけれど。そういうことが頑張るということです。

頑張るというのは、緊急のときには必要なのよ。今、ここで火事が起きたら、頑張って逃げるよな。「いや、私はあまり走るといけませんから、身体も大事ですから、ゆっくり逃げましょう」と言って、火が燃えてきたら死んでしまう。だから緊急事態では頑張るということはあります。

頑張るということは強烈に足したり引いたりする活動で、ときには頑張ることも必要だから、頑張れるように余力を蓄えとかなきゃいかんということはあるけど、「頑張って、頑張って」と言うのはだめ。

もし「頑張れ」という言葉を使うなら、頑張りの終了時点を設定して言うのよ。火が燃えてきたら、この建物の外に出るまで頑張って行って、それで終わるわけ。エンドレスに頑張ったら、幼稚園から頑張って、よい小学校に入って、よい中学、よい高校、よい大学に入って、よいところに就職して、そしてよい家庭を作って、よい家を建てて、そして最後はろくな死に方はしないのよ。「ああ、私の人生は何だったか。頑張りの奴隷だった」という人生になったらしょうがない。いやまあ、しょうがなくないな、それでいいと思う人もいるかもしれんから。

だからどこかで「そんなに頑張らんで、ときどき息抜きするのもいいかもねえ」と言うのはここでちょっと引いているわけだ、引くように誘って言っているわけ。

「休みなさいっ！」と強烈に言ったら、これは緊急事態だ。窓から飛び出そうとしている人に「死んではいけませんっ！」と捕まえるのは、これは強烈に阻止しているわけです。

「あなたは死なないほうがいいような気がするんだけどなあ。やっぱり死ななきゃならん都合もあるのかねえ。そんな場合もあるかもしれんけど、なろうことなら死なないほうがいいんだがねえ」というようなことを言うのはどういう場合かと言うと、このあいだ福岡であった事件*のようなときね。

＊　二〇〇八年七月、福岡市の中心部にあるビルの高層階より飛び降りを試みようとした若い女性を消防隊員が説得し、無事に保護した。

ビルの窓に腰掛けて、今にも飛び降りようとしている人に「やめなさいっ！」と強く言うと、かえって飛び降りるかもしれんから、「あなたの気持ちも分からんではないがねえ」とか言いながら近寄って、捕まえられるぐらいに近くまで行って、ぎゅっと捕まえる。これは緊急事態だ。だから緊急事態でも、緊急事態でないかのような言葉巧みなことが必要になるけれど、やっぱりこれを「断固阻止する」ということは緊急事態にやることです。

そして緊急事態が去ったにもかかわらず緊急事態のような対応を続けるなら、この人をどこかに閉じ込めて、絶対に死ねないように手足を縛ってやれば、それはいいかもしれん。だけど、死なないだけで、あんまりいいことではないかもしれん、分からんけどね。

それから「あなたはもう死んだらダメよ」と言ったら、強烈な精神療法になるけど、そうじゃなくて、「あんなことをするところを見れば、何かよっぽどあなたには辛い思いがたくさんあるんだろうね」と言うと、本人が飛び降りて死のうとする気持ちを、ちょっと認めてやったマイルドな精神療法になる。「あんなことをするのには訳があってのことなんだろうね」と言うと、少しその行為が支えられることによって、心がほぐれてくる。それから「それはどういう訳だったのか、言ってごらん」と聞くと、心が開かれて話し出すかもしれん。

その後、精神療法をやるでしょ。それで、本人がまたいろいろ言うと、「そうだったら、死にたくなるのも無理はないわね」と言う。できるだけ本人の動きに大きなマイナス点をつけないようにするのが精神療法の極意なんです。

それが精神療法の極意なんだけれども、みなさんはそういうことは勉強せんでいいんだ。みなさんは精神科医にならんし、一般科のお医者さんになるわけだから。じゃ、一般科のお医者さんに精神療法は不要かと言うと、そんなことは全然ない。精神療法はとても大事。そして今、話したようなことは全部、一般科のお医者さんもするといいのね。

たとえば薬を出しますね。そして患者さんが「これを飲んだら気分が悪くなった」と言うと、「それなら止めて、別の薬に変えましょう」と言うと、この患者さんの「止めたい」という気分は全面的に受け入れられるわけです。

ところがこちらとしても、「この薬は、この人の病気に必要なんだけどねえ」という思いがあって、「これでなんとか治せんかなあ」と思ったら、「どんなふうに気分が悪いの？ 半分に割って飲んでみても、気分が悪いかどうか試してみる気はない？」というようなことを言う。これはさっき言ったように精神療法です。

今、しばしば行われているのは「この薬の副作用だから、その副作用に対してこういう薬があるから、これも足しときますよ」と言って、副作用が出てきたら、その副作用止めの薬も出てくる。またそれの副作用が出てきて、またその副作用止めと、複雑系でいろいろと出てきて、山ほどになって、馬も食わんくらいに薬をいっぱいもらって帰る人がいる。これがいちばん悪い。

「気分が悪いときに、この薬を飲ませると気分が悪いのが消える」というのは、これは緊急作用的治療だよね。これをあなたたちも習っているかもしれん。「この薬はこういう副作用が出てきて、こういう副作用に対してはこの薬が効く」というのは全部、緊急事態対処の治療です。若いお医者さんが今、こういう治療だけを習って、やっているの。どんどん、こういうようになってきています。

そしてこれでやっていると、あまりに薬が多いので胃が悪くなって、「胃薬もあげときましょう」となる。「こんなにたくさん薬を飲むと、腹一杯でご飯が食えませんが」とはまだ言わない。せいぜい手のひらに乗るぐらいだから。

だけどもう薬漬けで何が何だか分からない。最近の薬は強力だから、生体の自然治癒力は確実に制圧されてしまう。そうでなくて、足したり引いたりしながら、治療を作っていくという技術がとても大事なんです。

それよりももっと大事なのは、ここに治療してもらう人、患者がいる。ここにドクターがいる。この患者は病気で、このドクターが治療をするという世界。これは一つの治療の世界であるけれども、ここから「患者」の一部を抽出して、それと協働して、「患者1」を治すというイメージが可能です。

たとえば、ここに高血圧症という「患者1」の状態があって、それを持っている「患者2」がここにいる。

これは生体としては同じものだけれど、「患者2」は自分の病気で困って、医療が必要だと思っている人の部分。さっきの話で言うと、動物としての部分「患者1」があって、その周りにある心の部分が「患者2」です。その部分の一部を切り取ってきて、治療という世界のイメージの中に持ってくる。

そして「あなたの高血圧はこの程度の状態です」と告げたり、「どんなですか？　あなたの病気は朝と夕方で状態が違うかもしれないから観察して、報告してください」と言ったりして、この高血圧症を治すために「患者2」とのチームを作る。

医者がいなかった時代、アイスマンの時代にはきっと、血圧が高いと「頭が痛いなあ」とか言って、「どうも寒いときに頭が痛いから、頭に何かターバンでも巻いたらいいかな」と思って、自分でやってみて、「ああ、こうするとちょっとは頭痛が取れる」とかいうようなことを試行錯誤でしていたに違いない。その試行錯誤をしていたときには、自分で自分を観察し、癒しを試みる「患者2」が、「患者1」から離れて、ここにあった。それが自然治癒を援助する機能としてあった。

みなさんもイライラしたら、「しょうがない、ゲーセンにでも行くか。今日の授業はサボリだ」とか言って、精神療法をしている。「ゲームセンターに行くのがよいかもしれない」とアイディアを出して、実行に移した人の部分がみなさんのイライラを治療している。

それと同じように「患者2」と手を結んで、「患者1」の困っている状態を治療するという図柄が作れれば、これがみなさんが医者になったときにできるいちばんの精神療法です。

いつも自分の目の前にいる患者が、その患者が持っている病気を治療しようとするこちらの行動のパートナーになるように、「患者2」の部分をなんとか引っ張り出して、チームを作って、「患者1」を治療していくというつもりになりさえすれば、それが普通のお医者さんができる精神療法のいちばんのものです。

そうすると、ここで、この患者なりに「こんなのはどうでしょうね？」とか言ったら、「そうですね、それはだめでしょう。文献的に合いませんよ」とか、「しかし、あなたの経験でよさそうなら試してみてもいいですね。それほど危険はないでしょう」とか言って、話し合ったりすることが精神療法です。水を飲む健康法とか何か、患者はいろいろ持ってきたりするから、この、精神療法が行われることによって、治療がうまくいくんです。

インフォームド・コンセントというのは、実はそこから出てきているはずのものなの。「あなたの手術をこのようにします。こういう危険があります。だけどやりましょう」と医者が伝えて、患者が「それを承諾しました」というのがインフォームド・コンセントの契約です。契約とは、一つの目標に向かってチームを作ることなんです。

ところが今、行われているインフォームド・コンセントは、まったくその反対なの。「ここの領分から撤退します」と、敵対関係にある両者の停戦交渉のようなインフォームド・コンセントが行われている。いろんなことが書いてあって、「あなたが訴えるかもしれんから、訴えないようにこれを承諾して、サインしてください」と、敵対関係になる可能性のある相手との取り決めになっている。全然チームじゃない。

この敵対関係になる予測とその予防がインフォームド・コンセントの中心になっているために、現在、行われているインフォームド・コンセントは、その起源として望ましいチーム作りということの反対になっているんです。

昔、パニックでめちゃくちゃになって、手術ができなくなった脳外科の患者さんがいました。インフォームド・コンセントの用紙にいろいろと書いてあって、「これが全部、起こったらどうしよう」と思ったら大変な不安状態になって、手術ができなくなって、精神科に回されてきたの。

そういう危険性がないことはないし、過去にそういう例があるから、全部インフォームしなきゃしょうがないよな。だけど書式でOKを取るという昨今のやり方は「将来、敵対関係になるかもしれない人として、私はあなたを認識しています」というメッセージを伝えることでもあるんだよ。その根本に望ましくあるのは、「一緒にチームを組んで、病気の治療をしていきましょう」ということで、それがどこかで質的にひっくり返ってしまっている。

だから、ここをどう克服できるか、どうしたらいいのかということを、みなさんもまもなくインフォームド・コンセントを取るようになりますから、そのときに悩んでください。あるいは今のうちに「その日が来たら、どうするかな」と考えておいてください。

今のところ、ボクなりに考えている答えはありますけれども、それを言うと面白くないから、「なぞなぞ」にしておきます。みなさんがお医者さんになったときに、そういうことを考えてください。

そして、医者が患者との間に行う精神療法のいちばん根本的なことは、「治療について一緒にチームを組んでいる」という気持ちがお互いの中にあるということですが、それは流れ作業では出てこないの、本当はね。

「ここまでで私との関係は終わりました。はい次」と言って、「もうあっちに任せましたから、さよなら。はい、お次」というふうなことでは、病についてチームを作ることはできっこないから、その点が現代医療の一つの問題点です。

みなさんのなかには、同じ病院ですから知っている人がいると思いますが、うちの息子は麻酔科にいます。麻酔科は「セブン・イレブン」って言うのよ。朝の七時には大学にいなきゃいかんし、夜一一時までいなきゃいかん。

それはなぜかと言うと、麻酔科医というのは手術の前に状態をチェックして、患者さんを励ましたりなんかする術前の関係があるのよ。そして手術が終わったら、麻酔が覚めても、その後の患者さんの状態がどうかをチェックして、安定しなければ処置をしたりして帰るから、セブン・イレブンでいなきゃならない。

だから麻酔科医は身体的には辛いけれども、非常に生き甲斐があるのよね。術前と術後があって、術中は自分が麻酔をかけるんですから、ずっと関わっていて、術中に患者さんの意識はないけど、「最初から最後まで自分が全部に関わる充実感がある」と言っています。そういうようなことです。

だから流れ作業ではなかなかできないの。そういう一貫性があるということ、長い時間、自分が責任を持って関わっているというチーム関係、それがとても大事です。そして、それが根本的なもので、精神療法はこれさえ心得ていたらよろしい。あとのいろいろなことは、みなさんが一般科のお医者さんとしてやっていく場合は必要ありません。

これはイヌでもそうですが、生物が困った状態になったときに、誰か自分の困っている状態を理解して付き添ってくれる人がいるということが精神療法になります。

それは哺乳動物として生まれてきて、お腹が減ったときに、おっぱいを飲ませてくれるもう一つの大きな存在があることによって、本能として、脳の中にあらかじめセットされているか、あるいはそういう体験の中で作られたか、おそらくその両方だと思いますが、そういうことに根差している。寄り添って同じ方向を見て、チームを作っているペアということ、それが精神療法の原点です。それだけを覚えていたらいいです。

そして、今のインフォームド・コンセントという制度化されたものの中に、精神としてしばしば見失われているものをどうするか、というのを宿題として出しておきますので、頭のどこかに留めておいて、みなさんが医師免許を取って、スーパーローテーションに回るときに思い出してくださるとうれしいと思います。終わります。

質問ある？　ない？　宿題を出して、「質問ある？」と聞いたら、その宿題に答えることになるね。じゃあね。

〔二〇一三年追想〕

自分の好みとしては、同じ話をしたくないなあと思うけど、精神科医にならない医学生にこれだけは頭に置いてほしいという内容は同じなので、いつもジレンマがある。それをジレンマと意識しているうちは、講義の全体から鮮度が失われないのではないかと自己精神療法をする。

いいお医者さんになってください

二〇〇九年九月一〇日

神庭　諸君にぜひ読んでもらいたいと思う神田橋先生の本があるので、紹介しておきます。『精神科診断面接のコツ』（岩崎学術出版社）という本です。

インターネットの書籍検索で「神田橋條治」と入れればもう数多く出てきますけれど、そのなかでもぜひこれは読んでほしいと思います。何科の医者になる人も患者さんと面接をするわけですから、患者さんとドクターとの関係の作り方とか、さまざまなきめ細かな、本当に貴重な情報が詰まっている本です。それでは先生、どうぞ。

神田橋　スクリーンは上げることできる？　いちばん上まで上げてください。

ボクは学生時代、スライドが映るとすぐに寝ちゃってたの。今でも学会に行って、スライドが映るとすぐに寝ちゃうので、そんな人もたくさんいると思って、この四〇年ぐらいは話をするときにスライドを使ったことがありません。学会発表もスライドを使いませんし、原稿を用意したこともありません。

原稿を用意するとね、原稿を書いたときの自分はもう過去の自分でしょ。今の自分が過去の自分に支配されて、話の鮮度が落ちるじゃない。それが嫌いなの。過去の自分より今の自分が必ずしもいいとは言えないけれど、日々、揺れている自分がそのとき思いついたことを話したほうが鮮度だけはいいわね。

鮮度のいい話は何が違うかと言うと、眠気が起こりにくいの。ボクは大学の講義はほとんど寝てたんだよね。大学に出てきたら、いつも後ろのほうで寝てました。だけど偶然、ボクが目を覚ましているところが必ず試験に出るので、欠点はほとんど取らなかった。おそらく話す人が「ここ」と思ったときに語調が変わるんだと思うの、雰囲気が。そのときにボクはパッと目を覚まして、知識を話されるときには、また寝てる。居眠りをする大きな理由は、毎日、夜遅くまで中洲で飲んでいたからです。

ま、それはいいとして、みなさんは「精神療法」と言うと、何か特殊なもののように思うかもしれないけれど、精神療法をやらないで、患者を診るのはすごく難しいのよ。どんなふうにしたらできるかなあ。インターネットか何かを使って診察するとか、質問紙法を使った問答で全部やるとか、かな。

だけどそれで心理的な影響がないかと言うと、そんなことはないんだよな。そういう機械を通しての状況が、何か心理的に影響を及ぼすから。男であるとか、女であるとか、ネクタイをしている、してないとかによって、場の雰囲気が変わって、患者さんが影響を受ける。

精神療法のいろいろな理論や技術を勉強するよりも、「場」というものがどんなふうに生命体に影響を及ぼすかを考えておけば、おおよその精神療法というものは全部カバーされて、そのなかでいろいろと分化しているだけなの。

みなさんは精神科医にならないでしょうし、心療内科に行く人も少ないでしょうから、臨床家になるとしても、精神療法のことなんか勉強したって、そんなものはすぐ忘れちゃうでしょう。だから、忘れちゃわないようなことをお話ししようと思って、考えてたの。ずっと考えていて、夕べ、考えがまとまった。まとまったけれど、また話しているうちに変わるわけで、これから話すことの一部は、夕べはなかったの。

えっとね、夕べ考えていたことはこういうことなんです。精神療法を少し根本的なところから考えると、非物質的治療というものの中に必ず入るだろうと思うんだ。物質を使わない治療、レーザーとか薬物とか温度とか、そういうものを使わない治療ということになると、結局、その根本は何かと言うとケアだね、ケア。

赤ん坊がここにいると、赤ん坊は無力ですから、ケアする環境が必要でしょう。ケアして、必要なものを供給し、悪いものを除去するケアのシステムが必要です。それは通常は親がやるんですが、少し特殊になると保育器とか、そういうものがケアです。これが精神療法の原点であるということ。

そのケアされた中で、生命体のホメオスタシスでもいいし、自助機能でもいいし、自然治癒力でもいい。揺らぎながら、フィードバック機構で、ある範囲を維持する「命」という動きが行われている。これは赤ん坊でなくてもいい、アメーバでも同じです。ここから考えていくと、精神療法はいちばん分かりやすいと思います。ケアする環境。

ケアする環境を作るわれわれの作業の中に、精神療法は全部入るの。なぜかと言うと、ここが精神療法をすることの原点だからです。でも、精神療法理論について話すのがボクの目的ではないの。

精神療法というものはいろいろあって、精神分析でもいいし、森田療法でもいいし、行動療法でもいいし、このあと、どこかで習うと思うけれど、その何とか療法というのが行われているときに、ケアの雰囲気がその何とか療法の基底にあるかないかで、治療法として成り立っているかいないかが決まる、とボクは思うんです。

たとえば、「この人はダラダラしているから、少しハッパをかけて、尻を叩いて、仕事でもさせれば、内側に眠っていた活動力が賦活されるだろう。それをやろう」と作業療法をするとしますね。そのときに作業療法が、この生体をケアして、保護して、生体の中でホメオスタティックなものが動き出すことを大事にしようという意図、あるいは傾き、志向性が底にあって、下支えしていなければ、行う人たちの中にその雰囲気がなければ、それは作業療法ではなくて、使役なの。治療にならない。やっていることはまったく同じに見えても、参加している生命体に伝わってくる何かが違うの。

だから非物質的な何々療法について、人をよくしようということについて勉強するときに、あるいは実行するときに、必ずこのケアする、抱えて、大事にして、その中で動き始めてくるものを見守り、いちいち手を出さなくて、何かいいものが動いてきたら、「あ、いいな、いいな」と思って、植物の芽が出てくる、それから赤ちゃんの活動に新しいものが出てくるときに、じっと見て、保護して、見ている人たちが喜びを感じる、そういったムードが底にあると治療になるんです。

みなさんは今、四年生だね。これから講義を受けたり、実習に行ったりするときに、いろいろな非物質的治療についての話を聞くでしょう。

そのときに話している講師、指導者の人の態度や雰囲気や言葉の端々にこの匂いが底に流れているかどうかを見て、もしそれが流れていないことが確かであれば、それは方法や技術の権化であって、その理論や技術、方法が白衣を着てしゃべっているだけで、人の命を育み、よりよい方向に行こうとする意図の欠けたテクノロジーがしゃべっているんだと思うといいです。でもまあ聴かないのももったいないから、「こんなふうにやっているうちに専門バカができるのだな」と、ようく見て、そこから「前車の覆るは後車の戒め」に倣って、「あんなになったらいかんのだな」って、しみじみと哀れみをもって眺める学生になるようにと、今、これを話したの。そういう底に流れている非物質的治療力が精神療法の中に含まれるんです。

そうやっていると、どうなるか。この試行錯誤の中でちょっと困ったりなんかすると、ケアされている側が自分で工夫したりする。やっているうちに偶然、何かに気がついて、できるようになったりするの。それを見守っているこちら側は「わあ乗り越えた、できた」と感じて、うれしい。

だけどやっても、やってもできないと、可哀想になるから「ちょっと手助けしてやるかね」と思って、「ちょっとこうやってごらん」と助言して、動かしてやる。ケアしている側に少し介入的になる部分が出てくる。介入的な部分が出てきて、今までの守ってあげているだけではなくて、関わる形が出てきます。

そのときに、できることならこちらが介入せんでいたい。介入して何かできるようになったら、「やったあ」とかこちらは思うけれど、こちらが何もせんでいるうちに向こう、たとえば赤ん坊が何かできるようになったら、「やったあ」というふうには思わなくて、ちょっとニコニコするでしょ。なんかハッピーになるがね、見ているだけで。子イヌを見ているときでもそうだ。子イヌが今まで、できなかったことができるようになると、見ていてハッピーになる。

こちらが介入して、助言して、できるようになると「お、うまくやったぞ」とこちら側の、介入者の側の喜びになってしまう。

介入者の喜びよりも、自発的に、自然発生的に起こってきた進歩のほうが何となくうれしいという気持ちは、これもさっき言ったケアしている精神の現れなの。うまく育ってほしい、うまく伸びてほしい気持ち。介入だったら、自転車の修理をしているのと変わらん。「タイヤを変えなきゃ」とか言って、「ほらタイヤを変えたら、よく走るようになった」とかいうのは介入者の喜び。

介入者の喜びというのは、精神療法の技術に限らないんだな。外科医が切りたがるとか、腕を振るいたがるとかいうのは介入者の喜びです。介入者の喜びは、本当は非精神療法的なものなの。実はやむを得ずやっているとか、もう見るに見かねてやっているというものであるべきなの。

いつも介入の技術を向上させて、極めていかなきゃいけないけれど、自分の介入を控えて、止める判断力を持って、なろうことならそれを使わないで、できるだけ少ししか介入の技術を使わないで、自発的なものが出てくることに期待する。手遅れになっちゃいかんけどな。「期待する」という見極めがまた、ケアの精神から来ているわけです。

みなさんは伝説としてしか知らないと思うけれど、九大の第三内科の初代教授に小野寺直助先生（二一〇頁を参照）という方がいらした。名前ぐらいは聞いたことがあるでしょう。もう今は「小野寺の圧痛点」とかは誰も知らないかな。

その小野寺先生が「パッと見たときに横のほうが長い処方箋を書きなさい」とおっしゃっていた。「近頃は短冊に書くような処方箋、第一、第二、第三、第四に五剤とか書く医者がいる。こんな処方を出すのはばかだ」と言ってらした。昔は薬の種類も少なかったからな。今はみんな四剤とか書くのよ。だけど当時でもいろいろ書く人がいました。

小野寺先生は「どこがこの病態のポイントか。そこだけ処方しておけば、そこがよくなると生命体全体の機能がよくなって、残った分は全部、自分で治っていく。だからいちばんのポイントを探して処方すれば、薬は少しでいい。少しというのは量ではなくて種類のこと。一つか二つかでできるはずだから、少なくともそれを目指すべきだ」という話をなさっていました。

「介入をできるだけ控えて、そして生命体の持っている自然によくなっていく力に、いつも介入者のほうが一歩譲るということが大事だ」とおっしゃっていたんですが、それもさっきから言っているケアの精神から来ているわけよね。だからこのケアリングの姿勢には、命への畏敬の念のようなものを含んでいるわけです。

そして次の段階で、自分でやる能力がだんだん高まってくると、このケアをしている人間でなくてもいい、環境全般を利用しようとする活動が出てくる。助けを求める、援助を引き出す、訴える、活用する、それからだますとか、悪用するというのもあるだろうけれど、こちらに対する働きかけが出てきます。働きかけが出てきて、それに対して反応する外側のわれわれが医者とか専門家であれば、ここから多少狭い専門的な意味での精神療法の世界が始まる。

つまりこれまでの話では、精神療法に育児とか教育とかも含めているわけです。子どもが「あれ、何?」とか、「どうしてお日様はあっちから上がってきて、向こうに沈むの?」とか、何か疑問を持って、聞いたりする。それにどう答えてあげればいいのか。

「こうこう、こうよ」と教える人もいるし、そうじゃなくて、「今ここから出ているでしょう。明日も見てごらん。明日はちょっとずれるかもしれんよ」と言う人もいる。そして五日くらい見ていたら、少し場所がずれていて、「ああ、位置が変わるんだ」と子どもが気づく。子どもの知的な好奇心に全面的に答えを出して「おしまい」とせずに、さらに伸びていくようにすると教育として上等なの。

精神療法も同じです。精神療法で答えを与える、何か方法を示してあげるときにも、示し過ぎないでできるだけちょびっと示して、そしてあとは、この示すという行為に対する患者側の自発的な活動に期待する。治療者のほうは控えめに、控えめにやっていく。そして観察し、待つことを大事にしているならば、これはいい治療なの。

何も精神療法に限らないのよ。最近は乳ガンも、大きく切り取る手術と少ししか取らないほうとを比べると、予後も大して変わらないし、クオリティ・オブ・ライフ（ＱＯＬ）がずっといいから、乳房保存療法のほうがいいんだと、だんだん少ししか切らない方法に変わりつつあるでしょう。それもやっぱり同じ精神です。

こちらが介入して、悪いところを除けるというやり方はできるだけ少なくして、あとは生命体のほうに預けていこうという謙虚な、控えめな意図というのも、それもまたケアの精神なんです。

面白いのは、謙虚になるためのいちばんの近道は、技術がすごくうまくなることなんですね。下手くそなうちはやり過ぎるの。

たとえば剣術で言うと、すごく技術が上に行くと「無刀取り」とか言って、自分は刀を抜かないで向こうが切ってくるとパッと刀を取り上げちゃう。テレビによく出てくるじゃない。その人は刀を振り回すことができないのではなくて、刀を振り回すのは上手になり過ぎて、卒業して、もうせんの。技術はうんと上手になれば、あんまり使わないようになるの。そこで謙虚が生まれてきます。

それはともかく、求めに応じて援助が行われると、次に、この援助されたことを使って、本人もそれに反応しながら、一つの達成が出てきます。達成されたものは脳神経の中に経験として蓄積されます。これを「学習」と言いますね。

そして学習が積み重なってくると、その次に同じように困ったときには、もう助けを求めないで自分の中に学習されている記憶を使って、それを処理していくようになる。これを「自助能力」と言ってもいいでしょう。

これは自然治癒力に似ているけれども、自然治癒力とは、生命体が生まれ持っているもので、学習を含めない。ところが、「学習を含めない」と言い切ってしまうのはちょっと難しいんだよね。どうしてかと言うと、抗生物質を出すと耐性菌ができるでしょ。あれはどうも耐性菌が学習しているのかもしれない。すべて概念というものは、深く考えるとちょっと曖昧になってくるけれども、まあいいや。達成されたものは学習されて、そして学習されたものはその後、使えるわけ。これが自助能力の育成です。

そして自助能力が育成されていくと、こちらは「ああ、だいぶん手がかからなくなった。この人はやれるようになった」とうれしい。「うれしい」というのは、また見守る喜びに戻るわけです。その部分について、こっちがもう手をかけなくていいようになったということがうれしい。見守る喜び、いつもそこに帰ってくる。

そうすると「精神療法とは何か」と言うと、自助能力の育成です。自助能力の育成ということが精神療法の眼目なんです。何でも、自分でなんとかやれるようにするわけです。

じゃあ学習とは、自助能力とは何か。われわれが自助能力をなぜいいと思うかと言うと、自助能力がないときは傍にいて助けてやらないかん。しかし自助能力ができれば、それは、われわれとの関係のやり取りの中で起こった達成が蓄積されたものであるけれど、もうそのときはわれわれは傍にいなくてもいい。いる必要はない。

「もうこの人は、歴史の結果として自助能力を持ったから、あとは自分でするだろう」と思って、「さようなら」と言うようなもんです。自分の足で歩いて、自分の力でやっていけるようになることを楽しみにしているわけです。

そうでなかったら、精神療法はカルト宗教みたいに、ずっとみんなそこにいるということになる。だから精神療法は、「なんとかわれわれの手元を離れて、巣立って、どこかへ行ってくれる日が来るだろう」と楽しみにする点で、宗教、特にカルト宗教とは違うわけです。

ところが多くの精神療法には学派というものがあったりして、治療された人たちや治療した人たちがそこにしがみついたりしているのね。これがまた難しいんだ。

と言うのは「プラセボ反応」というものがあるからなの。みなさん、プラセボ反応を知っているでしょう。全然効くはずのない薬が、飲むと効くわけ。それは簡単に言うと、「信ずる者は救われる」ということです。「信ずる者は救われる」ということはおそらく、これから先はボクの考えだけど、このケアされている環境で最も自然治癒力が賦活された記憶が生命体に残っていて、そして、出された薬と出した先生とかで作られている状況が、自分をケアし保護してくれると信じることによって、自然治癒力が最大限に発揮される、というのがプラセボ反応です。

そうすると確かに「鰯の頭も信心から」とか、何とかの壺を買って、それを信頼すると身体が元気になったとか、最近のもので言うと、水晶に教祖のDNAか何かをプリントしたのを一つ一〇〇万円で買うと病気が治るとかいうのも、信じるとそういうことが起こるわけね。

起こるからやっぱり「信じる」というのも、この生命体が、特に人間という高度な神経系を持ったものが生み出した、あるいは学習した自助活動であるわけです。信ずるという自助活動。そこがちょっと難しいな。だから「あなたは信じてはだめですよ」と言うのもだめだろうな。

子どもの発達を見ると、あまり特別風変わりでない普通の子どもの場合は、「自分の親は最高の親だ」と信じるわけ、全然そうじゃなくても。信じて、ずっとやっているうちにだんだんボロが見えてきて、「なあんだ」とか言って、離れていく。

その流れで、信じているあいだに、自然治癒力とか自然な発育ができて、十分、独り立ちができるようになった頃に、だんだん夢が破れて、「なあんだ、うちの親も大したことないな」とか言って、ボロが見えて、離れていくといいのよ。このタイミングが合うといい。

あまり早く「自分の親はしょうもないやつだ」と分かると、信じているあいだに発育するところが、早目にストップするから可哀想だよ。

それからめちゃめちゃ立派な親御さんだと、「いつまで経っても、自分はどうしても乗り越えられない」となる。みなさんのなかにも、すばらしく偉い立派な親御さんのお子さんがいて、そのために不幸な人もいると思うんです。

ボクがいつも例に挙げるのは、大好きな、日本最高の詩人だと思う谷川俊太郎さん。谷川俊太郎さんは法政大学総長の谷川徹三さんの長男ですよね。谷川徹三というのは日本の哲学史に名前が残る学者です。

お父さんが立派な人だったので、谷川俊太郎さんはどうなったかと言うと、確か登校拒否になって、大学も行ってないんだよね。もう親を乗り越えられないような気がしたのか、学問する世界から離脱してしまった。それで詩人になって、詩の才能がどんどん開花して、今や国語の教科書に谷川さんの詩が掲載されたり、教育委員会から講演を頼まれたりしておられます。

そうすると、遠回りはされたけれど、結局のところ、日本の学芸の世界で尊敬されて、その学識というかな、頭の中に詰め込まれているものが尊敬されるようになったところでは結局、谷川徹三さんと谷川俊太郎さんは似たようなところに来ているけれども、通った道は全然違う。

普通に来たのではなかなか乗り越えられなかったので、こんなふうに回り道をして、やっぱりそこで素質が開花した。

だからあまりにすばらしい親御さんを持っている人は、少し脱線する形でそこを乗り越えて、そしていつの日か、またそこに戻ってくればいいんだ、どこか遠回りしてね。何の話をしているのか、あ、そうかそうか。「信ずる」の話はそれでおしまい。

そして、ここからが狭い意味での精神療法の話です。狭い意味の精神療法とはどういうことか。

さっき言ったように、外からの援助や外側との関わり合いの中で、ある達成があって、それが学習されて、使われます。使われて、また達成すると、それはポジティヴな報酬をもらうことによって、この達成感を持った技術、やり方、ものの見方、そういったものは強化されていきますよね。これは当然です。何回もやって、うまくいくから、だんだん熟練していく。

そしてある考え、あるやり方が確立している人がずっと年老いていって、この人の環境が変わります。環境が変わっても、身につけた技がありますから、これでなんとか乗り越えていこうとするわけですね。いちばんひどい場合は「ばかの一つ覚え」とか言って、何がどう変わっても同じことしかやれない。だけど多くの人はなんとか自分の持っている方法を工夫して、そこを乗り越えていこうとする。それは保守だね。

保守でやっていくと、事態が変わっていくにつれて、しばらくは従来のやり方でやれても、だんだんうまくいかなくなって、「参った」となると、個体全体の生きていく力がそこで止まってしまったり、がっくりきたり、あちこち綻びたりする。

そのときに、今まで役に立っていた学習成果が時代錯誤になっている、もう古くなったので政権交代ということをやる精神療法があるわけです。狭い意味での精神療法というのはここから始まるの。

これまで学習してきているものを、「ここがいかんからこれを止めて、もうちょっとここがこうなったらどうか」とか、「こっちはこうじゃないか」というふうにする。あるいは、すでに時代遅れになった、あるいは間違った、変な環境の中で学習したものは、そこから脱学習して、新しいものにリフォームしていく。あるいはもうリフォームはできないなら廃棄して、新しい学習に置き換えていく。

それらが外側からの助力の中心になったときに、その助力の方法がいろいろな技術になってきて、○○精神療法とかいろいろな理論が出てきて、それから先はいろいろ花盛りの精神療法が出来てくる。

みなさんがお医者さんになって患者さんを診ているときに、いちばん最初に患者さんを保護するようにしてあげますよね。そのとき保護することだけをやっていたら、患者さんは「される側」になってしまうし、こっちは「してあげる側」になり丸抱え込みになってしまう。そうすると、すばらしい治療者のようだけれども、これでは患者の自助能力を阻害するかもしれない。せっかく育つところをだめにするかもしれない。だから、それをするのはどういうときかと言ったら、自助の能力がないような状態のときだけです。赤ん坊とか、意識のない人とか、ひどい認知症の状態とか、そういうまったく自助能力が育ってくる見込みがない、差し当たっては本人が無力だと思ったときにはこれでやる。

しかし本人に何らかの自助能力があると思ったときには、みなさんにぜひこれをしてほしい。ここは覚えていたらいいし、ここだけでも覚えて帰ってください。

それは「三角形の関係」。三角形の関係とはこういうことです。ここに何か解決しなくてはならない問題を置きまして、ここに患者さんを置きまして、ここに治療者を置く。これが三角形の関係になるようにするの。病気なら病気という問題を間に置いて、こっちに治療者がいて、あっちに患者さんがいて、二人でこの問題を眺めているという、この関係が今、医療関係の中でとっても大事なの。

たとえば血圧を測ってあげるでしょ。医者が血圧を測って「いくついくつです」と言うと、「どんな数字になるかなあ」と患者は思って、ただ待っているだけで参加していない。だけど血圧計の水銀が上がるのを患者にも見えるように置いて測ると、「ああ、上がった。あ、行った、行った。あ、止まった」と、医者が血圧計を操作しているんだけれども、血圧を測るという作業には患者も参加しているが如きになる。

今いちばん問題になっているのは電子カルテで、コンピュータの画面にいろんなデータが出てくるでしょ。すると医者はそっちばっかり見てるよな。「それじゃいかんから」と患者のほうも見て、コンピュータも見て、としてたら忙しいのよ。

そうじゃなくて、患者も画面を見られるようにして、こっちは画面を見ながら、「ここにこうありますよね」と説明したら「先生はちっとも私のほうを見ないで、コンピュータばっかり見てる」というふうにはならんの。それだと、患者も一緒に見ているからね。「こうなりますよ」とか言いながら、ちらっと患者の目を見るだけで、患者は判定する作業に自分も参加しているから、心はこっちを見てもらっていることになるのよ。そこが動物と違うから、人間は「先生はこっちを見ている」と思う。

インフォームド・コンセントの精神も、実はそうなんだよ。あれ、出席を今から取るの？　あんまり早く取ると出て行く人がいるから？　あ、遅れてくる人がいるの。だんだんと人間不信に目覚めたような制度になっているのかなあ。ボクらの頃は全部、代返でやっていたので、代返の声を変える名人とかがいた。先生たちも分かっていてもあんまり問題にしなかったな。いいと思うんだよね、代返で。まあいいや、何だったかな。

インフォームド・コンセントの根本は、手術という作業に多少とも患者も参加できるように、「ああ、そういうことがあるのか」とか「そういうことになるのか。そんなになったら大変だね」とかいうふうになって、参加型のはずなんだ。今はそうなってないね。参加型じゃなくて、「これは言っておかないと、あとで訴えられたらかなわん」と、インフォームド・コンセントは相互不信に根ざしている。出席を取るのと同じだ。

お互いが信じ合わないように、訴えられてもいいようにするとなったら、これは精神療法にはならないです。だけどお互いが分かるように、同じものを見て、考えて、意見を言うようになっていれば、これは精神療法になる。これをやってほしい。

他にもいっぱいあるんですよ。たとえばお腹を触るでしょ。医者が押さえて、患者さんが「痛い」と言ったら、そのときにはお医者さんが「押さえる手」で、患者さんが「押さえられる腹」で、分担しています。だけどこれを「自分で押さえてごらん。自分で押さえたら痛いところがどこか、よく分かるよ」と言って、患者さんの手を持って、押さえて、「どう？　どこね？」と聞いて、患者さんが自分で押さえたほうが、痛いところがピンポイントで細かく「あ、ここです」と分かるわけだ。情報の精密度は、患者が自分で触って、痛いところを見つけたほうがずっと上等になるのよ。

そうすると「そこですか」と言って、印をつけたりして、「よし、それならここを診てみよう」と触っていって、「確かにあなたが今、痛いと言ったところが他のところよりも温度が高い」となれば、「ここが、血流が増加していて炎症があるのかもしれない」となる。あるいは「あなたがいちばん痛いというところが、温度が低い」となれば、「ここは血流が少なくなっているかもしれない」というようなことが言える。二人で共同作業をやって、本人が「こっちが痛い」とか「こっちに響きます」とか言えば、そのほうがずっといい。

こういうことが実は精神療法なの。これが一般医ができる精神療法なんです。一般医ができる精神療法とは、そういうふうに自分がやる医療行為の中に患者を参加させて、意見を聞いて、そしてこっちも意見を言って、ということがいちばんいいんです。それ以上の、何だか邪魔になっているものを除くという狭い精神療法は専門家に任せておいていい。

そして、専門家がやる精神療法というのは、今、話しているような「基本的なケアをする」そして「同じものを一緒に見て、お互いに意見を交換する」という精神療法に比べたら、さほどすばらしいものではないの。「患者と一緒に一つの問題を考えて、意見を出し合っていく」ということが基盤になければ、それが消えてしまっていれば、それはケアする精神が消えている精神療法ですから、そういう精神療法はすべて患者を操っているんです。操っている精神療法は、技術偏重の精神療法です。精神療法が発達してしまったので、技術偏重の風潮が出てきています。

そう言えば、何とか病院というところが要らん手術をして患者が死んだというけれど、要らん手術をして、患者が死ななかったのも、ずいぶんあるだろうと思うよね。要らん手術をしたから患者が死ぬとは限らんもんね。健康な肝臓なんかをパッパッと切っても死なないと思うんだ。

手術が要らん人を、ずいぶんたくさん切りまくったんじゃないかと思うような、同じような精神療法がありますよ。そういう精神療法であるかどうかは、やはり、一つの精神療法の中に「いかに患者をたくさん参加させるか」という気持ちが、治療者の中にあるかどうかで計るのが大事です。

みなさんはたぶん精神療法の専門家にはならないから、今、話した「患者さんが参加する」ということを大事に考えてやっていけば、精神療法の七割ぐらいの効果はちゃんとあることになります。町のお医者さんになっても、外科の専門家になっても、それを忘れなければ、ちゃんと精神療法をやっていることになるわけです。

ところが、「よしそれなら、そうしよう」と思うと、できんのよ。これができんの。患者さんを振り回したりする精神療法家は、あるいは一方的にする精神療法家は、けしからん人だということはないの。可哀想な人なの。それはできんからなの。なぜできんのか。

患者をケアしていると、患者は生身ですから、いろいろなことを要求したり、不平不満を言ったり、感謝したりします。そしてこちらは、それに対して答えたり、応じたりしなきゃいけません。だけど治療者もやっぱり生身なわけです。生身の人はいろいろなことができるようになっているから、たくさんの学習をしているわけです。達成感に基づく学習を積み重ねているわけですね。

そうすると今度は、治療者である専門家の側から言ったら、患者がいろいろ要求してきたり、こっちを尊敬したりなんかすることは、一つの外界の変化ですから、それに対して、こちら側の反応が生じるわけです。尊敬されるとかえって居心地が悪い人もいるだろうし、尊敬されるとのぼせ上がって、「やったぜ」となる人もいるし、いろいろとその人が持っている過去の学習によって作られた癖がある。

だから、さっきからボクが言っている「理想的なケアリングの気持ちを失くさないようにしながら、患者の育っていくのを楽しみにしながら、邪魔しているものには控えめに介入をする」という理想的なあり方は机上の空論なわけ。やろうとすると、できんのよ。

われわれは勉強して、何かができるような技術を身につけるのは大事だけれども、必要な瞬間にそれができるかどうかは別なの。机上の空論をいっぱい覚えて、こういうときはこうしてとか学んでも、やれるかどうか。あるいはやっているつもりなのに実はできていなかったり、ここが難しいわけ。さあ、これは難しい。「こうしてやるんだ」と本に書いてあるので、「よし、それでいこう」とやっても、実際にはやれないの。

その問題について、いちばん的確な助言をしてくれている人がハリー・スタック・サリヴァン[*]という人で、その人が「関与しながらの観察」ということを言ったの。関与しながらの観察。

＊　米国の精神科医。抗精神病薬が登場する以前の伝説的な統合失調症の治療者。わが国では、中井久夫の紹介により知られている（『サリヴァン、アメリカの精神科医』みすず書房）。

今、話したように、「これをこうしよう」と思って、やっているわけだけれども、できているか、できていないかが分からんわけ。うまくいってないのかもしれん。だからこの患者に関与しながら、同時にその患者と自分との間に生じてくるいろいろな事象について、どこかでじっと眺めている精神が必要だというの。それが「関与しながらの観察」です。

これは同時にしないといかん。だけど同時にね、できないのよ。同時にしたら、これは人間の分裂でしょ。こうしてやっているのも私、それをこっちから見ているのも私。分裂ですから、なかなか難しい。だけど毎回、反省することはできるから、関与が済んでから観察する。そして、観察してから関与する。それをやっていくと、だんだんできるようになります。

どんなふうにできるようになるかと言うと、最初は関与し、観察し、関与し、観察しと交互にやって、「これでいいかな？　だめかな？」と思いながらやっていると、だんだん、だんだん二つが溶け合ってきて、関与しながら同時に観察するということができるようになります。これをいつも考えてください。

たとえば、ボクはあなた方にこうして話をするでしょ。それは関与しているわけです。関与しているけれども、「話が通じてるかな？」と思って、観察もしている。「ああ、分かっとらんのやろうな」と思ったら、また言い方を変えたりして、話しているわけです。

そしてできるだけ、何か大事なものをあなたたちの中に押し込んだりしない。ボクはそういう押し込む教育は好かんから。

みなさんの中に問題提起をして、そしてみなさんの中でいろんな連想やら反発やら意見やら、今までの知っていることからディスカッションが起こってくる。あなた方の頭の中でそうしたことが起こってきそうな顔を一人ひとりこうして見ていると、ボクは「お、育っとる、育っとる」と思ってうれしいわけ。そういうことが関与しながらの観察です。

関与しながらの観察を練習したければ、ペットと遊んだりするのがいちばんいい。ペットが相手だとしゃべらんでいいから、関与の仕方が少なくて済むでしょ。向こうも言葉を言わないから、ひざに乗せたりすると、噛みついたりする。こちらはずいぶん関与のほうの労力を減らして、観察のほうに持っていけるから、ペットと接しているときに「関与しながらの観察」を練習してください。そうすると「しまった。あそこで間違えとった」と、あとで悔いが残るようなことが減ります。

そして「関与しながらの観察」をやり、患者と一緒に何かをやっていくようになりますと、臨床はもうめちゃくちゃ楽しいものになります。なぜ楽しいかと言うと、患者は変わりますから、いろいろな新しいものの見方や反応を示してくれて、毎回毎回いろんな話題が出てきたりなんかして、臨床は楽しいんです。

こちらにマニュアルがあって、そのマニュアルの通りにやっていたら、マニュアルの奴隷みたいになって、臨床は楽しくなくなります。「マニュアルに沿ってやれば臨床は楽しくないんだ。だんだん自分が機械かアンドロイドのようになってしまって情けなくなるんだ」とボクが言ったと、覚えていてください。何にも覚えたくない人はそれだけ覚えておいたらいいです。

マニュアルがどんどん出来ますから、それに沿ってやっていると必ずそうなります。楽しくない気持ちが出てきたときに、楽しくない気持ちのほうを自分で叱らないで、「楽しくないじゃないか。そうだ、楽しくないんだ」と自信を持って、マニュアル医療を「楽しくない」と思ってくだされば、ボクの講義の目的はそれで三分の一くらい達成したことになります。

いちばん最後の「マニュアルに沿って医療をやったら絶対楽しくないんだ」ということを覚えて、あとはもう全部忘れて、帰ってください。

何か質問はないですか？　ボクはね、自分を慰めるために、いい方法を見つけたんだよ。ボクの話は深く心に入っていくから、質問は明後日でないと出ないと考えています。なら、終わりましょう。出席はもう取れた？　じゃ、終わりましょう。いいお医者さんになってください。

〔二〇一三年追想〕

ほとんど遺言のような気分で『「現場からの治療論」という物語』を書き上げて、肩の力が抜けているので、この講義は今、見返しても気分がいい。

うつ病の精神療法

二〇一〇年九月二日

宮崎　今日は新学期早々の暑いなかですが、精神医学の講義に出て、みなさんは非常にラッキーだと思います。今日、講義をしてくださる神田橋條治先生は、野球でたとえるならば、王、長嶋みたいな方ですが、王、長嶋と違うのは、今も現役を続けておられて、日々、臨床に邁進しておられるところです。長年、九州大学で教鞭を執られ、現在は、故郷の鹿児島の病院にお勤めになっておられます。

またとない貴重な機会ですので、しっかり講義を聴いてください。それではよろしくお願いします。

神田橋　ボクは精神科医になって、九大精神科に入局したのが一九六二年だから、ここにいる誰も生まれてないし、みなさんのご両親がまだ青年だった頃だから、四八年前だね。それからずっと精神科医をやっています。

ボクは毎年、違う話をしようと心がけているの。違う話だけど、意図は一つ。みなさんのなかで精神科医になる人はほとんどいないわけだ。そして精神科が国家試験の科目になることもあまりない。そうすると、学部の精神科の試験に役立つようなことを話してもつまんないよね。だから、ほとんどが精神科医にならないみなさんが、頭の片隅に置いておくと役に立つようなことを話そうと思います。

それで今日は、精神科は特にそうなんだけれど、医学全般の診断と治療において、「物語」が重要であるということをお話ししようと思います。「物語」と言うと、何となく響きが変に思えるけれど、「ストーリー」ですね。ストーリーがあることが大事なんです。

もう少し硬い言葉で言うと、病因イコール病気の原因と、それによって起こってきた生体の反応、そしてそれが症状を形成して、最後はどういうふうになっていく、という病気の自然史のようなものが確立していれば、それは病気として確立しているわけ。

そしてそれが少なければ少ないほど、不鮮明であればあるほど、「ああして、こうして、こうなって、こういうふうになってしまう」ということが分からなければ分からないほど、診断カテゴリーとしてまだ確立していないということです。しかも、治療とは病気の成り行きに介入する作業ですから、ストーリーが分からない、成り行きが分からないのに介入するというのは、実に情けない。

一つ例を言いますが、昨日、名古屋から患者さんが来られました。まだ二〇歳過ぎぐらいの男性で、人がいろいろ悪口を言ってくるのが聞こえる。「おまえのチンポをいじってやるぞ」という声が聞こえて、自分の陰部に何だか触られている感じがして、それで興奮して、「ぎゃあっ」とか、「誰だっ？」とか叫んだりする。

それで、ある精神科医のところに行ったら、「これは症状から言って統合失調症だろう」ということになった。統合失調症には、オランザピンという薬がいちばん副作用も少なくて効果もいいので、今はたいてい、いちばん最初にオランザピンが使われる。五ミリから始めて、様子を見ながらだんだん増やしていって、二〇ミリぐらいまで増やしていく。

ところが、その人について来られたお父さんが、その人の発達の歴史を持って来られたの。それによると、生まれるときに難産で、発育が少し遅かった。それから子ども時代に、てんかん発作が起こるようになって、いろいろ薬を使ったけれどもうまくいかなくて、五歳ぐらいのときかな、てんかんセンターに行かれたの。

てんかんを集中的に研究したり、診療したりするために、てんかんセンターというのが静岡や京都など全国にありますが、そのてんかんセンターに行って、いろいろ調べた結果、側頭葉てんかんであると分かって、カルバマゼピンという、側頭葉てんかんのファーストチョイスである薬を使われたの。

そしたら発作が止まって、それからはずっと元気に成長して、五、六年経ってからかな、もう薬をやめてみようということになって、だんだん抜いていった。全部、やめてしまっても発作は起こらないから、医療から離れたわけです。それからあとはスポーツを、陸上だったり、ハンドボールだったりをしてきて、そして最近、今度の症状が起こってきたの。「この二つは何か関係があるんじゃないか」とお父さんは思ったわけね。それを相談しに、名古屋からはるばると鹿児島まで来られたんです。

その歴史を書いたものを今、かかっている精神科の先生にちゃんと見せて、「こういうことがあったんです」と言ったけれども、その先生は「いや、今は発作が起きてないんだから、これはてんかんではなくて、統合失調症の症状だ」と聞く耳を持たなかった。

統合失調症という病気は原因が分からんのよね。患者は最終的にどうなるか。昔はみんな廃人になると言っていましたけれど、どうも三分の一ぐらいはそうでもないらしいということが長い経過で分かってきた。一〇分の一くらいは全然、何の跡形もなくよくなるらしい。そうすると「よくなったのはもともと統合失調症じゃなかったんじゃないか」とか、「間違えて、診断しただけじゃないか」とかいう議論がごちゃごちゃあります。そのうち統合失調症の講義があるからね、あ、この次だ、この次の講義であるね。

統合失調症については、いろいろなことが分かってきているけれども、本当の意味で原因が分かっていません。原因が分からないときは医学の常套手段で、「本人の資質と、外から加えられた刺激との関係で起こってきている」と言う。そう理解されて、こうこうこういう所見がある、と列挙されていますけれど、全体のストーリーとしてきちんとしたものは出来ていない。統合失調症という診断は非常にストーリーの不確実な診断なわけです。

ですから、そういうストーリーがあまり明確でない診断は、できるだけあとでつけるの。このケースについてはどうなったかと言うと、これから先はあなたたちに言っても分からないかもしれんけど、ボクは脳の悪いところが勘で少し見えるものだから、「見える」って言うとオカルトみたいだけど、脳が何か苦しんでいるのが見えて、側頭葉に当たる場所に苦しんでいるポイントが感じ取れたの。しかも、この人は側頭葉てんかんとかつて診断されて「思春期を過ぎた頃に再発するかもしれませんからね」と、お父さんに念を押されていた。やっぱり、てんかんセンターの先生はすばらしいね。

それで脳波を取ってみれば、おそらくここに脳波異常が出たはずなんです。五歳の頃から治療を始めて、一〇歳ぐらいでよくなって、それから脳波を取っていない。ボクも取ればよかったけれど、取っても、あとボクが治療できるわけじゃないから、「まず、てんかんセンターに行ってください。てんかんセンターには子どものときのデータが全部残っていますから、それを基にして、もう一度、診断を最初から考えてもらってください」と言って帰しました。

いろいろなてんかんのなかで、側頭葉てんかんは精神症状が高頻度に出てくるということが知られています。いろんな形で精神症状が出てくるの。だからまず脳波異常がないかを見て、脳波異常があれば、以前に効いたカルバマゼピンを使う。カルバマゼピンはたくさんの抗てんかん薬のなかで、いろんな精神症状に効くことが確立している抗けいれん薬です。だから脳波異常が出なくても、それをファーストチョイスとして使うのがいいの。

側頭葉てんかんは、ほとんど出産時の圧迫によって起こった側頭葉の傷、出血の跡から異常波が出るんです。そして精神症状が出ることはよく知られています。

そうすると、まだ脳波を取っていないから確立していないけれど、一つストーリーが出来そうじゃない。

出来そうであるならば、まずそのストーリーが出来そうな診断を最初に当てはめて、検査をして、試しに治療するならしてみる。

出産障害があって、てんかん発作があって、側頭葉から全体に異常波が波及すれば全身けいれんになる。この人もおそらく全身けいれんだったので、全身けいれんに有効な抗てんかん薬が出されて、それをいくつ出してもうまくいかなくて、てんかんセンターに行って、側頭葉てんかんに特異的によく効くカルバマゼピンが出されてよくなったんでしょう。

てんかん発作のときにどのような精神症状があったかは、お父さんもよく覚えていないけれど、また精神症状が出たんだから、このストーリーが出来そうな流れを捉えないといけない。

それをせずに、「幻聴が聞こえたり、幻触が出たりするから、これは統合失調症によく出る症状だ」と言って、オランザピンを投与するんだとしたら、まったくストーリーがないの。ストーリーが作れない診断は常に後回しにしなきゃいかん。

ストーリーが出来るとどんなにすばらしいかと言うと、たとえば「自己免疫疾患」という概念があるでしょ。あれも昔はリウマチやら何やら、てんでんばらばらの名前がついていたわけです。それが「自己免疫疾患」という形でまとめられると分かってきたので、一つのストーリーになって、共通する検査所見、共通する流れとそれぞれの併発という「自己免疫疾患」の概念、ストーリーが完成したの。それまでは「リウマチ」とか、「全身性エリテマトーデス」とか、ばらばらにしか捉えられていなかった。こういうのが、ストーリーが完成していく流れです。

それから「ストレス関連障害」と言うでしょ。いろんなものをあれこれの名前で言っていたのを、「ストレス関連障害」として見ていくことで、そこから共通した治療の方針が出てくる。みなさんはもう「ストレス関連障害」という言葉をよく知っているでしょうけれど、ボクらが医者になった頃はまったく違う病気がばらばらにあるということだったんです。

そういうストーリーが出来てくることが医学・医療がはっきりした把握感を持っている、医学の概念世界が充実してくることなんです。

では、なぜそれを「ストーリー」と言うのか。ここからが今日の講義です。ここまでは導入。

みなさんが講義のときにだんだんと憂うつになるのは、たくさんの知識をいっぱい習うと、頭の中で正しい知識がごちゃごちゃになって、だんだん訳が分からんようになるからなの。検索エンジンのよっぽどいいものを持ってないと、頭の中から知識がつながって出てこないよな。

それはどうしてかと言うと、たとえば今、ＥＢＭ（Evidence-Based medicine）ではっきりしたデータを出そうと研究しますよね。はっきりしたデータを出すためには、関与しているファクターが少なければ少ないほどクリアなデータが出るじゃない。これも同じです。

男と女を混ぜて検査しないで男は男、女は女だけにしたほうがクリアだし、そして男のなかでも、年齢をもう少し厳格にしたほうがいいんじゃないかとか、住んでいる場所が同じほうがいいんじゃないかとか、だんだんピュアな対象にして、それで与える刺激もできるだけピュリファイしてやっていくと、きちっとした、説得力のあるデータが出る。一つずつ、エビデンス、証拠というものが出てくるわけです。

たとえばうつ病ならうつ病のこういう所見がある。そうして出てきたものは全部正しいんです。ときどきデータ改ざんとかはあるけれど、それを除けば、再現性があればこれは正しいの。正しいデータ。

ところが、たとえばうつ病に「副腎皮質の脆弱性がある」というのが分かってくるとか、それから何でもいいや、「管理職になってから発病する人が多い」とかいうのが出てきたとする。これとこれとが全然関連がなく、一つずつ知識が出てくる。そこにまた、抗うつ薬の作用がこういうものだからと出てくる。そうすると、これらを一つひとつ覚えていって、うまく検索されないと、すべてばらばらの知識のままなわけ。

そういうふうになってくるのは、生体というものが「複雑系」だからです。「複雑系」という考え方は今、みんなが認めるようになったでしょ。気象とかそういうものは全部複雑系です。ファクターがたくさんあるから、それをだんだん少なくしてやったのでは、細かいところで正しいデータは出るけれども、複雑系全体を、天気予報なら天気予報というものを、やっていく上では役に立たないの。それで天気予報は、複雑系のストーリーを作って、「エルニーニョ現象」*とかいうようなものが言われるようになったの。あれはストーリーを作るためのものです。

＊　太平洋赤道付近の広い海域で海面水温の上昇が半年以上続くと、世界各地で異常気象を生じる。

医学の場合も、ばらばらに出てきているデータをつないで、なんとか理解しようとする。それが「物語」なの。物語は事実ではないんですよ。事実はデータだけ。だけど事実を現場で役立てるためには、この事実をつないで、ストーリーを作っておく必要があるんです。

だから、ここに出てくるのは空想です。空想の能力がないと治療は全然できないし、診断もできない。そしてストーリーを作ると、また研究によって新しい、正しいデータが出てくる。新しいデータを無視すると、このストーリーは現実の中に取り込めないストーリーになるので、それではだめなのね。

ストーリーを作る人が、正しいデータが出てきたときに、「これはだめだ。私のストーリーに入らんから無視」となると独裁政権みたいなもんだな。「そんなことを言うやつは死刑だ」とか言って、この研究者を追放したりなんかすれば、ストーリーは維持される。でもそれじゃだめでしょ。

だから空想で作ったストーリーは作り物であることを知っとかなきゃいかん。そして新しいデータが出てきたら、これもなんとか入るように、ストーリーのほうを作り替えなきゃいかんのよ。それが考える人としての柔軟性なの。

たとえば最近、大きな話題になっているのは、ホリスティックな医療を作ろうという動き。ホリスティックな医療とは、あんま、マッサージ、漢方、それから薬膳、そういうようなものも医療の中に入れようという動きです。それでよくなった人も結構いるから、それも入れたらよかろうと言われ始めている。

今でも、内科に入院して薬を使っているときに、どこかの水を買ってきて飲むとか、漢方薬を飲んでみるとかすると、「データが汚染されるから、やめてくれ」と主治医に怒られる。「そんな成分の分からんものを入れてもらうと、臨床データが訳の分からんものになるからやめてくれ」と言われる。

だけど、本人が「そうしたい」と言っているのに、「だめ」と言っちゃいかんのじゃないか、医学の発展のために患者があるんじゃなくて患者のために医学があるんだから、「それも入れたらどうじゃ？」と、今、考えるようになりつつあるの。まだ少数派だけど。それを入れて「ホリスティックな医療」、つまり「全体的な医学」を作ろうという動きがあります。

ところがたくさんのものを、逆立ちとかヨーガとか呼吸法とかを全部入れて、一つのリウマチの治療法を作ろうとすると、ストーリーはできないの。できんでしょ。「身体にいいようなことを何でもすると、病気にいいのよ」というようなストーリーしかできないから、あまりにも単純でこれはどうしようもない。

だから「ホリスティック医学」というのは今、運動体の気分としては「全部、何でもいいものは入れてやろうじゃないか」とかけ声はいいけれど、ストーリーが作れない。「あれもこれもやって」では、「これは、今はしないほうがいい」ということが言えない。

全体のストーリーがあれば、たとえば「ジョギングを始めるのはちょっと早過ぎるよ。もう少し、後にしましょう」というようなことを多少は言える。心電図を見て、所見が悪いから、「これをやったら無理が来るんじゃないか」とは言える。

だけど、おかゆを食べている人を、もう普通食に戻していいという判断はどういうふうにしてやるかと言うと、分からないのよ。分からないけれどやっているの。どんなふうにやっているかと言うと、普通食をちょっと食べさせてみて、下痢をしたら、「早過ぎた」とか言って、おかゆに戻す。試行錯誤法でやっているの。なぜ試行錯誤法をやるかと言うと、ストーリーがないからです。他にしようがないから、してみにゃ分からん。今のところ、「ホリスティック医学」はそういう状態にある。

では、「ストーリーはどんなふうにして作られていくか」ということをお話しします。

ボクが一九六二年に精神科医になった頃にはもう、うつ病についてある程度は分かっていました。今でも「うつ病と憂うつとを混ぜこぜにしてはいけません」とか新聞なんかに書いてあるでしょ。「職を失って憂うつになっているのと、職を失ってうつ病になっているのとは違うんです」と、「それをどんなふうに見分けるか」というのが書いてあります。

見分けるのがなかなか難しいんだけれど、昔からうつ病は病気で、憂うつになっているのは正常の範囲だ。だから、憂うつになっている人は慰めてやって、どこか気分転換に、芝居でも見に行ったりするといい。だけど、うつ病の人は励まして、「いいものを食べに行こう」とか言っても、かえって下痢するぐらいで、食欲もないし、余計なことだ。ともかく休息させなきゃいかん、と言われたりします。

うつ病と憂うつは全然別のものだということは、今から四〇年前にもう分かっていました。おそらくうつ病概念が確立したのは一〇〇年ぐらい前で、うつ病と憂うつとが違うことは分かっていたんでしょう。

その頃にどういうふうに分かっていたかと言うと、ボクが理解していたのは、こういうストーリーです。

ここに脳がありますね。脳は興奮したり、鎮静したりするけれど、興奮しやすくて、その興奮がなかなか冷めない脳がある。興奮性《しょう》の人、これは生まれつきです。そしてそこに、いつまでも興奮を持続させるような過度の刺激があると、この脳がくたびれる。その結果、脳に働きの悪いところが出てきて、もう考えることができないし、仕事ができないし、意欲がない、ということが起こってくる。

しかし、冷めないでいる興奮性《しょう》のところも少しは残っているから、イライラするとか、突然、物を投げたりするとか、死のうとしたりするとかいうような興奮性《しょう》のところと、元気がなくてくたびれ果てているところとが混ざっているわけです。

だから、ともかく休息させなきゃいかんということで、その頃は「持続睡眠療法」で、ともかく一日二〇時間ぐらい寝かせたわけです。睡眠薬をがばっと飲ませて、ぐうぐう寝てりゃ、いくらかは休息するでしょ、人間の休息のなかで最大のものは睡眠だからね。そういうようなことが一つあった。

それから「通電療法」、これも効いた。近頃は通電療法の治療機序については、いろいろ言われているけれども、その頃は、ともかくわあっと台風みたいにして吹き飛ばして、ただもうぐたーっと休息できる状態を作れば、それで元気になる。そういうようなことをボクらは考えてやっていたの。ボクらが精神科医になった頃は、外来に通電療法の当番があって、予定されている患者さんが来たら、一日数人治療していた。* そうふうな時代があったんです。

＊ 現在では、麻酔科医による呼吸・循環器系の管理のもとに、筋弛緩薬を用いてけいれん発作を誘発させない手技（修正型通電療法）が普及している。通電にも、副作用の少ないパルス波電流発生装置が用いられる。

そして、その頃にようやく抗うつ薬が出だした。抗うつ薬というのは、くたびれている脳を持ち上げるわけ。「くたびれている」というのは、脳内の刺激の伝導物質が減っている状態です。もう生産ができなくて、減っているから、その減っているのを薬で増やしてやるわけです。

「増やす」と思っていたんですが、本当は増やすんじゃなくて、脳内に出てきた伝達物質はいずれ消えなきゃいかんのだけれど、それを、あんまり消えないようにするということです。消えてゆくのを阻止して濃度を高めるという、実に悲しいあり方です。供給が増やせないから、消費を抑えておけば濃度が高くなって、いくらかでも効くじゃろう、という脳を支える薬が出てきたわけです。

そうすると、「休息法」とは違うでしょ。脳につっかえ棒をするわけだから、こっちのほうが治療としてより直接的です。だからこれをストーリーの中に組み込むの。一方で休息しながら、こちらで持ち上げる。休息は興奮性《しょう》のところを抑えることに主眼があって、元気を出させるのは抗うつ薬で持ち上げて、というふうに考えたの。そして、これでもう、うつ病の治療はすごくよくなると思った。

ところがその頃、今でもそうだけど、そういうふうにやって、ここからがだんだん話が複雑になるんだけど、抗うつ薬を飲ませて元気が出るでしょ。それで、ある程度仕事ができるようになると、職場へ復帰する、復職です。なんとか仕事ができるから復職する。ところが、八割ぐらいの仕事しかできんので、厄介者みたいになる。これは何だろうか。

これから先はボクが考えたんだけど、これは覚醒剤を打って元気を出させて、仕事にやるようなもんじゃないか。昔、覚醒剤は特攻隊の人とか、兵隊さんがくたびれたときに使われたの。いちばん最初は確か、斥《せっ》候《こう》が居眠りをせんように作ったんだな。レーダーなんかない時代だから、敵が来るのを人間が立って見張っていた。その人たちが夜中じゅうずっと、しっかり目を開けていられるように覚醒剤が作られたの。それが特攻隊の人が勇気を出すためにも使われたりして、ちょうど抗うつ薬を使うのと同じね。

ですから、いつまでも抗うつ薬を切れないのは覚醒剤と同じように中毒、依存症になっているんじゃないか。これはやっぱり悲惨だ、いかん。それで、ボクが考えたのは「抗うつ薬は松葉杖である」というストーリーです。

他の多くの人たちがやっているのは、「抗うつ薬は入れ歯や眼鏡と同じ」という考え方です。ボクみたいに老眼になった人は老眼鏡をかけて、本を読む。仕方がない。歯がない人は、入れ歯をして飯を食う。実際、そういう論を言っていた人がいたの。「もう薬を飲みながらやっていかなきゃしょうがない」と、「眼鏡をかけて仕事をするのと同じことだ」と言っていました。

このストーリーは、ボクは間違いだと思うの。なぜか。昔、通電療法で治療していた人はその後もずっと通電療法を受けていたわけじゃないのよ。ある程度の回数、五回とか一〇回とかやって、うつ病がよくなったら、もう医者には全然かからなくて、ちゃんとやっていけてたの。この人たちは治った人たちです。

そうすると、眼鏡をかけてやっている人は、失った人、欠失者ということだ。治る見込みはないということです。こういうストーリーじゃしょうがない。今でも薬をずっと飲んでいて、どれも効かなかったら、仕方がないから最後はやっぱり通電療法をするのよ。中途半端に治ったような人がいっぱいいるから、薬でよくならんと、結局、通電療法をするの。

そうすると通電療法では確かに治った。これと辻褄の合うストーリーでないといかんだろうと、「抗うつ薬は松葉杖だ」と考えたわけ。松葉杖という喩えは、一生、松葉杖をついている場合もあるけれど、たいていははずれるのよね。いつかははずせるようにしなきゃいかん。つまり、薬がやめられるようになるということです。そして、次にそこから何が出てくるかと言うと、松葉杖をついて仕事に行くというのは間違いだということです。

興奮しやすい脳、これは生まれつきでしょうがない。だけど過労をどんなふうに凌いでいくのかが大事なの。逃げちゃうとか、毎日、何かレクリエーションで少しストレスを解消するとかして、いつも興奮を冷ますようにしていく方法を身につけないと、また同じことになる。

中井久夫先生が患者さんから「元通りに治るでしょうか?」と聞かれて、「元通りに治るというのは、また悪くなるような状態に戻るわけだから、それじゃしょうがないよな」と言ったそうだけど、そうでしょ。元通りになって、また同じように仕事をしたら、また同じように悪くなるということで、きりがない。そうではなくて再発しないような、もっと健康にいいような生活を工夫して、再建していかなきゃいかん。

ところが、うつ病で参っている状態では、「工夫について一緒に考えましょう」とか言っても、「はあ、いやあ、頭が働きません」とか言ってだめだ。それで、それを考えるために松葉杖をついて、そして考えられるようになったら、職場に復帰するんじゃなくて、自分のうつ病になった経緯についてもっと考えて、「もう少しこうすればよかったんじゃないか」とか、「今度はこんなふうにしよう」とか、新しい工夫を作る作業を、松葉杖をつきながらするというストーリー、これは空想でこしらえたストーリーだよね、そういうふうに考えると、これで通電療法のことも入れ込んだストーリーができる。

通電療法も副作用があって、物忘れをするとかね、あるの。何かが吹っ飛んでしまうと、連想力がやっぱり下がるんですね。ほんの二、三回しかしてなくても、すごく頭のいい人だと、やっぱりちょっとレベルが下がる。それはおそらく、いろいろ蓄積したものがポンと飛んじゃうからだろうと思うんです。何カ月か経つとだんだんよくなるけれど。そのことも入れて、一つのストーリーを作って、これでしばらくやっていました。

その考えで、だいたいうまくいきそうな気がします。ところがその考えから言うと、薬を飲んだ状態で職場に行くというのはだめなの、反治療的だ。職場に行ったら、よくならんの。悪くなるばっかりだ。ところが今でも、薬を増やして職場に行っている人がいっぱいいます。職場に行って、また調子が悪くなったら、うつ病の薬を増やして、山ほど飲んで、それで、とぼとぼと職場に通っている人がいっぱいいる。

ボクが「松葉杖」と考えたのは確かに正しい。今でも正しい。ところが、じゃあ絶対に職場に復帰させないほうがいいのかと言うと、難しい。職を失ったらもう、どうしようもない。家族もあることだし、仕方なく行くというようなことはあるわけ、やむなくね。

だからボクのストーリーも、このままではだめだということが分かってきたの。どうしてかと言うと、生活のありようを考えていたら、うつ病になりやすい脳は生き甲斐を求める脳であるということがだんだん分かってきたからなの。その人の性格がそうなの。

そうすると、この人が過労になったのは仕事が生き甲斐であったからなんです。その人に「絶対、仕事に行ったらだめだ」と言ったら、生き甲斐を取り上げることになってしまう。そういう人たちはある程度回復して、職場に行って、仕事ができるということが脳にとっていちばんよい環境になるから。そうするとそこで、二つの違うことがあるでしょ。

薬を飲みながら、仕事に行って、そこでくたびれたらだめ、うつ病がいつまでも治らない、ということと、しかし「仕事こそが私の生き甲斐で、仕事に行くと充実感があって生き生きしてきて、いろいろな悩みも吹っ飛んでしまう」ということがある。この二つをどういうふうにストーリーとしてまとめるか。

試行錯誤法でやれば、ちょっと仕事に行ってみて、だめだったらまた休んで、とやれる。実際、これはやられています。「もういいでしょう」と診断書を書いて、職場に行って、それで一カ月ほどしたら、「だめでした。再発」とか、試行錯誤法でやられています。でも試行錯誤法というのはあんまり知恵がない。だからなんとかして、仕事が生き甲斐でプラスになる状態と過労・再発になる状態とを見分ける鑑別の方法、技術が必要になってくるわけ。ストーリーがだんだん複雑になっていくと、そのストーリーに伴って、鑑別する技術が必要になってくる。

それでいろいろ現場で考えました。一つは、ある程度、症状がよくならなきゃいかんということ。しかしその場合に、考える力が出てくるとか、意欲が出てくるとかがあっても、考えとか意欲とか、そういうものは脳が活動した結果の生産物です。そこにもう一つ、うつ病には自律神経系の異常、自律神経系がうまく自律的に動いていない状態がある。これは脳の生体全体をマネージしていく力がまだ回復していないということで、より根源的なうつ病の症状なの。だからこれがある程度、回復してなきゃいけない。

それから二番目に、うつ病の人に限らず誰でもそうですが、脳は元気があるとつまらんことをするの。それを「小人閑居して不善を為す」と言って、つまらん人間は暇だとろくでもないことばっかり考える。だから脳に余裕が出てくると、つまらんことを、特に好奇心、それからうつ病の人は親切な人が多いから親切心が出てくる。親切心なんていうものは余裕のあるときにしか出せない。こういう好奇心とか親切心とかが出てくるとずいぶんよくなった、つまり脳に余裕が出てきたということなの。

好奇心の優れた子どもは脳が発達するために新しい情報を必要としているから、好奇心という活動が出てくる。だから好奇心が出てくるということは生体の、少なくとも脳によってコントロールされている生体全体が前に進んで行こうとするスタンスが現れているの。それと違って意欲というのは意志的なものなの。心身のコンディションを直接には反映していません。

それから三番目、これはうつ病の場合に大事です。普通、「職場復帰」と言うでしょ。そこで「職場復帰と仕事復帰とがある」と語りかける。「職場復帰という考え方と、仕事復帰という考え方は違うのが分かりますか?」と。これが分からない人は復職はだめ、まだ早い。うつ病の脳は生き甲斐を求めていく脳で、生き甲斐は職場にはなくて、仕事にあるわけです。だからこの「職場」と「仕事」の違いが自発的に分かるように、「感じとして分かる?」と聞くの。こっちが教え込むんじゃないのよ。

そして、「仕事復帰」と「職場復帰」が違うと分かる人には、職場とは関係ない仕事をさせるわけです。料理をさせるとか、庭掃除でもいいし、ボランティア活動でもいい。それをやって、ここで生き甲斐が出て、「やっぱり身体を動かすと気持ちがいいもんですね」とかいうセリフが出てきたら、この人は職場復帰することによって、生き甲斐という利益をもらえるような状態になっていると判断することに今、しています。それで一つのストーリーが出来ました。

そうして、何か一つうまくいったら、また考えるの。今、年間に三万人も自殺者がいるのよ。この自殺がだんだん増えてくるというのを、ストーリーの中のどこかに入れないといかんでしょ。そうすると「生き甲斐」ということが関係するだろうと考えて、生き甲斐の反対は「虚しさ」とか「空虚」と言われるようなものだ。それが自殺と関係するんだろうと思って、これを作るのはちょっと時間がかかったね。

うつ病のストーリーの中で「休息」というのがあるでしょ。休息ということでやっているのは何かと言うと、高級なことはなくて、つまらんようなことばっかりやっているのが休息なの。つまらんことをやって、価値がないような日々になることが休息なんです。

その価値がないようなことは、一つには価値尺度から離れているということであるけれども、もう一つは伸びてきたものがバックして、まだ社会の前線でなかった頃に戻るような感じです。これを「退行」と言いますね。退行の治療的側面ということを考えたの。

そして退行の治療的側面が非常に重要なのは、うつ病の人は特にそうなんだということに気がついたの。生き甲斐を求めると、「行け、行け」でしょ。だから休むときは「参った」という退行。退行にはそういうふうに活動を減らすということと、時代を逆行するということが入っている。

そう思って見ていると、カラオケで懐かしのメロディを歌う人。それから自分の昔の自慢話みたいなことを、今さら聞いても後輩たちも大して感激もせんようなことを飲んではしゃべる人。それから飲んで、人に抱きついたりして子ども返りをする人。それから同窓会に行くことが大好きな人。こういう人たちがみんな、うつ病になりやすい性格の人だと気がついたのよ。

だからそういう活動を生活の中に組み込んで、たとえばカラオケのセットを買わせて、自分の家で懐メロを歌ったりさせる。仕事から帰って、一時的に退行するようなことをさせる。

なぜ今、その話をするのか。退行するときはどうなるかと言ったら、「あの頃はよかった」と昔の自慢話をしたり、「友だちと隣の家のトマトをちぎって食べて、怒られて走って逃げた」とか、そういうようなことを言ったりするような人はうつ病になりやすい人だからなの。

そうすると、ここで思いついたのは、そういうくだらんこと、価値がないこと、悪ガキみたいなこととか、ションベンの飛ばしっこをしたとか、そういうようなことが、実はうつ病の人が退行したときに、しばらく身を置くイメージの世界なんだということです。

くだらなくて懐かしい記憶群がある人は、「何もできない」「職場にも行けない」「学校の単位も取れない」となって、「だめな人間、無価値な人間だ」となったときに「無価値な人間だった頃は気楽で、楽しかったなあ」と思えて、気分が住み慣れた所に戻っているわけです。

ところが小さい頃から、ただ前進、前進で、三歳からフランス語を教えられて、ピアノの練習をしてというような価値が伴ったことばかりをやってきた人は、生まれて初めてだめな人になったから、もうどうしようもない。「懐かしい」というところに戻れないで、「だめ」だけがある。

「だめ」ということは、生き甲斐を求めることと相容れないので、ここで自殺してしまう。うつ病の人に限らず、退行して憩う場所がないから自殺が増えているんだということを、今、考えていて、「くだらない子ども時代のない人はもろい人間になる、逃げ場がないから」と言って回っているの。みなさんも多少そうかもしれんね。くだらない時代が少ないと思う人は用心してください。今からでもいいから、くだらない時代を作ってね。

昔は医学部に入っても、代返を頼んで、マージャン屋に行ったりなんかしてたのよ。だから学生時代にいろいろくだらないことをやっておれば、うつ病になったときには、「学生時代はよかったよ」とか「授業もあんまり出ないでな」とかいうようなことを言えたのに、今はもうできないでしょ。そういうものが奪われてしまっているから、それだけ自殺の危険が増えているんだ、可哀想にな。

そのことと生き甲斐の問題とを重ねて、もう一つ、今、ボクが非常に重視しているのは「数値目標」ということです。これはみなさん、ぜひ聞いてください。

数値目標。仕事が生き甲斐であるというのはね、仕事をやって、そこで出たものが生き甲斐を与えるからなんです。生き甲斐とはどういうものかと言うと、生理的興奮を伴ったものなんです。

山にふうふう言って登ったときに、「わあっ、登ったぞ」と言ったり、それから人を叩いて、ノックアウトしたり、そういう興奮、癒し、快感を生み出すような生理的なもの。それが生き甲斐ということとセットになっている。努力することと、生理的な快感とがセットになったのが生き甲斐。だから痴漢なんかはそうなの。触って、「ふふっ」とか言って、生理的快感があって、生き甲斐があるでしょ。

ところが数値目標とはどういう快感か。みなさんが試験を受けて、「秀だった。わ、やった」と言っても、そこに生理的快感は非常に乏しいんです。本当は本来ないの。ないけれども、過去の何かを達成したときの生理的快感をそこに援用することによって、秀を取ったこと、それから医師免許を取ったとかいうことでもそうですが、多少快感に変えているわけです。

多くの人たちがみんな、数値目標を目指してやっています。だけど、これを達成したときに生理的な充足というのが非常に薄い。それでまた次の目標を持って、みなさんはそういう数値目標社会で生きてきているんです。だから、きっとどこかで生き甲斐の点での無力感かな、空虚さ、虚しさを持っているはずです。

それで医者をしながら、ボクサーもやったりする人なんかが出てきていますね。そういう生理的な空虚さに耐えられない人たちが「何かがおかしい」とスポーツをやったりしているの。数値目標はおかしいんです。

それでは、数値目標がはびこってくるようになったのはなぜか。数値なんていうものは、本当は何にも力を持っていないの。数値目標というものは信仰なんです。みんなが「数値を大事にしよう」と、「八〇点と九〇点とでは九〇点のほうが偉いのよ、すごいのよ」と信じているから、数値目標が成り立つの。本当は数値は無力なんです。みんなの信仰によって作られている力ですから、この神様には、力が全然ないの。

その証拠にコンピュータのキーを押せば、数値はすぐに変わる。神様がころころ変わっては困るけれど、まったく無力な神様だから。数値の改ざんはこの神様をやっつけているわけね。

この「神様を変える」という行為は何かを打倒する行為ですから、明らかに生理的快感があるんです。数値目標を達成した快感より、破壊した瞬間には必ず生理的な快感があります。

それを追求している人たちの典型がハッカーですね。ハッカーは、この数値を中心にして作られている疑似現実をみんなが非常に大事にしているのを、それが神のごとくいろいろなものを支配している数値システムを、自分の知恵で壊してしまう。その瞬間に非常に快感があるんだろうと思います。

だからコンピュータ社会がどんどん広がっていくと、当然、その申し子でありながら、かつそれを破壊しようとするハッカーが、それから数値改ざんが増えていく。

ボクの悪魔の予言によると、おそらく研究データの数値の改ざんが、これからどんどん増えていくだろうね。それは自分が偉くなるために改ざんすると言うよりも、改ざんすることの生理的な喜び、数値という神を冒瀆する喜びゆえに、どんどん数値を壊す作業が起こってくると思います。

そして、これから先はまったく空想。ここまでも空想だけど、もっとひどい空想は、なぜ数値目標が起こってきたかと言うと、これは数値というものがみんなを平均して、均一に価値を付与することができる道具として発生してきたものだからなんです。平等とか均一化を求める、みんなが同じレベルで、同じ物差しで競争して、価値付けをするという文化。そしてできるだけ、みんなが同じラインの中にあるという文化。これは何かと言うと、農耕社会でいちばん重要視されるものです。

狩猟社会では常に、人間という群れのグループによる動きは、個々人ばらばらの違う行動の分担によって、相補的に作られています。

ところが農耕社会では、ある目標があったときに、人々はある程度、ずっと同じ動きで動いていかないといけない。もうちょっと分かりやすく言えば戦争がそうです。昔は英雄豪傑がいて、それを支える人たちがいて、戦争が行われていました。だけど今はそうではなくて、同じ軍服を着て、同じ兵器の使い方をして戦う。産業革命もそうで、同じ機械を同じように知識を持って使う人たちが出てきた。

これは全部、農耕社会の延長です。そして均一なものが尊ばれるということはあれもそうでしょ、勤務評定。ちゃんと仕事をしている人たちを上に上げてやるという形も、全部、農耕社会の延長です。農耕社会では石高とかいうものが大事だった。

ところが農耕社会が未熟であった頃はもっと鷹揚でしたから、「あいつははぐれ者だ」とか「しょうがないやっちゃ」とか言いながら、「だけど取り柄がある。まさかのときには使いものになるから、飯を食わしてやれ」というようなことで、「はぐれ者」とか何とかいう形で温存されていた。

多くの名人上手とか、たとえばみなさんが名前を知っている種田山頭火とかいう人たちは学歴もあって、しっかりした人だったのに「はぐれ者」になってしまった。それでも何とかかんとか言いながら、坊さんをして旅していられたんです。そういう人たちを社会が許容していた。まだルーズだったの。

ところが、だんだん数値目標社会になってくると、「種田山頭火に生活保護を支給してやろうと思うけど、あれは住所が不定だから、生活保護を支給できない」というような話になったりして、そうなればもう野垂れ死にだ。

昔は「乞食坊主に残り物でも食わしてやろうか」という世界で、農耕社会にまだ余裕があった。だけどきちっとした、漏れのない、バグのない均一社会を作るために「数値」というものが採用されることによって、だんだん、みんなに余裕がなくなってきているんです。

どうしてそうなるかと言うと、すべての文化は末期になると先鋭化するからです。先鋭化すると、ますます荒廃が早まる。これはあらゆる文化にあることで、キリスト教でも仏教でも芸術でも建築でもそうです。絵でも細密に、写真もかなわないように技術が完成すると、それから敢えてはずれる人が出てくる。

敢えてはずれる人はそれについていけなかった人ではないんです。ピカソなんかは最高のデッサンができる人だったのに、極め尽くして、その時代の絵画に「これではもう行き詰まりだ」と感じた。優秀だったたから行き詰まりを感じて、そこから新しい波を作ったの。だから、数値社会の英雄的な存在の人が、この数値社会を最終的に壊していく働きをするようになる、というのがボクの予言です。

その一例はビル・ゲイツだろうと思います。ビル・ゲイツは発達障害だと言われていますが、コンピュータ、数値社会の天才で、そして今やその世界を壊そうとしているように思います。将来、入ってくる財産も全部、福祉事業に寄付するという遺言書を書いたり、何かめちゃくちゃなことをやり始めています。あれはもう数値信仰社会の終わりを察知して、次の動きを作ろうとしているんだ、というのがボクの空想です。

そしてその時代は、ビル・ゲイツに代表されるような「発達障害」と呼ばれている人たちの社会になるだろうと思います。発達障害と呼ばれる人たちは均一化の世界に馴染まない、個性重視の社会でなければやっていけない人たちだから、きっとそういう人たちの社会になる。

しかし人類が群れ動物であるということは、なかなか進化ができない。まだあと何万年かしないと、群れ動物でない状態にはなれないから、てんでんばらばら、みんな違う人たちがどういうふうにして群れを作ることが可能かというのが今、問われているんだろうなと思います。

そのことを現在に引きつけると、みなさんは一人ひとり全部違いますから、自分の未来を選ぶときに、いつも「自己実現」ということを頭のどこかに置いておいてほしい。「自己実現」という言葉は、均一社会から次の社会にいくときのキーワードになると思います。

みなさんが未来を選ばれるときに、「どこが当直が少ないか」というようなことではなくて、「自分の中から湧き上がってくるものが何を求めているのか」ということを大事にして選ばれると、二〇年先ぐらいに「よかった」と思われると思います。

農民社会から出てきた今の数値目標社会は、もう長続きしないだろうと思います。それを見極めることができるほどにはボクは生きていないと思うから、みなさんにお話しして終わります。質問があったらどうぞ。

質問者　まとまった言葉での質問ができるかどうか分からないんですけれど、一つよろしいでしょうか？

先生がお話しされたことで、仕事が生き甲斐の人がうつ病になったときにどういうタイミングで仕事に戻していくかということが、治療上、非常に難しい問題だと私も思うんです。仕事が生き甲斐の人が仕事をやり過ぎて、燃え尽きて、うつになってしまうと、当然ですが、周りの人もお医者も必ず「休みなさい」と言いますね。

ただ本人は休むことに罪悪感があるわけですね。仕事が生き甲斐ですし、あとは社会的なプレッシャーもあるかもしれません。その人が家の大黒柱だったら、稼がないと生活が成り立たないとか、さまざまなプレッシャーがあって、ジレンマが生じると思うんです。

うつ病という病理の側面から言うと休まないといけない。しかし社会的な立場であるとか、自分の生き甲斐であるとか、罪悪感であるとか、そういったものの観点からすると、早く復帰して働かないといけない。そこにうつ病治療の難しさがあるんじゃないかと私も考えているんですけれども、そこに対して、今の精神科医療はあまりアプローチができていないんじゃないかと思うんです。

お医者さんは「抗うつ薬を飲んでいなさい。うちで寝てなさい」と言うけれど、たとえば「いつ会社に戻ったらいいのか」とか、「家族がすごく心配して、『お父さん、早く働かなくていいの？』と言ってきたけど、どうしたらいいのか」とか、そういうことに対して、今の精神科医は何ができているのだろうと思うと、なかなかそれに答えが出てこないのが現状だろうと思うんです。それに対して、先生がどういうアプローチをされているのかを、もう少し伺いたいんですが。

神田橋　すばらしい質問だね。それに直接答えるよりも、こういうことがあなたの質問の中に含まれていると思うの。それがすばらしいです。

今のあなたのお話の核心はボクが今日話したこと、つまり専門家はストーリーを作れなければ、専門での仕事をしていないことになる。それが一つですね。

それからね、言い落としていたことをあなたが教えてくださったの。「休みなさい」と言われて休むのよね。それについて、ボクは若い頃にずいぶん悩んだのね。それは休んで、寝転んどっても脳は休まんのよ、何か考えるから。

脳は「休みなさい」と言われて、「はい」と寝とっても、わあっと考えるじゃない。今、おっしゃったように「生活はどうなるんだろう?」「子どもたちは心配しているんじゃないか。心配させないようにしなきゃ」「俺の未来はどうなる?」とか、やっぱり考える。寝転んでたって、身体は休んでも、脳は休まないのよ。これをどう休ませるか。

もちろんインスタントには抗精神病薬を飲ませて、考えることができないようにする手があるんですけれど、しかしそれは緊急事態のやり方だよね。それで思ったのはね、仕事「一途」というのがいかんのだろうということ。

そうするとどうしたらいいか。そこで「仕事に行かにゃいかん」という考えの中に、「生活のためには」とか、「これも仕方がない。生きていくためには、家族のためには」というのを付け加えて考えるように習慣づけるといいと考えたの。

「やっぱりなあ。これが憂き世だなあ」というような、内なる愚痴を習慣づける。休むことなく考える脳の中に内なる愚痴を入れると、その休むことなき脳の中の思考活動の迫力が少なくなる。「もうしょうがないよな」と。

この内なる愚痴の中に、「死んだ方がマシだ」と、「生きとっても世の中、しょうがないな」とかいうのもある。それを言うと、「そういうことを考えてはいけません」と言う精神科医がいるんだね。もっとひどい人は「そういうことを言ってはいけません」とか言う。これは「黙って死ね」ということになるなと思って、それで、ボクはそこから「ちょっと死んでみる」というのを考えたの。

寝転んで、「あ、死んだ、死んだ」とか、「死んじゃった」とか言いながら、「ちょっと死んでみる」をやってもらう。これはボクが本に書いていますが、治療法と言うよりも、「死んでみる」ということをやると、とても安らかになるんです。

そうすると、どういうことになるか。「あなたが『死にたい』と言っていたのは、本当は『安らぎたい』ということの言葉の使い方の問題だったんでしょうね」と、「ともかく、安らかになりたい。安らかになることの究極は死ぬことだというので、『死にたい』と感じていたのよね」と、そこから安らぐ方法について考える、安らぐ方法を工夫するというふうに行くわけです。

そして安らぐ方法を工夫する活動が有意義な活動で、自分の狭い価値観の世界が広がったと感じる人はかなり職場復帰が可能なんですよね。

どうしてかと言うと、その「安らぐことがいいなあ」と、「安らぐ方法を工夫したり、考えたりすることはやっぱりいいわ。昔は一本気で頭が固かったな」と思うようになった人は、会社の方針の中の仕事でない部分、パワーハラスメントとか、競争とかいうようなことは「あんなものはもうしょうがないんだ」と思えるようになりますから。頭の中で、純粋に自分の生き甲斐を持つ仕事と、仕事にまつわっているさまざまな人間関係とを分けて認知できるようになります。

こういうことが役に立つというのは、つまり物の見え方が変わってくることなの。これを「認知行動療法」と言って、少し入り組んでしまって、治りがうまくいかなくなったうつ病者にはとても有益な方法です。うつ病の認知行動療法というのは、今、どんどん盛んになってきています。

だけど「考え方を変える」と言うけど、「考え方を変えないいかん」と言ったら本当はだめなの。考え方を変えるんじゃなくて、事実の、外界の見え方が変わってくるようにする。「見え方を変えなさい」と言ったって、見え方は変わらんからね。そうすると、見え方が変わるようなキーワードをその人の中に作り出していく。

それには「愚痴」とか、「内なる対話」ということが役に立つ。そういうことができるようになった人は、より一本気ではなくなってしまうから、職場復帰のほうの意欲が自然なものになって、仕事復帰という形になってきます、味わいがね。いい質問をありがとう。

えっと、うつ病治療の本を出しているんだけど、それに認知行動療法が書いてある。タイトルは何だったかな。『うつ病治療――現場の工夫より』（メディカルレビュー社）だ。その中に原田誠一先生の認知行動療法が書いてあります。原田先生の認知行動療法はとてもいいと思います。

宮崎　他に質問はございませんでしょうか？　今日はどうもありがとうございました。

神田橋　ボクが次に来るのは来年だから、みなさんには会わないけれど、うつ病にならないような生き方を選んでくださいね、では。

〔二〇一三年追想〕
「日本うつ病学会」で講演を頼まれて、うつ病の治療についての現場での考えをまとめたので、学生さんに話しておこうと思った。医師のうつ病や自殺が増えそうだとの危機感に押されている気分もあった。

参考文献　神庭重信・黒木俊秀編『現代うつ病の臨床――その多様な病態と自在な対処法』創元社、二〇〇九

葛藤を目指す

二〇一一年九月八日

神庭　それではみなさん、そろそろ時間ですので、今日の講師の神田橋條治先生をご紹介します。先生は一九六一年に九大の医学部を卒業されました。精神分析を学ばれていますけれども、精神分析に限らず、精神療法一般の治療に非常に優れた先生です。『精神科診断面接のコツ』（岩崎学術出版社）と、それからつい最近、出された『技を育む』（中山書店）の二冊をぜひ読んでください。治療には必ず患者さんとの面接があります。精神療法は精神科だけじゃなくて、医師になる者すべてに大事なものです。みなさんは先生の生の講義を聴くことができるのですから、今日はしっかり聴いてほしいと思います。

神田橋　えっと出欠簿か何かがあるんでしょ？　回してるの？　ボクの学生の頃はそんなものはなかったけどな。次に「代返」という時代があって、今では自分で署名する時代になった。きっと講義が面白くないから来ないんだろうな。面白ければ、入場料払ってでも行くのに、タダでも人が来ないのは、よほど面白くないからなんだね。来ても居眠りするんだ。

ボクも講義をするようになって、まず、なんとか寝る学生さんの数を減らそうと思ったの。でもやっぱり寝る人は寝るよな。だって講義のせいだけじゃなくて、前の日に徹夜で何かをやったとか、あるいは生理的な条件で寝るとかいうこともあるし。

雑談はそのくらいにして、今日は何をいちばん最初に話そうか、いちばん大事なことは何だろうかと考えたの。近頃、若い先生たちと接することが増えました。ボクの病院にも若い先生たちが来てくださる。その人たちを見て、いろいろと話をしていて、いちばん大事なことは何かと考えたの。

みなさんは学生さんで、自分で授業料を払って大学に来ていると思っているし、それは正しいんだけれど、みなさんの教育のために莫大な金が税金から出されているのよ。そして医学部を出て、専門家になっても、どこからか給料が何かの形で入ってきて、それでみなさんが生活できるんだよね。

そしてその金を社会が出すのはなぜか。九〇パーセント以上は、みなさんがやっていることが病人のためになるだろうと思うから金が出ているわけです。あとの一〇パーセントはそうでないのもあるの、研究のなかにね。今、日本ではやっていないかもしれないけれど、たとえば戦争のときに炭疽菌をどこか敵国が撒いたらいかんから、こっちも研究してその対策を作らないととか、戦争に医学技術を使う研究をしている国もあるよな。

それからわれわれの精神科学の面で言うと、精神科学の技術をよく勉強して悪用すると、オレオレ詐欺をやるときの技術になる。洗脳したり、カルト宗教をやったり、壺を買わせたりするときに、うまいこと引っかける技術になる。

それからスパイを見つけて、白状させる技術として心理学が使われる。焼け火箸を当てたり、電気ショックをかけたりして、拷問して自白させるやり方は、現代の進んだ科学の国ではやらない。心理学を使った技術で頭を混乱させるの。

よく知られているのは、優しい取調官と厳しい取調官とで役割分担をして尋問していく。「大変だねえ」と優しくする人と、厳しくする人とがいる。そうすると厳しい人が来たときには身構えて、優しい人が来たときには心を開いて、リラックスして話すというふうにスパイ容疑者の身構えがだいたい出来上がったなと見えたら、パッと切り換えるの。今まで優しくしていた人が厳しい態度に変わって、今まで厳しくしていた人が優しくする。そうすると頭の中で作っていた構図が壊れちゃって、「あ、これは変わったな」と思って、入れ替えてやるようになる。それをこちらが観察していて、「新たな身構えが出来上がったな」と思ったら、またパッとひっくり返す。これを繰り返されると頭が混乱して、もう何が何か分からなくなって、白状するというのは、痛くもかゆくもないけれど有効なの。そういう技術も心理学の応用です。

だけどそういうのは一〇パーセントか五パーセントで、みなさんが研究していても、診療していても、勉強していても、そこにお金が出ている理由の九〇パーセントは、何か病気の人の役に立つだろうと社会が思うからなんです。人々がそう思うからお金が出ているのだということを、ときどきでいいから意識してください。

もう一つあるね。それは人間の研究をすることで、他の分野の研究が画期的に伸びる場合がある。たとえば小惑星のイトカワに「はやぶさ」を飛ばして、あそこから塵を取ってきて、それを見て、何の役に立つのか、われわれには分からんけれども、何となくみんなエキサイトする。「わ、すごいことが見つかった」とか言って、今度はそれでまた地球や宇宙の発生の歴史が分かってくるというふうに、どんどん他の科学が刺激されていくということがある。そういうことが医学の研究でもゼロとは言えない。理屈ではそうだ。

だけど今、医学で行われている研究のなかで、「これは科学全体に寄与する発見だ」というようなのはないね。昔はあったかもしれんけど、今はもうほとんどない。すごい発見だというのも、「ああ、これでこういう病気の人の治療法が見つかるかもしれない。有効な薬が開発されるかもしれない」というぐらいの興奮だ。つまり医学の分野では「病んでいる人が利益を得るだろう」ということに価値があるわけ。みなさんが将来、研究をするとき、そのことを考えておいてください。

今、研究が何か変なんだよ。みなさんのなかからも研究をする人が出てくると思うけど、何のためにその研究をしているのかと、ときどき考えてほしいの。「教授に認められるために」「認められたら、地位が上がって、いい職につけて」とかいうことでは、ちっとも「患者のために」という目的が出てこないでしょ。

それはすごく虚しいことなんです。最終的にその研究ラインから外れちゃえば、虚しくなるどころか、かえって虚しさがなくなるの。「病人に役立つ」という目標が希薄な研究ラインにきれいに乗っていれば虚しいの。必ずひどく虚しい状態へ突き進んでいきます。ボクぐらいの年齢になると、自分の最後が見えてくる。もうあと何年ぐらいしか生きないとなったときに、「何だったのだろうか?」と思って、きっと虚しくなる。だから何かを研究するときに、ときどき「なんのために?」と思えば、研究している角度がちょっと変わったりして、それからまた考えたりして、研究が虚しさのない充実したものになる。「ああ、自分は医学の役に立つことを研究してきたなあ」と、医学とは医療ね、そういうことを年を取って七〇歳になったときに思うから、それが大事なんだよ。

虚しいのと虚しくないのとは何が違うかと言うと、人間の心の底には何か喜びを求める傾向、充実を求める傾向があって、それを充足すれば人生が幸せなの。それについては、またあとで話します。

この講義は精神療法ですね。精神療法というものはいくつぐらい種類があるだろうかと数えれば、何百とある、一〇〇〇を超えるぐらいあるのよ。だからそれを一つひとつ勉強したってしょうがないの。

一言で言えば、生体は治ろうとする傾向を持っているの。命というものは、治っていこうとする傾向を持っている。そして精神療法に限らず、治療とは、その治っていこうとする生体の傾向に奉仕することです。たとえば抗生物質で微生物を叩くとか、ガンの病巣を除くとか、抗ガン剤を使うとか、それらは、治っていこうとする傾向を邪魔しているものを除去することを通して、治ろうとしている動きを助けているわけです。治療というものは全部そうなの。

たとえば、治ろうとする動きがもうだめになることがあるよな。足がなくなったりしたらもう生えない。

人間はトカゲと違うからね。生えんから義足を作ってやると、それは治ろうとする動きを助けているようではないかもしれないけれど、生命体として、より充実した活動をしようとする傾向に、やはり義足が奉仕している。すべて治療というものは、その主体がよくなっていこうとする、あるいは充実した命のありようになろうとしているのを援助している。いろんな形を取るけれども、すべて援助しているの。

その援助の仕方について、邪魔を取り除く方法がいいとか、いやもうちょっと治っていくペースを尊重してやったほうがいいとか、重点の置き方によって、いろんな治療法が出てくるし、精神療法もそのなかの一つとして出てきます。だいたいそれだけを覚えておけばいいです。

治っていこうとする傾向は、人間だけが持っているわけではありません。命のあるものはすべて、治っていこうとする。よりよく治って、生き延びて行こうとする傾向を持っています。

「樹医」というのがあるよな。木が弱っているときに「なんとか助けてやろう」と、天然記念物の木を保護したりする樹のお医者さんというのがいる。それもやはり、植物にも治っていこうとする力があって、それが弱っているときになんとかそれを強めるようにしてやろうとするの。

何かいい例がないかなあ。ああそうだ。うちにイヌがいますが、これがまた臆病でね。雷が鳴ると怖がって、ウウゥッとか言って、鳴り終わるまで小屋の隅に隠れとるの。雷のピカピカドーンを避けて、隅のほうに隠れているわけ。有害なものから離れとるの。

有害なものから離れているということは、おそらく生物としていちばん手軽で、かつ根本的でシンプルな治療法なんだよね。有害なものを避ける。ところが雷が鳴っていてもね、ボクが行って、頭をなでてやると安心するのか、あんまり怖がらなくなるよ。独りぼっちでいるときは雷を怖がるけれど、頭をなでたりしてやっていると、雷が鳴っても隠れていかないもんね、ピクッとするだけです。

そうすると、外側から安心する環境を送り込むことによって、雷が怖いのが減るんだろうね。そういうふうに考えてみれば、よりよい環境をこしらえるというのは、悪い環境が減ることと同じことなんです。

昔、抗結核剤がなかった頃は「転地療養」と言って、どこか高原の木がいっぱい生えていて、空気がきれいなところに引っ越させて、そこで適度な運動と安静と栄養で結核を治したの。そういう時代がありました。ボクが幼い頃よりちょっと前ぐらいだね。

滝廉太郎*はその時代だな。あの人は結核が悪くなって死んだの。みなさんは柳行李って知ってますか？洋服なんかを入れる籠ですが、滝廉太郎が死んだときに、柳行李いっぱいに作曲した楽譜があったのを、「こんなのを外に出せば、結核菌を広めることになるから」と、お母さんが全部火をつけて焼いてしまった。だからたくさんの滝廉太郎の名作が、おそらく一〇〇か二〇〇ぐらいはあっただろうけれど、全部なくなっちゃったんだな。

＊　明治時代の音楽家。二三歳の若さで早世したが、「荒城の月」「花」「箱根千里」など数多くの唱歌を作曲した。

有害なものを除ける、そして何か安心できるものを与えるということによって、生物は癒されていくわけです。ところが人間は難しい。そうしてやっても、人間はなかなか癒されんのよ。

たいていの人は癒されるんですが、その癒される「たいていの人」は医療には来ないの。たとえばいじめられたら、めげて、その場所にはもう行かなくなって、しばらくしてだんだん元気が出てきたら、またそこに出ていく。つまり、治療者はいらないの。自分でやっているわけ。それはサルでもイヌでも、そうやって自己治療しているわけです。

ところが人間は、なかなかそうはいかないことが多いの。それは簡単に言うと二つのことが、最終的には一つのことかもしれないのだけれど、二つのことが関係しています。心療内科の講義はもう聴いた？　あなたたちは何年生？

学生　四年生で、今、やっているところです。

神田橋　今、やっているのね、心身医学。

心と身体というものが分かれているために、人間はなかなかイヌやネコみたいに、悪いものを除けて、いいものを与えてあげれば自然に回復する、というふうにはいきません。心療内科の講義で聴いた？　今度、よーく聴いていなさいね。今から話すことを、心療内科の優れたお医者さんは分かっているけれどね。「心身相関」と言うのね。心が身体に影響を与え、身体が心に影響を与える心身相関。それが心身医学というものが出来てきた理由だと考えて心身医学をやっている人は少し愚かなの。

アメーバがいるでしょ。アメーバもこっちから何かを向けると、あっちに逃げたりする。こっちから餌をやったら、近づいて来て食ったりする。「アメーバは心があるから、『これは美味しそうだな』と思って来てるんかな」というのは人間が勝手に思うだけで、アメーバはただ来て、食っているだけです。イヌでもそうなの。

それから「心身一如が必要だ」と言うのよね。これはみんなそう言う。アメーバなんかはもう心身一如なの。心身が一如であれば、これを何と言うか、これは「生きている」ということ。あるいは「命」ということです。だから心身が一如である存在はほとんど、悪いものを除けて、いいものを与えておけば自然によくなる。

ところが、人間は「心」と「身」とが切れてしまっているの。「切れてしまっている」というのは人間はみんなそうなので、切れてしまってるから「心身一如でないといかん」と言って、「元に戻せ」と、あるいは「心身相関」と言っているの。

そもそも一つだったものを二つに分けちゃったからなの。分けちゃったから、そういうようになっているの。では、なぜ分かれちゃったのか。

実は、分かれとらんのよ、本当は分かれてない。たとえば今、居眠りしている人がいるでしょ。その人は身体が眠っているのであろうか、心が眠っているのであろうかって、そんなことはなくて、その人が丸ごと寝ているわけです。誰かが笑った。これは心が笑って、心の笑いに対して、筋肉活動がそれの随伴として笑うという動きをしているという、そんなことはないの。生命体そのものが笑っているわけ。

だけどこれが、心と身体に分かれた。なぜ分かれたか。これが大事だよ。これだけ覚えて帰ればそれでい い。毎日、生きているときは、心身はみんな相関しているの。と言うより「心身一如」なの。「よし、歩こう」という意志があって、足がこう出て、身体が動いて、それで心が身体を動かしているというのじゃないの。ただ歩いているだけなんです。

この、生きている姿というのは心身一如なんだけれども、これを観察する、別の言葉で言うと、これを記述する、客観的にそれを観察し記述しようとすると、その瞬間に、この生きているありようが心と身体に分かれた像になってしまうわけ。心と身体を分けずに観察し、論ずるということは不可能なの。

主観として生きているときには心身は分かれていない。「一如」と言うより、ただ生きているという、イヌやなんかと同じであるわけ。だけど観察して、記述しようとすると分かれてしまう。

観察して記述し、論ずるというのは人間が獲得した特殊能力です。観察して記述するということをサルにさせようと思って一所懸命やっているけどね。少しできるサルがいるらしいけど、他のサルはできない。そしてそれができるようになった分、そのサルは人間と同じように心と身体とが相携えたり、相離反したりするようなありようを身につけるわけ。

じゃあ何も考えないで、「無心に」と言うのは、たとえば何か怖いものがわあっと追いかけて来たとき、「きゃあー」とか言って逃げるときには、「今、恐怖にかられてわたくしは手足を動かしているが、もっと一所懸命に、この恐怖に見合うぐらいにたくさん手足を動かさなければならない」とか思いながら逃げたりしないよ。ただ「ぎゃあー」とか言って逃げるだけなの。それは心身一如なの。

だけど、それをこっちから見ていて、「わあすごいな、あれは必死の形相だな。相当、恐怖にかられているね」と見ることはできるし、それは正しいの。そしてそのことをあとで、走って逃げていた人に「あなたはずいぶん恐怖のようでしたよ」と教えてやって、その人が「ああそうでした。考えてみればあのときは怖かったです」とか言うと、もう心身は分かれてしまう。

心身一如には、こういうことがあるのよ。「身につく」という言葉を知っているでしょ。普通に使う。「身につく」というのは、何かを本を読んだり、誰かに教えてもらったりして、「こういうふうにやって、これはこういう意味ですするんだ」と覚えて、それに沿って体を動かしているときは、心身は切れているわけ。「まず左ジャブで、次は左ジャブを二回打って、右を打つ」とかいう型を覚えて、トレーニングするでしょ。そのときは、心身は分かれている。それがもう、「左ジャブ、右フック」とかいうようなことを考えないで、身体が自然に動くようになったのを「身についた」と言うのね。そうならないとだめなの。だからそのためには反復練習をして、身に染みこませる。外科の先生なんかでも「身につく」というのは、熟練すればそういうことになる。

イチローが「私は天才ではない。なぜなら、私は自分ができることを全部、説明できるから」と言うのよね。「説明できる」ということは、イチローは一つひとつ自分の身体の動きを、はじめは観察して、そして身につくまで自分で反復練習して、できるようになった。その歴史を全部、記憶しているから、今、実際にやっているときは心身一如でやっているけれども、誰かに説明を求められれば、そのたどってきた歴史を振り返って説明ができる。「だから私は天才ではない」とイチローは言うの。

それから先はボクの空想だけど、それは長嶋が頭にあるんだろうと思うな。長嶋という人は心身一如でずっとバッターをやってきた。だから長嶋はコーチができないの。どうしてそんなに自分ができるようになったか分からんから。はじめから心身一如で、観察もしてないから。長嶋が監督時代に、新人の選手に打撃を教えているのをテレビで見たけど、全然、指導じゃないのよ。「こう構えるだろ。構えるとな、球がギューッと来るから、このギューッと来たやつをバットでバチッと」なんて言うと、若い選手たちが「はい、分かりました」とか言ってたけど、分かるわけはないよな。「球がギューッと来たのをバチッと」じゃ、説明になってない。

それは長嶋という天才の頭の中では「そういうふうにやって、自分はできるようになったんだ」というので、それを一所懸命教えているんだけど、「球が来たら引っ叩け」じゃ観察もなくて、長嶋の心身はほとんど一如なわけ。そういうのは天才。はじめっから身についているから、分かれて、そこから身につけてくるプロセスがない。だから長嶋という人は動物としての心身一如の部分が濃いわけね。

ボクシングの亀田兄弟も、子どもの頃は心身一如だったんだろうな。それでプロになったから、もう一度全部、自分の動作をばらして、ジャブとかフックとかフットワークとかにいろいろ分けて、またそれを反復練習して身につけた。

これは自分というものを変化させるときには天才以外はみんな、そうしているの。心身一如を変えるときには、これをいっぺん「心」と「身」にばらして、修正する。そして修正するときは「心」と「身」との関係は相関じゃなくて、こっちがこっちを指導したり、こっちがこっちに反逆したりして、相克と互助の関係があって、それが調和したときに「心身一如」に変わっていって、完成するわけ。ゴルフでも他のスポーツでもすべてそうなの。それがその人のパターンの完成なの。

そういう何かを身につけていく過程、本当は分かれていないんだけど、一応、仮に「心」と「身」とを分けて考えて、それを互いにこちらを修正したり、あちらを修正したりして、またそれを溶け合わせて、もとはちょっと違う「心身一如」にしていくという過程が、人間が生きていくなかでどうしても必要になってくるわけ。

それはなぜかと言うと、人間の子どもも小さい頃には心身一如で生きているからです。つまり、ここに環境があって、その環境に合わせていくのよ。それはサルなんかでも同じで、環境に合わせて変わっていくのよ。見よう見まねで周りを見て、それが全部、心身一如で変わっていくわけ。これが心身の成長なわけ。ところが、その方式でサルや鰯やアメーバみたいにしてやっていけば、ミミズでもそうやって成長していくんだけど、たとえば一万年前のサルの環境と、今のサルの環境はそう変わらん。サルの場合、先祖とおじいさんとお母さんと自分とでそんなに環境は変わらんから、先祖の心身一如の中に刻み込まれているパターンが通用するんだよね。

ところが人間は環境が、あっちに行ったり、こっちに行ったり、大学生になったり、大学に入らんかったり、職人になったり、環境が全然違ってくるもんだから、周りを見よう見まねでやっていくという、いわゆる心身一如での成長ということでは追いつかなくなる。そういうことが人間の生活では多いわけ。

そうすると何か新しい適応パターンを、その環境に適応するために作らないといかん。そこで心身を分けて、観察して、体を変える、あるいは心を変えるという形でやって、これが身についてくればまた、ここでパターンが変わる。ここに精神療法というものが登場するわけです。

だから無心に心身一如で生きているのを「心」と「身」の二つに分けてみて、そしてそれぞれのパターンを観察するというのは、生きているその人が自分を外から観察して、その観察する作業を治療者という人が手助けする。コーチだな、コーチが手助けしてやるのが精神療法だ。野球のコーチが「こうしてやってみなさい。こうしたら肘のほうが先に出るのが分かるだろ。してごらん。ほら肘のほうが先に出てるだろ」とか言って、観察をまず教えて、そして「この肘をしばらく止めて、胴のほうから回るようにせにゃいかんがね」と言って、「あ、そう言えばそうだな」とか言ってやっていくのと同じなのが精神療法なの。新しいパターンを身につけるための精神療法です。

新しい環境に適合していくために、自分のパターンをいっぺん観察の対象にして、そしてそれを変えていくことが精神療法の骨格なんだけれど、実際の精神療法の場面では話がさらに複雑になって、難しくなってくる。何が難しくなるか。

この「環境」という言葉を、さっきは大学生だとかなんだとかいうような環境と考えたけれども、人間という存在にとって、環境とは決してさっきのような生命体とその外側の環境という図式になっていないの。

精神療法が非常に複雑なものになってくる理由は、この心と身体が心身一如である生体を取り巻いている環境にあるの。環境というのは、みなさんは今、ここに一緒にいるから、ほとんど同じ環境にいるというのはこれまで話したことです。

ところがある人は「今日はみんなと一緒に飲みに行かないといかんけど、ちょっと胃の調子が悪いから、飲めるかな」とか思っている。ある人は「今日は木曜日だから家庭教師に行くんだよな」とか、それからある人は「この講義に出てこなきゃよかった。退屈だな」とか思っている。それから「だいたい私は医学部に来る気もなかったのに」とか。ボクはそう思ってたけどね。そういうようにして、ここに座っている見かけは同じだけれど、その人が考えていることがいろいろ違うの。

そんなふうに思ったりして講義を聴いていると、「心的環境」というものがあるわけ。心的環境というのはおそらくサルやそういうものにとっても少しはあるんだろうな。同じバナナを見ても、「バナナはあんまり好かんのよ」とか、「バナナが好きだ」とか、バナナという環境の意味合い、重みが違ってくることがあるだろうね。

だから人間は心的なものによって、環境がものすごく変わるんです。たとえば外国の人がここにいるとするよね。そうすると言葉が違うでしょ。それで話の内容を聞き取りやすいとか、聞き取りにくいとか、いろんな形で人間の心的環境は違ってくる。

しかもこの心的環境というのは、「心的」と言うように、心身の中の心が作り出したものでもあるし、心がそれから影響を受けるものでもある。

いちばん最初に洗脳の話をしたでしょ。洗脳されてしまうと心的環境が変わる。そうするとカルト宗教の教祖は信者から見ると尊師で、信仰の世界があって、それは環境が違うわけで、それが心的なものと行き交う。

ここで精神療法が非常に複雑なものになってきます。この環境は一言でいうと「文化」です、文化環境。そしてこの文化環境に馴染む、馴染まないということがある。馴染まなければ、健康を害するので不健康になるでしょ。日本に住んでいる人は日本の文化に馴染むように変わっていけばいいけれども、外国と同じような習慣を持ってきた帰国子女は日本の文化に再適応するのに苦労して、ぐちゃぐちゃになって、ここをまた組み替えなきゃいかんということが起こってくる。それは文化というものには、「慣れる」という形で内側が染まってしまうからなの。

ところが帰国子女のなかでも、「日本の文化はしょうがない」と、「こんなもたれ合いで、自立していなくて、人間と人間の間のバリアが、個の独立がないんじゃしょうがない。これは文化が病んでいる。これは不健康な文化だ」と思う人も出てくる。

この傾向がよくあるのが、外国に留学して、向こうの文化を吸収してきた人が日本に帰ってきて、「自分は今まで意識していなかったけど、日本はだいぶおかしいやね」とか思うと、夏目漱石でも森鷗外でも日本文化について考えるようになる。

われわれの領域では、土居健郎先生*の「甘えの構造」「日本文化甘え論」というのは、先生がアメリカに行って、向こうで生活してみて、自分の中にある甘えを発見して、「あ、自分の日本人という姿はこういう甘えの世界なんだ」と気づいた。そして日本に戻ってみたら、「日本人はみんな、西洋人に比べたらたいていそうだ」と、「そうするとこれは日本の文化の中に『甘え』という文化の形があるんだ」と考えた。

＊　元東京大学医学部精神科教授。精神分析医。『「甘え」の構造』（弘文堂）は代表的著書。

それだけだったら、土居先生があんなに偉くなって、世界的に名前が知れるようにならなかった。そうじゃなくて、「日本はそういう幼児的なものが大人の世界でもちゃんと生きて動いているから、日本人は甘えの世界だ。それを西欧社会では、その幼児的甘えの世界を早め早めに卒業させてしまうから、甘えが消化不良で、十分に身につかない状態で来ているから、自己主張が強くて、融和がなくて、無意識レベルで絆を作る能力がないような文化になっている。『個の自立』とか言っているのは、幼児期の甘えの期間を短縮して、早く卒業させてしまった病理的な現象だというふうに考えられないこともない」と指摘した。そして日本文化の中の成育史と西洋人の成育史とを対比して、どっちがいい、悪いということではなくて、そういう特徴がそれぞれあるんだということを、土居先生は英語で発信したわけです。それで「ＡＭＡＥ」という言葉は、今の「ＴＳＵＮＡＭＩ」と同じように使われるようになっているわけ。精神分析の世界で「ＡＭＡＥ」と使われる。

そういうことで土居先生は世界的な学者になったんですけれど、この甘えの文化を「よい」あるいは「いやこれはだめだ」と言うときに、そこで意見が分かれてくる。「この文化はいい」と思う帰国子女は自分を変えていくでしょう。それから「これはだめだ」と思った人は、幼いときから育った外国の、自分の身に染み込んでいる文化をもとに日本文化批判をするようになっていくわけです。

そして現在の文化とこの人の心身との相性の悪さというのもまた、精神療法の守備範囲になっていく。個人としてそこで困っている人がいれば、そこで精神療法の対象になってくる。

たとえばニューヨークの世界貿易センタービルに飛行機をハイジャックして、バーンと突っ込んでいくでしょ。そのテロリストと言うのか、イスラム戦士みたいな人たちはよっぽど変な人たちだろうと思って、彼らの学業成績なんかを調べたら、みんなすばらしく優秀な学生で思いやりのある人たちなんです。全然、病気というようなものではないの。病気でやっていこうとしているわけではない。

それはイスラム文化の中に、戦ってやっていこうという一つの潮流があるから、イスラム文化が全部そうであるわけではないけれども、自分の命を投げ出してでも、大義のために尽くそうというのがある。だから病気ではないの。それができたから、あの人たちは自分で充足している。生き甲斐だ。生き甲斐が達成されなければ、毎日、鬱々として、イライラして暮らすでしょう。そういう人は精神療法の対象になります。だけど、イスラム戦士はおそらく精神療法の対象ではありません。

そういう人はいっぱいいるのよ。自分の考え、信念と環境とが適合しないので鬱々としている。適合すれば、生き甲斐があって、自爆テロをやったりするんだけれども、そうでなければ葛藤が起こってくる。この価値観の葛藤によって、価値観を変える動きをすれば革命志向になるし、自分の心身のほうが影響を受ければいろんな症状が出てくる。その人の症状について話し合っていくと、実はこの本人の文化と心身との関係だったりする。

ジハード（聖戦）を例にすると極端なことになるけれど、夫婦関係なんかもそうだね。「性格の食い違い」とか言って離婚したりする。性格の食い違いだから、それが主たるものであれば、離婚すれば一応ここで解決でしょ。雷から逃れて、小屋の中に入るイヌと同じで、自分に合わないものと離れて暮らせばお互いにいいわけ。

だけどここで「神の結びたまいしもの、人解くにあらず」といったようなことを自分の信仰にしていると、そう簡単に「別れましょ」とならんわけだ。あるいは別れても生活ができないとかなわんから、「生活のためにはなんとか形だけでも夫婦をやっていかんとしゃあない」というふうになって、妥協するようになると、そこできしんだ状態、相容れない状態を維持することになる。これで心身の不調、生きている姿の不調が起こってきて、病院に来る。

病院に来たら、「それは、あなたの結婚の不都合の問題ですから、病院に来たってしょうがないですよ。調停に行きましょう。家庭裁判所だ」と言うわけにもいかん。やっぱり本人は「頭が痛い」とか、「下痢する」とか言って来ていますから、可哀想でしょ。「しょうがない。薬でも飲みながら、この辛い憂き世をふうふう言いながら、生きていくのもいいのよ」というような精神療法をやって、薬を出すこともある。

しかしそうじゃなくて、「そんなごまかしはいかん。そもそもあなたがその人と一緒になったのはどうしてだったのか」と、「生活のために一緒におらにゃいかんとか思わずに、自分で稼いで生活していけば、別れてもやっていけると、あなたはなぜ思わないのか」というような話し合いが行われれば、それも精神療法。だからいろんなことで精神療法が膨らんでいく。

しかしいちばん難しいのは、文化の価値観が心身に入ってきている場合です。これからがいちばん中核の精神療法の話なの。

「私は親の期待に沿って、医学部に行って、医者になろうと思っている」というような場合は、「なろう」と思っているわけだ。だけどこの人は「なろう」と思う前は、「前は」と言うのは親にそう吹き込まれて洗脳されたので、本当は「文学部に行きたい」という気持ちが、素質があった。「文学部に行きたい」と言って、「行きたいんなら行ってごらん」と親が言っていれば、この人は生き生きしたであろうというような素質があった。だけど「医者になろうと思っている」と、この「なろう」というのと「文学のほうをしたい」というのがあって、両方あると葛藤して苦しい。

こういう人はたくさんいるのね。だから医者をしながら、文章を書いたりする人はいっぱいいるし、大林宣彦みたいに医学部に行ったのに結局、映画監督になった人もいるよね。だから自力で正しい道に行った人もいるんだけど、たいていはここで悶々とするわけだ。そして悶々としているのは大変だから、「もう知らない」と言って、そこから目をそらして、「こっちだけ」とやっていれば、吹き込まれた価値観のほうか、もともと持っている欲求のほうか、どちらかが意識されなくなっていく。

そういう葛藤のある状態は何を起こすかと言うと、本来一如であった心身を分けてしまうの。このぐちゃぐちゃした部分と、身体の部分とを分けてしまうの。身体の部分というのは実は「何々したい」で、「たい」というのは心身一如なの。

たとえばボクは血圧が高いので、塩辛いものは食わんほうがいいのよね。だけど塩辛いものも食べたいし、おいしいものも食べたい。だからそれを食べていると、とても気分がいいんだよ。と、ここで「食べるとまた血圧が上がるぞ」というふうに思うんだよね。それで、葛藤する。そうすると塩辛いものを食べて「おいしいな」というほうは心身一如なので、医学の知識と身体との間に対立が生じてくるんです。

血圧がわっと上がってくると、身体のほうも「これは大変だ」と思うんだろうな。あんまり塩辛いものは食べたくなくなる。「何々したい」のほうがちゃんと減ってくるんだけど、それじゃ手遅れなんだな、動脈硬化が進むから。

ま、そんなことで、外側からの影響で、はじめに「心」と言われるような機能の部分が割れて、そこに「身体から切り離された心」という部分が出来てくるわけ。そしてそれがさらに割れていく。

そうすると「あなたは心身一如が壊れていますよ。心身一如でやるのが健康よ」と言っても、なかなかうまくいかないのよ。最終目標としてそういうのを言っていいのよ。「あなたの心身一如が壊れている原因がどこにありますか」と言って、そして、「私の中の『たい』と『べし』とが相容れなくなっていることが悩みだ」と分かる。

ここのところは精神療法の実地に関して覚えておくといいです。悩みが悩みであるあいだは、まだ治療の必要はないのね。悩んで、愚痴を言って、「医者になんかなりたくなかったんだよね」とか言って、医学部の中で文芸サークルを作って、随筆集を出して、同人誌を出したりして、やっていれば病気じゃないの。

「悩むのはしんどいからもう悩まない」となったときに、悩みはないように見えるけれども、それが今度は症状になって出てくる。だから精神療法の入り口、精神療法に来る人は何か症状があって困って来るわけです。そして、困って来ている状態は、必ず心身一如の崩れから起こってきています。

そこで心身一如を回復させなきゃいけない。「心身一如が壊れていますよ。それはなぜでしょう」と言うと、ここに本人が目を背けている悩みがある。それに気づかせることです。そして困っている人を悩む人に変えていくということ。だから、困っている人を困らない人にするのは精神療法じゃないのよ。困っている人を悩む人にするのが精神療法なの。それを覚えといてね。

「みんな悩んで大きくなった」と言うけど、悩まない人は大きくならんのだよ。困っている人を悩む人にする。そして悩むようになった人はどうするかと言ったら、一緒にいろいろ解決方法を見つけてもいい。しかし「あなたも問題はよく分かったでしょ。問題点はこういうことですから、それでどうするかを一人で悩みなさい。こっちから応援しますよ」というのも多いんだよね。

そうなると禅の修行みたいなもんだ。禅の修行ではどう言うかというと、「大迷即大悟」。悩んで、悩んで、もう悩みがいっぱいになっている状態こそは大いなる悟りであると言う。悩みになりきって、もうそれ以上は悩めないところまで行けば、それが悟りであるというのは、これは森田療法の「あるがまま」だ。「困っているならば、その困っていることを自分の生きる姿としていきなさい」というようなこと。そうしてやっているとだんだん、だんだん心の悩みというものを自分で塩梅よく整えていく道がおのずから生じてくる。だけど世の中、そんな立派な人ばっかりじゃないから、われわれを含めて九九パーセントの人は助けがいる。この悩みの状態を助けるわけです。

困っている人を悩む人にするのは「目を開け」だ、目を開かせる。自己認識や外界と自己との関係とか、そういうものを認識することが精神療法のなかで中心であるように思っているんだけど、近頃はそういう

「目を開いて、問題の所在は分かりましたね。これで精神療法は完成です。あとは頑張んなさい」という時代じゃないのね。目を開いて、いろいろ問題が見えてきたけれども、次にハウツー、「じゃあ、どうしたらいいでしょうか」ということを助ける精神療法、今はこちらのほうが花盛りなの。

「分かったと言っても、悩むばっかりで、もう辛いだけです」とか言うよね。これをどう解決したらいいか。そのためにいろいろな助言を行うのはコーチングだけれども、このハウツーは、こちらに助言者がいて、「こうしたらいいですよ」と言えば、これは何のことはない、親が「こうしたらいいよ。医者になれよ」と言ったのと同じです。

親から言われて、一所懸命それをやってきて、ごちゃごちゃして悩んで、「困ったなあ、私は文学をやるか、親の言うことを聞くか」ということで悩んでいたんだと分かった。それで、「そうですか。あなたは親の言うことは蹴飛ばして、自分の文学のほうに行きなさい」って言うと、洗脳Aから洗脳Bに移っただけでさっぱりだ。それで、「洗脳Aから洗脳Bではなくて、第三の道は何かないでしょうか」というのが昨今の精神療法です。

今のこの例の場合は、ボクが治療するとどういうことになるかと言うと、「あなたは親から洗脳された被害者ではなくて、『親を喜ばしてやろう』という親孝行の気持ちがあったから、親の意見を取り入れて、それをやったんですねえ」と、「そういうのを思い出せますか」と聞くの。

そして本人自身もそう思うなら、「親が洗脳した」とか、「自分は被害者だった」ということよりも、「その『親を安心させてあげたい』という気持ちはどこからも洗脳されない、あなたのもっと原初的な欲求じゃないの?」と、「そしたら、それを中心にして、この問題を解決していくことはできるんじゃありませんか」というふうに、ボクはすると思うのね。そしてその線でハウツーを探していく。

そのときに「文学が好きであるという傾向はいつからどのようにして、あなたの中に芽生えたんだろうか」と聞いたら、文学が好きだというのも、「自分の大好きなおじさんが文学愛好者だったので、それに染まっていた」ということになると、「あなたは文学が好きなのかな。それとも、そういう自分の親しい人と似たようになりたいという気持ちでそうなったのかな」と一緒に考えたりして、「あ、そっちのほうだな」となると、「じゃ、他にも同じように好きな人、あんなふうになりたいと思う人は見つかりませんか」ということで、また探していく。

そういう形でだんだん、だんだん、本人の生まれ持っている資質が、資質というのはかなりのところまで遺伝子によって規定されている資質ですが、その資質がゆがめられている、あるいは無視されている、邪魔されているところを解放して、資質ができるだけ伸びていったという形を取りたい。

憂き世に妥協して医者をやったにしても、文学というものが本人の資質であれば、医者をやりながら作品を書いたりするとか、生活の全部じゃなくて、どこかに自己の生まれ持っている宿命的なものが実現して、その線に沿って生きていけば、最後に死ぬときに「まあまあ納得できる人生だったな」と思えるようになるというイメージを作って、治療をやっていくのが、ボクが最近、みんなに話している精神療法です。

だいたい、この線はどの精神療法でも一致できるものだとすると、ではもう一度、精神療法とはどういうものか。原初生命体のもがいて伸びていこうとする方向を、なんとか二人で探して、邪魔は除いて、そっちのほうに伸びていくようにするということです。そうすると、医療のパラダイムの中に精神療法を置くこともできるし、精神療法のパラダイムを医療のほうに置き換えることもできると思います。

みなさんは医者になられると、たくさんの不治の病に出会うよね。あるいは余命いくばくもない人たちに出会う。そういう人たちが遭遇している状況に合うよう工夫することも医療であり精神療法です。状況とは今日話した言葉で言えば、環境です。

ボクの付き合いのあるホスピスの院長が言っていたけど、そのホスピスの入院期間はだいたい二八日なんです。治療は全部し終わって、もう何もすることがない、あとは死を待つだけだという人がホスピスに来られて、亡くなるまでの入院期間は二八日。その余命二八日の人に医療をやれば命を縮めるだけ、あるいは苦痛を強いるだけだから、何をやるかと言うと、ここに精神療法があるわけ。二八日という残り少ない命をどんなふうに生きていけば、その人は息を引き取るときにいくらかでも納得が増えた状態になるか。今、精神療法はそういうことに、とても大きな力を注ぐようになってきているの。

それからエイズ。エイズの人は今のところ、結婚して子どもをつくることが非常に困難になってきているじゃない？　その問題。それからエイズというのはあまり大っぴらに言えないものだから、秘密を隠して暮らしていくか、それともカミングアウトするか。それから性同一性障害の人のカミングアウトの問題。そういう、あきらめざるを得ないような人に対して、その人たちもみな悩んでいるわけだから、どうするか。この人たちは困っている状況は通り過ぎて悩んでいる状態。その悩んでいる状態をどうやって少しでもいい方向にしていくかということ。そこで悩んでいる治療者、援助者はたくさんいて、その人たちが必要としている精神療法があるわけです。

そしてもう一つ、ホスピスの看護師さんとかお医者さんは一所懸命、人間関係を作って、少しでも楽になるようにしてあげる。でも相手は二八日すると死んでしまうわけだ。そして、また次の人が来る。その人に献身的にしてあげると、また死んでしまう。自分が心のつながりを作った人たちがどんどん、どんどん逝ってしまうので、言わば、捨てられていくような感じになる。

少しでも楽に長く生きてほしいと思って、自分なりに工夫している人がやむなく、ガンとかそういったもので死んでいくわけで、空振りじゃないけれども、捨てられていくような感じになる。「ああ、これでよかった」と思えることはなかなかないわけだよね、実際は。苦しんで死んでいく人も多いから。

そうすると、今度はそういう環境にいる職業人に対する精神療法をどうするか。外国では宗教家がほとんどそのサポーターをやっています。日本はもはや、宗教がそれだけの支える力を持たない社会になっていて、これをどう精神療法で支えるか。

そのためには、どうしても哲学が入ってくるしかない。生きるとは何か、死ぬとはどういうことなのか、会うとはどういうことか、援助とはどういうことか、ということを考える哲学が精神療法の中に入ってこざるを得ないというのが、現在の精神療法が直面している大きなテーマだと思います。

日野原重明先生がおっしゃる「人間の死亡率は一〇〇パーセント」ということ。人間になった瞬間に、死ぬことは一〇〇パーセント決まっています。生まれてきたから、必ず死ぬんだよな。だから、そのことをどう納得していくかということに、みなさんはまだ臨床に行っていないけれど、臨床家になったらどうしても直面する。そして最初に言ったように、研究者になっても、それにイメージでいいから直面してほしいと思います。

以上です。終わります。何か質問ある？　出席簿は回ってきた？　それじゃ終わります。

〔二〇一三年追想〕

百花繚乱の精神療法を統合しよう、との気運が高まってきている。統合のためには核となる概念が必要となる。ボクは「心身一如」と「自己実現」をキーワードとし、病因として「文化」を対峙させることで、精神療法の基本像を描こうとしている。まだ荒削りのものだが、後輩に提示してみた。

理論と物語

二〇一二年九月一一日

九大の学生さんには、毎年、講義をしています。ボクはあまり準備をしないで話をするの。ただ「どんな話をしようかな、どんな話をしようかな」と、講義のスケジュールが近づくにつれて、ずっと考えています。いちばん最近に考えたこと、二時間ぐらい前に考えたことを話します。

ボクは鹿児島から新幹線で来るんだけど、新幹線には「指定席」というのがあるでしょ。それから「自由席」というのがある。少し言葉のセンスがある人だったら分かると思うから、みなさんちょっと、やってみてごらんなさい。「指定席」と口に出さずに頭の中で、内言語で「指定席」と言って、次に「自由席」と言うと、「自由席」と言ったほうが頭の中が少し軽いのよね。「指定席」と言ったほうが頭の中が硬くなるの。ボクだけじゃないと思うんだ。ボクと一緒に鹿児島から来た人に聞いても、そうだと言っていました。

それはおそらく「指定」と「自由」という言葉が持っている意味合いの違いで、われわれの生体が自由のほうを好むからだろうと思うんです。どう？　そう感じる人いる？　全然、感じん？　ちょっともう一度、「指定席」と思って、それから「自由席」と思ってみて。待てよ、「席」を抜いて、「指定」、「自由」ってやると、もっとはっきりするかもしれん。差を感じた人は手を挙げて。あ、いる？　ありがとう。講義じゃないときに、いっぱい飲んでるときかなんかにちょっとやってみてね。そうなると思います。

そこから何を考えたかと言うと、われわれの人生もそうだし、われわれの生体もそうだけれども、いろいろなことによって定められています。「定められている」とは、「指定される」ことであり、「限界づけられている」ことです。そのなかから少しでも「自由」という言葉が表すような、伸びやかな、制圧されていないフィーリング、雰囲気が得られることを生体は好むの。好まないとどうなるかと言ったら、プログラムされた通りにしか動かない精巧なロボットみたいなもんだ。ただしロボットがそれを好むということはない。好んだり、好まなかったりするプログラムが出来るかもしれないけれど、まだそれは出来ていない。

そうすると、「制約から自由になることを求める、それが治療であると定義するならば、精神療法も身体療法も同じだ」と二、三時間前に考えたの。

実は、それ以前に、いちばん最初に今日の講義で話そうと考えて、準備した話があるの。それは二日ぐらい前に思いついたの。これもなかなかいいなと思ったんですが、新しいところから順番に話したわけです。最初に思いついた話はね、みなさんも聞いたことがあると思うけど、「患者の話をよくきくお医者さんになりなさい」「よく話をきくお医者さんは、いいお医者さんです」というフレーズを聞いたことがあるでしょ。あるよね？　あれは嘘です。嘘ですから、ああいうのを信じてはいけません。

「話をよくきいてくれる」と言うときの「きく」はこれだね、「聞く」。話を聞いているわけだ。「よく話を聞いてくれるお医者さんがいい」というのは、面接という自由な場の中で、患者さんは「話す」という振舞いを与えられているという意味で確かにいいわけだ。だけどそのとき、お医者さんは、その患者の「命」を不自由にしている何かから自由にする作用や働きをしてはいない。ただ患者をその場で自由にさせているだけです。

もう一つ「聴く」というのがあるね。それはお医者さんが患者の話をじいっと心で聴いている。理解しようとする積極的な働きが、表に出てないけれども、心の中で動いている。「聴く」はそういう語感だ。これもまあいい。だから「よく患者さんの話を聴きなさい」ということがいいような気がするけど、これもあまりみなさんにお勧めすることではないんです。

「きく」にはこういう字もあります。訊問の訊。「訊く」は訊ねる、質問するということ。質問するとは、じいっと聴いていると疑問が出てきて、そこのところをもう少し理解しようと、疑問が出てきたところについて訊ねるわけ。この「訊く」ができる人がいいお医者さんなの。

そのお医者さんはその患者の心であれ、身体であれ、「命」を不自由にしている部分を見つけて、何か働きかけをして、少しでも自由な部分が増えるようにしてやろうという意図で「訊く」ということをするの。何も週刊誌にネタを売ろうと思ってやっているわけではないの。

患者さんが「よくぞそこを訊いてくださった」「ああ、そう言われてみれば、そこが大事ですよね」と、「そこを私も言うつもりだったけれど、話をそこに持って行ってなかった」と感じるようなお医者さん、つまり「あの先生は実に的確に質問をしてくれる」と思われるお医者さんがいいお医者さんです。

「ああ、そう、うん、うん」とか言って聞いているだけなら素人でもできるんです。プロは理解を深めていく、そして深まった理解をまた相手に返して、相手の自己理解を深めていくということをするんだよな。そういう活動ができる人がいいお医者さんです。

だけど一所懸命に訊いていて、アクティブな精神活動をしながら訊いていても、「何か訳が分からんことを根掘り葉掘り訊かれる」となったら、いいお医者さんじゃない。患者の話を邪魔して、こっちの訊きたいことをぐじゃぐじゃしゃべって、患者のほうが「言いたいことをちゃんと言えなかった」と思うなら、それはいいお医者さんじゃないの。

では、そういうお医者さんと、そうでないお医者さんは何が違うと思いますか。的確な質問をする技術、技能は何に支えられているのか、そのことをお話しするのが今日の講義の眼目です。的確な質問を投げかけながら、患者の話を聴いていくためには何が必要か。

簡単でしょ？　医学の場合は医学知識が必要。医学知識がないとできない。ところがみなさんが持っている医学知識は、ボクらが学生だった時代と比べて、おそらく一〇〇倍くらい多いからね。そのたくさんの知識のなかから、どれが質問に寄与する形で自分の脳のファイルキャビネットから選び出されて、用いられるか。そのことを今日は話そうと思って来ています。

みなさんは講義をたくさん聴いているなかで、単なる知識を並べて、教えてもらっているわけではなくて、理論という構成物として教わります。「こうだからこうなって、ここにこういう検査所見が出てきて、それでこう流れていって」という理論を教わって、その理論に知識は全部乗っかっているわけです。

たとえば糖尿病なら糖尿病の理論があります。糖尿病の発生メカニズム、病因、遺伝とか環境、生体に加わってくるいろいろな負荷、そしてオーバーローディングによって起こってくる代謝のひずみ、そして糖の異常がどういうふうに血管系の健康を壊してくるかというようなメカニズムがあって、そして治療すればこうなるけれど、治療しなければこうなって、というような一つの理論があります。それをみなさんは学んで、糖尿病から二次的に高血圧が発生してくると、その高血圧と糖尿病に無関係の高血圧との間にどういう関連があるかというようなことも勉強します。これが理論。

理論をとてもよく勉強していると、試験がよくできますから、「秀」がもらえますね。ボクの学生時代の友だちにすごく優秀な人がいて、その人が卒業近くになって、「優が五つか六つかだ」と噂になって、「わあ、ボクと同じだ」と思ったら、全然そうじゃなくて、ボクは優が五つか六つかで、あとは良とか可。その人は優が五つか六つあって、あとは全部、秀なの。優の数で比べたってだめなのね。ボクは秀なんか一個もないから、やっぱり格が違うと思った。

理論とそれにまつわる知識がいっぱいある人はみんな秀。秀をもらっている人はすごいお医者さんになる可能性がある。可能性があるけど、必ずそうなるとは限らんです。確実に、優秀な医学評論家にはなれます。医学評論家にはなれるけれども、確実に優秀なお医者さんになるとは限らんの。

どうしてかと言うと、みなさんも知っているように理論には二種類あって、演繹的に出されたものと、帰納的に出来たものとがあるからなの。数学なんかは演繹的ですよね。たとえば平行線の公理があって、公理から導かれた定理があってというふうに、数学、物理学の体系は全部そうなっていて、これは演繹的に作り出された理論です。だから演繹的に作り出された理論は正しくて、それと異なるのは間違いです。かっちりしている。

ところが医学で使われる理論は、ほとんど帰納法によって作られた理論で、雑な言い方をすれば多数決みたいなものです。「だいたいこうだよ」「まあこうだよ」というようなことで作られている理論。数学や物理学みたいなものはごく例外的な科学で、それらを除けば社会科学であれ、何であれ、その理論は帰納法で作られているから、非常に例外がたくさんあるわけだ。だから理論を応用する現場では、理屈通りにいかないことがいっぱいある。理論をよく知っている秀才でも、例外が嗅ぎ取れないといいお医者さんにならんのよ。

うちの息子と昔、庭を歩いていてね、ミノムシが下がってたので、「これは何か分かる?」と問うたら、「さあ、何?」と分からんの。「これはミノムシというもんだよ」って言ったら、「あ、ミノムシか」と言う。ミノムシについては全部、知ってるの。「蝶々がこうこうして」とよく知っているのに、現物を見たら分からんの。

今はそういう子どもがいっぱいいる。ウグイスを見て、「あれはウグイスよ」と言ったら、「いや、図鑑に載っているウグイスと羽の色合いがちょっと違う。あれをウグイスと言うのは間違ってる」と言って、図鑑に書いてあるのが正しいと信じている。そういう秀才的な子どもがいっぱい出てきています。今はもう、現物を見ることはあんまりないからね。象なんかでも、子どもは見たらびっくりするだろうな、図鑑で見たよりめちゃくちゃ大きいからね。図鑑はいくら大きく描いてあっても、実物は比べものにならないくらい大きい。

医学の世界では、人体は刻々と移り変わっています。われわれ医者が見るのは瞬間。瞬間であったり、まあ四、五日であったり、一カ月であったりを見るわけです。だけど糖尿病というのは、生まれてからずうっと長い時間を経巡ってきて、あるとき、限界を超えて発病する。でも発病する前から、ちゃんと遺伝子的にはあるんです。

ちょっと自慢話をしようね。ボクは気功をやるようになってから、糖尿病の遺伝子を持っている人はだいたい分かるようになったの。だいたいってどのぐらいかなあ、八割ぐらいの的中率で分かるの。

どうするかと言うと、砂糖の塊とかチョコレートとかの甘い物を、その人の膵臓のところに近づけるとね、膵臓の気が悪くなる、膵臓が苦しがるの。本人には分からんけど、膵臓から出ている気が悪くなる。そういう人は糖尿病を発症してはいないけれど、糖尿病の遺伝子を持っている人なの。「人なの」って言ったって、みなさんには分からんだろうけど、「あなたのご両親の世代に糖尿病の人がいますね」と言うと、まず確実に当たる。だいたい八割ぐらいは当たってるんだろうと思います。

糖尿病を起こす素質は、生まれたときにはもう決まっているわけです、II型糖尿病の人はね。そして最後は透析をしたり、目が見えなくなったりしていくような流れの中にいる。その一年なり二年なりの経過の途中を医者は見ているだけなの。そして途中を見ながら、何をやるか。その人の死ぬまでの未来がちょっとでもよくなるように、今、何をしたらいいのかを考えないといかんでしょ。

何をしたらいいのかと考えたら、たとえばその人が宴会が好きだとか、仕事柄、お酒を飲む機会が多いとかだと、「そりゃ、そんなことをしているから糖尿病が悪くなってもしょうがない」とか言っていたら、医者の仕事にならん。この人はなんとかお酒を飲むのを減らさないといかんけれど、接待業みたいな人だったら、減らして職がなくなったら困るわけです。

「その職業を辞めなさい」とか、「命が大事か、仕事が大事か」とか言うのも間違いじゃない、正しい。だけど養わなきゃならん家族がたくさんいると、職を辞めるわけにもいかんし、どうしたらいいだろうか。だんだん糖尿病は悪くなるだろうけど、「少しでも悪くならんようにするにはどうしたらいいかね？」と考える、それが優秀なお医者さん。それでいいお医者さんになるの。

そうすると、正しい理論を知っていて、正しく答えが出る人、秀をもらうような人でも、そこまでしかなかったら、「これはボクに合わん患者だ。合わん患者はあっちへ行け」とか言うようになる。そういう名医もいるんだよ。

たとえば「ボクの言っている生活スケジュールが、いちばん糖尿病が長生きするスケジュールです。これが守れない人はボクが診てもしょうがないから、よそに行ってください」と言う。そして選ばれた、本人の人柄、生活、シチュエーションの中でちゃんとそのスケジュールが守れる人だけを診ていくと、糖尿病の大専門家として本が書けたりすることはある。でも、それじゃしょうがないよね。限られた人だけへの名医ではどうしようもない。

ところがね、今、「身体」の話をしたけれども、これが「精神」と呼ばれるような部分になると、もっともっといっぱい例外、ヴァリエーションがあるの。ヴァリエーションがあるだけでなくて、こういうことがある。

たとえば、見せかけている患者さんがいるかもしれんでしょ？「辛いです」と言って、本当に辛いからそう言っているのなら見せかけじゃないけど、「優しくしてもらいたい。優しくしてもらうにはどうしたらいいか。『ああ、苦しい』と言ったら優しくしてもらえそうだ」という状況判断でやっている人だったら、それは優しくしてもらいたい人で、苦しい人とは別だ。その別だということを診断せにゃいかん。

生活の状況だけではなくて、今、データを収集している診察状況という場、それがファクターとなって、症状を動かしていることがある。だから面接は技術がすごく難しくなるんです。それが「精神療法は難しい」ということです。

どうしてかと言うと、そういうふうに優しくしてもらいたい患者が「『優しくしてください』と言わずに、『ああ、苦しい』とか言うのはけしからん。止めなさい。もっと真っ直ぐに生きていかなきゃいかん」と説教する、それも一つの精神療法です。

しかし、もっとプラクティカルなのは、その人は優しくしてもらいたいときに「苦しい」と言って、優しさを引き出す一つの技術を持っているわけで、そしてこの技術は、いちばん最初に言った、その人の自由を求める気持ちが生み出した工夫です。ですから「それを止めなさい」と言ったら、自由とか工夫とかの世界から言うと、それだけ貧乏になるわけで、可哀想なの。できるだけその人の工夫してきたものを生かしていく。

ところが工夫してきた技術が不自由を作ることもある。いつも「苦しい。助けてえ」と言って優しくしてもらおうとやっていたら、「苦しい？　弱いやつだな。蹴ったくってやれ」いうような相手に出会ったら、あべこべにいじめられる。そしたら、はじめの意図とは全然違ってくるでしょ。「そういう人に対しては『苦しい』と言ってはいかんのだ」と分かって、そういうときにはシャキッとして、そういう人から離れていくことを覚える。そんなふうにしてだんだん、いろいろな場面を切り抜けていくためのハウツーを身につけていく。それは通常「成熟」と言われます。

そこでここから、お医者さんのことを話していくかなあ、患者さんのことを話していくかなあとちょっと迷うんだけど、そうだな、うん、今の続きでちょっと話そう。

患者さんは成熟すると、いろいろな場面で、このときはこうやってと、経験を蓄積する。それからもちろん勉強もする。世の中について本で学んだり、小説を読んで、人の心というものや人との付き合いについて学んだりする。で、それをどんなふうに使い分けるか。使い分けなければ、「いろいろ知ってはいるけれども、場に応じて使えない」という意味で秀才の人と同じです。

この社会的な能力の点について、今、「秀才」と同じような人がたくさんいるの。どういう人かと言うと、たとえば入社試験の面接のときに人事部の部長さんがどういう質問をするか、そしてそれにどう答えたらいいかという模範回答集がいっぱい出ているよね。それを全部覚えて、質問が来たらパッと答える。それで「これは有望な、将来見込みのある人だ」と思って採用したら、とんでもなくて、「理屈は言うけど使い物にならんヤツだった」とか言って、会社ががっかりしたりする。それは「面接秀才」、採用したら実務は全然できない人。

じゃ、そんなにいろいろな知識を勉強したことは無駄かと言うと、全部、正しいことを学んでいるわけだから、それが使われれば無駄にはならないの。使えるようにならないといけない。そういう意味では、さっきお医者さんについて言ったことと、患者さんについて言ったことは同じです。

たとえば明治時代の人なんかは現代社会の知識が少ないけれど、そういう人たちのなかにもこっちの社会に連れてきたら、はじめはコンピュータやら分からないからできないだろうけれども、教えてやると、すぐに優秀な社員になる人がいると思うんだ。そういう人はすぐに立派なお医者さんにもなる。

なぜかと言うと、そういう人は現場から学んだことを一つひとつ自分の中で統合して、身につけていって、いつでも使えるようになるからなの。現場にいて刻々と成長していく。「成長していく」というのは、現場にいて自由に、いろいろな行動を現実に合わせて、裁量して、使っていくから能力が高まっていくんです。

ではその人と、正しい理論を学んだ秀才とは何が違うのか。ここからが今日、お話ししたいことなんです。そこを話したら、今日の講義は終わり。あとは質問を取ります。

人間は知的な生物なんです。「知的な」ということは知識が欲しい、何かを知りたいということ。たとえば写真週刊誌のようなものも、誰かが離婚するとか、そういうことでも知りたいから、あの雑誌が売れる。だけど「知りたい」というのは、本当は要素的なものを知りたいということではないの。要素的なものを組み合わせて作った、一つの構造物を知りたいの。

たとえば先日もある著名な方が亡くなった。「亡くなったそうだよ。病院に担ぎ込まれたけれど、助からなかったそうだ」とニュースで知る。そこに「首を吊っておられたらしい」というのが一つ加わると、「あ、これは自殺だったんだ」ということで、それまでの「倒れていて、病院に運んだけれど手遅れだった」というよりも、ずっと「知った」という感じがしてくる。

そして家族に向けた遺書があったと新しいニュースがあると、だんだん「ああそういうことだったのか」と事態について知った感じが濃くなっていく。確かな把握感を持って、知ったという感じがしてくる。そうすると、われわれの知能は満足する。「だんだん分かってきた」となる。

そして新聞に、「どうもいちばん新しい週刊誌にあの自殺した人についての記事が載るらしいと巷間で噂されている」と載ると、「これは写真週刊誌に載るんだからスキャンダルだ。スキャンダルで追い詰められて、うつ状態になられたのかもしれないな」となって、そうすると「その週刊誌の記事を見たいもんだ」とかいうようになるでしょ。そしてそれを見れば、その人が亡くなられたことについて、われわれの知的な満足が得られる。

そしてこの知的満足をずうっと追い求めて、花開かせていったら、ここに理論というものが出来上がってくる。これは一つのケースだけれど、似たケースがいくつもいくつも知られてくると、ここに共通した一つの構図が出来てきて、それを「理論」と呼ぶの。そして、それが理論と呼ばれるとどうなるかと言うと、ここからがちょっと細かくなる。

「理論」という言葉になると、何が起こるか。「正しい理論」と、「間違った理論」という言葉の使い分けが用いられるようになってくる。「正しい理論」、「間違った理論」という考えが出てくるのは、はじめに言った演繹的に導かれた数学や物理学の場合はあまり害がないんだけれども、帰納的に出てきた理論の場合、とても困ったことを引き起こす。

それはいくらでもありますよね。たとえば「腐敗」が微生物によるものだと分かる前の理論と、微生物が発見されたあとの理論で言うと、「前の理論は間違いだった」となる。パスツールが出てきたときには「そんなアホなこと」と言われた。でも、これはひっくり返るの。「間違いだ」と言われたものも、あとになったらこっちが正しくて、こっちは間違いだったとなる。それは科学の進歩なんだけど、ひっくり返る前はそれを信じている。

医学でも最近は「コレステロールは少し高いほうが長生きする」とか言われて、今までせっせせっせとコレステロールを下げていたのは何だったのかと、潜在的殺人じゃないか、というような話になったりして、また論争が起こってくる。それはもういろんなデータが出てきて進歩するから仕方がないのね。

それは今後もずっと繰り返されるんだけれども、大事なのは何か。この「理論」という依拠された一つの知的集合体には、それに沿わないものを排除する傾向がある、ということです。理論に合わないものは認めないし、「みんな、これに従え」というような暴君的な性質を帯びてくるので、そこでこの理論をよくよく勉強して、詳しくなっている秀才はしばしば医療の中で妥協をしない、寛容の精神がない、異なった意見を入れない、そういう医療をするようになるんです。

だから「排除する考え」が出てくると、あとの世界に立ったら正しいとなるかもしれない考えを排除してしまう危険がある。

ちょっと簡単な例を話しましょう。ある卵巣ガンの患者さんがいて、昨日も来院されましたが、その人がガンの手術をして、その後、何年か経って腹水が溜まり出した。そこで「これはガンの再発じゃないか」と思って、腹水を取って調べてみても、ガン細胞は見つからない。だから「これは転移ではないんだろう」となった。写真を撮ってみても何も写らない。

ボクはさっきも言ったようにオカルト的な能力があるので、こうして見たら、何か変なものがある。だから「写真を撮ってもらいなさい」と言って、ＭＲＩを丁寧に撮ってもらったけれど、やはり「何にもない。今のところ転移はないだろう」と言われた。でも、やっぱり気になるから、そのＭＲＩの写真を借り出して、放射線の専門家のところに行った。これはみなさんも覚えておいたほうがいいけれど、ああいう写真を見る能力というのは、放射線の専門家とそれ以外の医師では多少差があるのよ。

それで、放射線の専門家が見たら、「ああ、ここに写ってますよ」と言われた。写真にはちょっと写っている。だけど、ちょっとだから見えないの。もう少し写りが悪ければ、放射線の専門家でも分からない。「ＭＲＩという優れた機器を使えば、『ある』ものは写るんだから、写らないものは『ない』んだ」という、これも一つの理論だけれど、それでは手遅れになってしまう。

みなさんは今、エビデンスとか、診断の手続きとか、そういうのを勉強しますが、それが「理論」のように取り扱われると、必ず何パーセントかの誤診が生じます。

こういうのもあるよ。ボクのところにある患者さんが来てね、大学病院に行ったら、「あなたのこの幻聴は統合失調症の幻聴です。だけど統合失調症という診断がつくにはこの幻聴が六カ月持続するという条件がありります。まだ三カ月しか経っていませんので、あと三カ月経てば、あなたの診断は統合失調症と決まります」と言われて、「あと三カ月経たないと診断がつかないようじゃ困る。どうしようか」と、患者さんと家族が来られた。それは診断基準というものが、もう鉄壁のような理論として機能しているからだね。みなさんも試験の成績がよいように勉強した人はみんなそうなる危険があるから、そうならないようにすることを今日は話そうと思って来たの。

医学の「理論」はさっきから言っているように、帰納的に作られているものであって、それはさっきの著名人が亡くなった話のときに、週刊誌か何かを見て、「ああそうか、スキャンダルでやられたんだな」と作るものと、成立の段階では同じものなの。知的な納得のために、普遍性をある程度持つような一つの図柄としてまとめたいという、人間の知性が持っている癖が生み出したものです。

だけどスキャンダルの話では「理論」とは言わない。何と言うか。「物語」と言いますね。スキャンダルによって追い詰められた社会的地位の高い人が、メンツがつぶれることよりも死を選ぶという「物語」。それを一般的ないろんな場合に当てはめて、「そういうのがあるよねえ」と言う。だけどそれが「社会的地位のある人がスキャンダルを知られた場合には、みんな首を吊るべきである」というふうにはならんでしょ。なれば理論だけど、ならんの。「吊る人が多い」というだけ。これがだんだん進んでいくと、「そういうことだったら首を吊るのも仕方がないよね」となって、「それで首を吊らなかったら人間じゃない」とかいうようになって、だいぶ厳しくなったりすると、「倫理」というような言葉になったりするのかもしれん。

だけどこれは全部、人間の「物語」を作っていこうとする知性が持っている特性が生み出したものです。『理論』と『物語』の間はグラデーションである、と考えていてくださいということを、今日は言っておきたかったの。

何かの理論を勉強したり、何かの辻褄が合った話を聞いたときにはいつも、それを「物語」として見てほしいということ。そして、この「物語」は確かさの色が濃いか薄いか、それが一つ。それから今、目の前にあるこのケースについては適合するだろうか、辻褄が合ってそれを説明できそうか、それとも、これはかなり例外的でなかなかぴったりいかないか、ということをいつも頭に浮かべておいてほしい。

そうすると、そこから何が出てくるかと言うと、「もうちょっと辻褄を合わせるためには、ボクは何を知りたいか」ということになる。何を知りたいか。もうちょっとこういうところを確かめていけば、この物語の確かさが濃くなるか、あるいは別の物語のほうへシフトすることができるか。この物語を発展させるか、別のほうへシフトさせるか。

通常は「物語」と言わずに、みなさんの場合は「診断」とか「見立て」とか、「状態判断」とか言いますね。「それを診るには、あとどういうデータが欲しいか」と詰めたときに、的確な「訊く」が生まれてくるわけです。物語を完成させていって、「ああ、だんだん分かってきたぞ」という感じを持とうとすると、分からない部分が見えてくる。「あ、ここのところをちょっと分かっておきたい」と思って、質問すると、その質問は的確な質問になる。必ずそうなるとは言えないけれども、的中率が高くなる。

そうすると臨床の場面で、そのときのその状況に応じて、自分の中にある既成のいろいろな「理論」と呼ばれているものを、全部「物語」と置き換えて、「どの物語が合いそうか」、あるいは「こっちのようだ、それを分けるためには何を今、訊いたらいいか、どういう検査を出したらいいか」ということを常に考えてほしい。

今、悪いのは、検査をびゃあっとたくさん出すこと、そして検査の結果が来てから考えること。あれはだめだ。あれをやっていたら、永遠に腕が上がらんよ。そうではなくて、「この人はこの点では、こういう結果が出そうだ。これは出ないだろう」と予測して、検査を出すように心がけてください。

結局、医療というものは先を予測してやることなんです。「こうしたら助かるだろう」とか、「これは死ぬかもしれないけれど、なんとか死なないようにしてやろう」と一瞬先を見て、方針を決める作業なんだから、予測能力というものが高くないと、絶対いいお医者さんにはならない。

「予測能力」というのは、裁判のときに出てくるでしょ？　「それが予測可能であったか、可能ではなかったか」って。可能であったのに予測しなかったのは医療過誤だということになる。現場では「予測」ということはとても重要なことなんです。

そしてボクが今ここで話したことは、いろいろなデータをもとに、物語を作って、その物語を完成しようとする方法論です。この方法論でやると、その物語を持っている人、つまりお医者さんは、ある確か感を持って未来に向けて一つの行動を選ぶことができるようになります。これは自分で自分にやっている精神療法なんです。

精神療法の眼目は、どんな種類の精神療法であっても、自分で瞬間、瞬間に物語を作って、未来に向けて、少しでも結果がいいようにと思いながら、行動を選択する行為であって、それは「自由」という言葉に馴染むようなものです。あるいはもっと治療的に言うと、自主的な行動選択が、いかなる理由でうまく作動しないように、あるいは作動しにくいようになっているかということを探して、それができるように治療していくことが精神療法なんです。

人間という生物はみんな、そうしたいんだよ。物語をこしらえて、それに基づいて未来を予測して、そこで何かを選択して、ちょっとでも自分や人のためにいい結果がもたらされることをしたいというのは、これは人間という生物に備わっている天性なの。

そして、なかにはこういうこともあるでしょ。この人は「落ち着きたい」と思っても、甲状腺ホルモンが多いためにいつもじっとしておられなくて、せかせかとしゃべっているんだ、ということが分かれば、ホルモンを正常にすると精神が安定するわけだから、精神療法と身体療法とを分けてしまうのはおかしいの。

社会とか人生とか、生きている場の中で、他の動物よりも人間はよい物語に基づいて、納得して、次の行動を選んでいくという要素、能力が大きいんです。

他の動物でもおそらくあるんだよね。動物の迷路実験なんかをやると、だんだん学習して、できるようになるでしょ。学習は、おそらくボクが「物語」と言っているものの非常にプリミティブな形で、「こう行ったらこうだった。こう行ったらこうだった」という情報が蓄積されて出来上がっているものだから、これはアメーバにもすでにあるよ。

だけど脳という特殊な器官を発達させてきた結果、人間は言語を獲得し、計画し、物語を作るということができるようになって、それで自由裁量権が他の動物の一〇〇倍も一〇〇〇倍も大幅に広がった。そしてその分、それが邪魔される機会も広がっているわけ。

そこに精神療法といういろんな方法が出てくるけれど、精神療法のいろんな療法というものも全部、それもまた一つの物語です。「こういうときにはこうして、こうなるから、ここをちょっと導いていけば、そこから自由な生体の動きが出てくるだろう」というふうにやって、うまくいった例がたくさん集まって、精神療法の物語が出来ています。

ですから、もう一度まとめて言いますと、すべての「理論」は全部、「物語」だと思って考えてみる。「物語」だと思うと何がいいか。理論というものは、A理論とB理論は両立したらむちゃくちゃでだめだ。ところが物語は、Aの物語、Bの物語、Cの物語が併存できる。あとはどっちが好きかということです。

おとぎ話なんかは正直者が神様に認められた話とか、正直者がばかをみた話とか、正直者がだまされた話とか、いろんな物語があって、どれもそれぞれ「うんうん、なるほど、そういうことがあるよな」とみんなが納得する。

そのぐらいのレベルまですべての理論を戻して、常にそう思っていたら頭はぐちゃぐちゃになるので、そうではなくて、患者を目の前にしたときにはすべての理論を物語の位置にまで戻して、物事を考えていくようにすると、漫然と話を聞いている医者ではなくて、「訊く」という的確な質問をして、それでこちらの物語を完成させ、また患者の中に、頼りになる物語が完成されていくように援助することができる医者になります。そのときの援助は精神療法とは限りません。身体療法も、あるいはその他の経済的な援助とかそういったことも含まれます。
そういうことが今日の話の全体像です。ちょうど三〇分前に終わりましたから、質問があったらどうぞ。ボクは若いドクターを見ていて思うんだけれど、あまりに医学生の方々が知識をたくさん脳に入れ過ぎて、自由に物事を発想することが医学の中ではできなくなっちゃって、それが嫌だから、医学の外で自由に発想するということをやっているように思うの。
それではもったいないから、せっかくみんないい脳を持っているんだから、その脳がもう一度、医学という自分の専門分野の中で自由な発想を生み出していけるようにしたいの。そういうことが、ボクが今、若い人たちを指導するときにいちばん中心にある願いなのよね。
それはさっきから言うように、「自由」という感じがみなさんの中に少なくなっているような気がするからなの。ボクらの医学生の時代と比べて、知識野における自由が少なくなっている。だから今日の話はそれに基づいて、話したわけです。なければ終わりにしましょう。

神庭　どうぞ、先生のところに質問に来てください。大勢の前では聞きづらいものですから。よろしいですか？

神田橋　今、神庭先生がおっしゃったように、ここに来ると質問しやすいらしいんだ。座席からだと演説しなきゃいかんようになるからね。質問をしたそうな顔をしている人がいるんだけどね。今日の話の骨格は女子学生のほうにフィットして、質問をする気持ちをかき立てているだろうなと思って、みなさんの表情を見ると、女子の学生さんのほうがボクの話をよく理解してくれた顔になっています。男子の学生さんはちょっと呆気にとられたような顔をしている人が多いですね。

神庭　よろしいですか。それじゃ先生、どうもありがとうございました。

〔二〇一三年追想〕

情報氾濫が脳のキャパシティを超えてしまっていることが、最近の精神現象の混乱を思わせる社会現象の因である、というのがボクの物語である。それに依拠して、さまざまな社会現象を脳の機能の破綻とその修復の活動とが織りなす絵柄として理解している。修復活動の先端にあるのは宗教と哲学の興隆であるように思う。これもボクの物語なのだが。

それからの神田橋講義

かしまえりこ心理室・臨床心理士　かしまえりこ

七〇年安保闘争の余熱が残る九州大学文学部に私は入学した。一〇代の私は三〇代の村山正治[*]先生に出会った。その頃、村山先生から「すごくシャープな精神科医がいるんだ」と神田橋先生のお名前を聞いた記憶がある。村山先生と神田橋先生はともに、池見酉次郎[**]先生主宰のケースカンファレンスに参加しておられた。少人数の勉強会で、お二人は親しくしておられたらしい。神田橋先生がタビストックに留学される直前のことなので、三〇代前半の若さで神田橋條治はすでに周囲が瞠目する存在だったことになる。

大学で実験心理学を学んだ私はその後、二〇余年を経て、学部生の頃に歯が立たなかった臨床心理学をもう一度、学ぼうと村山研究室の聴講生となった。そして平成六年五月二五日、私は初めてナマ神田橋を見ることになる。日付が明確なのは、それが九大医学部講義の場だったからである。

そこに私を導いてくれたのは聴講生仲間の上野信子さんだった。股関節脱臼がある彼女は片足を少し引きずりながら歩いていた。「私はよく転ぶの。公道で何度も転んだから、恥ずかしいものはもう何もないの」と言う彼女は、当時の精神科教授でいらっしゃった田代信維先生に「精神科の聴講生にしてほしい」と手紙を書き、「これから田代先生に会いに行くから、よかったらご一緒に」とたまたま居合わせた私ともうひとりの聴講生を誘ってくれた。田代先生の面接に無事合格して、私たちは九大医学部で初の聴講生となった。前例のないことに、大学の事務官が戸惑った表情で手続きをしてくれたことを思い出す。

その日、講義にやってこられた神田橋先生は階段状の講堂内を見回して、片隅で小さくなりながら、それでもひと言も聞き逃すまいと緊張している私たちの姿に、何かを感じ取られたに違いない。「近頃は女子の学生さんが増えたねえ」とだけおっしゃって、講義を始められた。講義題目は「境界例と心因反応」で、外界に心因が反応し、その体験が新たな心因を構成していく『心因の入れ子構造』の話をされた。それがどれほどの価値を持つものなのか、勉強を始めたばかりの私の理解を超えていたが、中年までの時間を生きてきた実感と馴染む内容であることは確かだった。

その後、私は大学院に進学し、九大院生による合宿、「神田橋カンファレンス」に参加する資格を得た。そして博士課程一年の夏、たまたま空きがあって、事例を聞いていただくチャンスに恵まれた。ケース検討の三時間に加えて、夕食後の懇親会でも午前二時まで先生はその事例を話題にしてくださった。それをきっかけに私は個人スーパーヴィジョンを引き受けていただくことになる。大学院指導教官の田嶌誠一先生にご報告すると、「運がよかったねえ」と言ってくださった。

そして、その翌年から、先生が医学部で講義をされる際の聴講をお願いして、録音も許可していただいた。自分の勉強用に、とこっそり録音してきた記録が一冊にまとまったのが、本書の出自である。

スーパーヴァイジーになって数年後のことだった。私が関わっていたケースの親族が大学病院で投与された薬物の副作用で危篤状態に陥った。神田橋先生にそのことをご相談すると、「スティーブンス・ジョンソン症候群[***]だろう。ボクも経験した。患者さんに申し訳なくて、非常につらかった。そこで未然に防ぐ方法はないかとＯ－リングや気功に関心を持つようになった」と話された。

薬疹を事前に予測することは不可能に近いとされる。神田橋先生の試みは、傍目にはドン・キホーテにも似たものかもしれない。だが一〇年余りにわたって毎週、診察に陪席してきた私が知る限りにおいて、神田橋先生の患者さんが重篤な薬剤の副作用に見舞われた例はない。一方で、見過ごされかねないような、患者さん自身も気づかないほどに微かな兆候が出た段階で対処される姿は何度も見た。O－リングや気功を非科学的と片づけることができるほどに、精神科医療の現在が科学的だと、私には到底思えずにいる。

とは言え、神田橋先生の診断が百発百中でないのも事実である。精神科での診療はときとして芝居小屋の書割に近い様相になる。正面から向き合っている治療者には辻褄が合っていても、袖から見ている陪席者には小さな矛盾が見えてしまう。しかも身のほど知らずの特権で、私はそれを指摘してしまう。ごくごく稀にだが、私の指摘が正しいことを経過が証明してくれる。そのようなとき、先生は「あなたの言う通りだった」と率直に認められて、そして「ボクは諦めないんだ」と新たな診断に基づいて、治療を組み立て直していかれる。

もし誰かが「神田橋條治の最も優れているところは？」と問うたら、私は迷わず自身の失敗に開かれている態度を挙げる。

小川に落ちたわくら葉が流れに揉まれて、行き着くところに行き着くようにして、私は神田橋先生の近くで勉強させていただく時間に恵まれた。医学部の講堂で若さと知性に輝く学生さんたちを見ていると、彼らと私が聴く講義とにはどれほどの違いがあるのだろうと思う。おそらくさほどの違いはない。人の心には共通するものが多いから心理学理論は成立する。知識と経験への参照において、わずかな違いが生じるに過ぎない。言うことをなかなか聞かない私はさぞ、うざい生徒だろう。だが神田橋先生は変わらず温かく指導してくださる。倖せな邂逅である。親との縁が濃かったとは言い難い私の人生に、神様がくださったプレゼントなのかと思う。

二〇一三年　万緑ゆれる朱夏に

＊　九州大学名誉教授。教育学博士、臨床心理士。学校臨床心理士ワーキンググループ代表。

＊＊　元九州大学医学部心療内科教授。日本の心身医学の基礎を築いた。

＊＊＊　多くは薬剤性で起きる重症の皮膚・粘膜の壊死性障害であり、発熱、粘膜病変、および皮膚のびらん・水疱を特徴とする。

神田橋條治（かんだばし じょうじ）

鹿児島県生まれ。一九六一年に九州大学医学部を卒業後、一九八四年まで同大学医学部精神神経科。

一九七一年から七二年まで、モーズレイ病院、ならびにタビストックに留学。

現在、鹿児島市にある伊敷病院に非常勤で勤めるかたわら、後輩の育成と指導に努める。

著　書　『精神科診断面接のコツ』岩崎学術出版社、一九八四年（追補　一九九四年）
『発想の航跡　神田橋條治著作集』岩崎学術出版社、一九八八年
『精神療法面接のコツ』岩崎学術出版社、一九九〇年
『対話精神療法の初心者への手引き』花クリニック神田橋研究会、一九九七年
『精神科養生のコツ』岩崎学術出版社、一九九九年（改訂　二〇〇九年）
『治療のこころ1〜16』花クリニック神田橋研究会、二〇〇〇〜二〇一〇年
『発想の航跡2　神田橋條治著作集』岩崎学術出版社、二〇〇四年
『「現場からの治療論」という物語』岩崎学術出版社、二〇〇六年
『対話精神療法の臨床能力を育てる』花クリニック神田橋研究会、二〇〇七年
『ちばの集い1〜5』ちば心理教育研究所、二〇〇七〜二〇一二年
『技を育む』〈精神医学の知と技〉中山書店、二〇一一年

共著書　『対談 精神科における養生と薬物』診療新社、二〇〇二年
『不確かさの中を』創元社、二〇〇三年
『スクールカウンセリングモデル１００例』創元社、二〇〇三年
『精神科薬物治療を語ろう』日本評論社、二〇〇七年
『発達障害は治りますか？』花風社、二〇一〇年
『うつ病治療——現場の工夫より』メディカルレビュー社、二〇一〇年
『ともにあるⅠ〜Ⅴ』木星舎、二〇一二〜二〇一六年、ほか。
『いのちのはモビール』木星舎、二〇一七年

編者

黒木俊秀（くろき　としひで）

精神科医。九州大学大学院人間環境学研究院実践臨床心理学専攻教授。一九八三年、九州大学医学部卒。国立病院機構肥前精神医療センター臨床研究部長を経て、二〇一三年より現職。主な著書は、『現代うつ病の臨床』（共著、創元社）など。

かしまえりこ（嘉嶋領子）

臨床心理士。かしまえりこ心理室。スクールカウンセラー。九州大学大学院人間環境学府博士後期課程満期退学。神田橋との共著に『スクールカウンセリング モデル１００例』（創元社）がある。

神田橋條治 精神科講義

神田橋條治著／林 道彦・かしまえりこ編

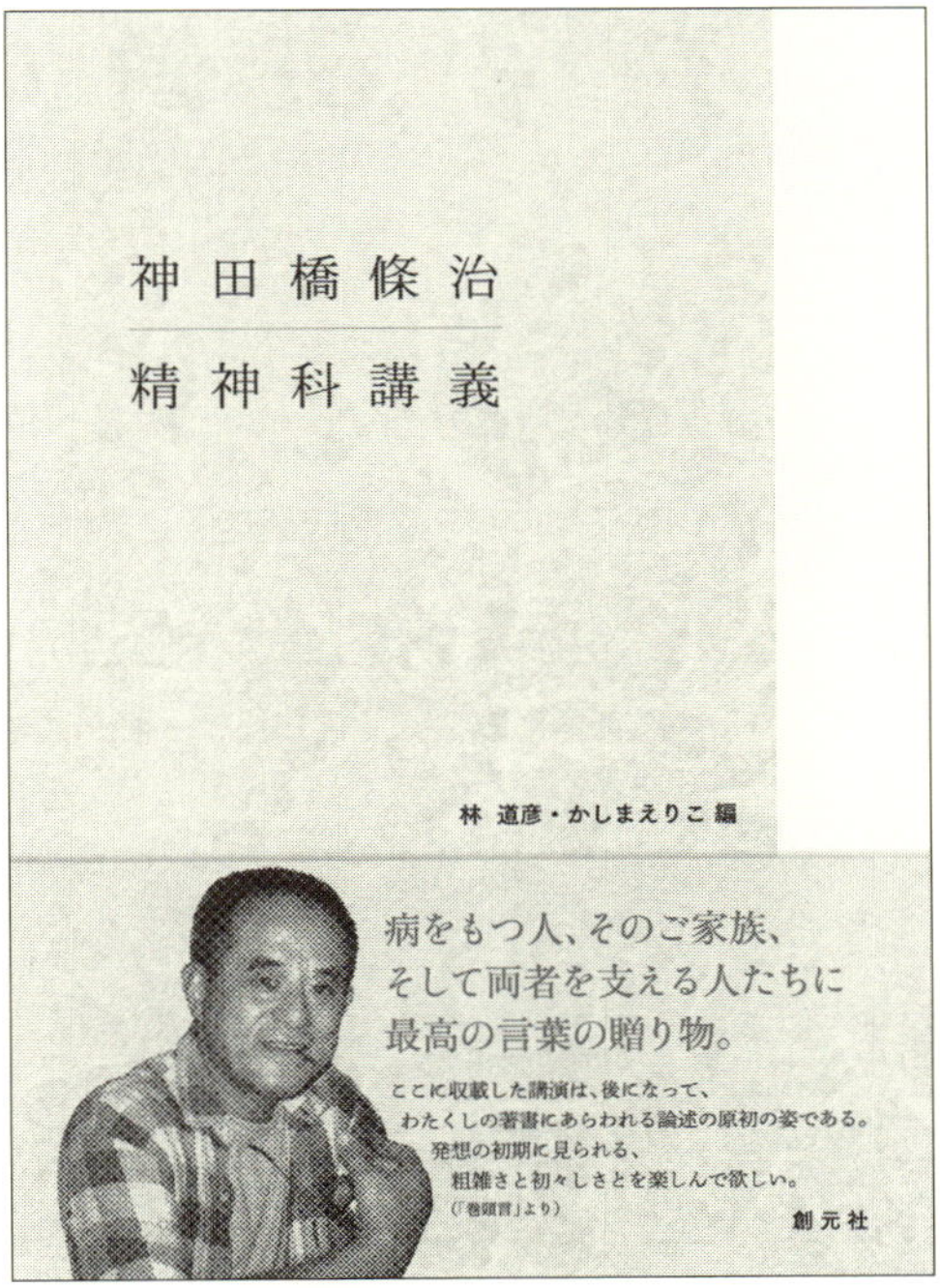

1986年から2011年まで、26年間にわたって行なわれた精神科病院での講演録。現場の臨床の真っ只中で常によりよい治療に向けての工夫を重ねてきた著者の、新しい技法発想の萌芽と展開が一望でき、多数の著書の解説としても読める。「誤診と誤治療」をはじめ、「精神療法におけるセントラルドグマの効用」「問題点の指摘の仕方」「臨床力を育てる方策」「フラッシュバックの治療」「双方向性の視点」「治療者の偏見」など、どの講義内容も示唆と警鐘と破格におもしろいアイディアに満ちている。

A5並製・368頁　2,500円（税別）

978-4-422-11544-3

神《かん》田《だ》橋《ばし》條《じょう》治《じ》
医《い》学《がく》部《ぶ》講《こう》義《ぎ》

二〇一三年 九 月 一 日 第一版第一刷発行
二〇一八年 三 月二〇日 第一版第四刷発行

著 者 神田橋條治
編 者 黒木俊秀・かしまえりこ
発行者 矢部敬一
発行所 株式会社 創元社
〈本 社〉〒五四一−〇〇四七
大阪市中央区淡路町四−三−六
電話（〇六）六二三一−九〇一〇(代)
〈東京支店〉〒一〇一−〇〇五一
東京都千代田区神田神保町一−二 田辺ビル
電話（〇三）六八一一−〇六六二(代)
〈ホームページ〉http://www.sogensha.co.jp/
印刷所 株式会社 太洋社

ISBN978-4-422-11545-0